U0392617

UNTIL
PROVEN
SAFE

隔 离

防疫安全线的历史与未来

The History and Future
of
Quarantine

[美] 杰夫·马纳夫　妮古拉·特莉　著

涂玮瑛　萧永群　译

生活·讀書·新知 三联书店

图书在版编目（CIP）数据

隔离：防疫安全线的历史与未来 /（美）杰夫·马纳夫，（美）妮古拉·特莉著；涂玮瑛，萧永群译. —北京：生活·读书·新知三联书店，2024.1
ISBN 978-7-108-07717-2

Ⅰ.①隔… Ⅱ.①杰… ②妮… ③涂… ④萧… Ⅲ.①传染病－隔离（防疫） Ⅳ.① R184.6

中国国家版本馆 CIP 数据核字 (2023) 第 169438 号

责任编辑　李　佳
装帧设计　赵　欣
责任印制　李思佳
出版发行　生活·讀書·新知 三联书店
　　　　　（北京市东城区美术馆东街 22 号　100010）
网　　址　www.sdxjpc.com
图　　字　01-2023-0664
经　　销　新华书店
印　　刷　河北品睿印刷有限公司
版　　次　2024 年 1 月北京第 1 版
　　　　　2024 年 1 月北京第 1 次印刷
开　　本　889 毫米 × 1194 毫米　1/32　印张 10.375
字　　数　222 千字　图 31 幅
印　　数　0,001－6,000 册
定　　价　68.00 元
（印装查询：01064002715；邮购查询：01084010542）

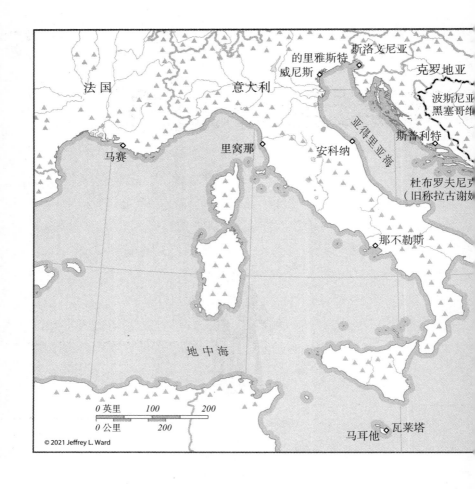

南 欧

⟷

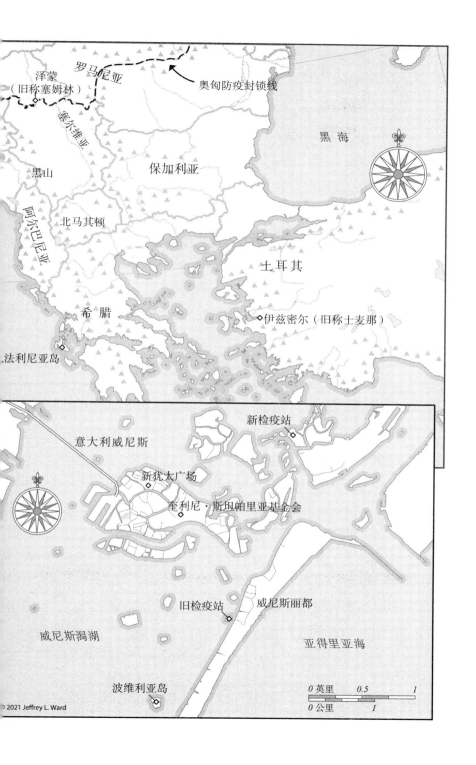

罗马尼亚

泽蒙
（旧称塞姆林）

奥匈防疫封锁线

塞尔维亚

黑海

黑山

保加利亚

阿尔巴尼亚

北马其顿

土耳其

希腊

伊兹密尔（旧称士麦那）

法利尼亚岛

新检疫站

意大利威尼斯

新犹太广场

奎利尼·斯坦帕里亚基金会

旧检疫站

威尼斯丽都

威尼斯潟湖

亚得里亚海

波维利亚岛

0 英里　　　0.5　　　1

0 公里　　　　　　1

© 2021 Jeffrey L. Ward

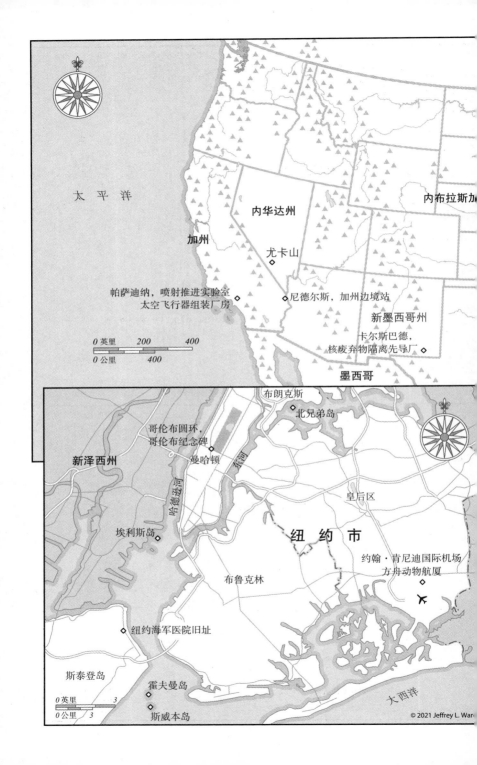

太平洋

内华达州

加州

尤卡山

内布拉斯加

帕萨迪纳，喷射推进实验室
太空飞行器组装厂房

尼德尔斯，加州边境站

新墨西哥州

卡尔斯巴德，
核废弃物隔离先导厂

0 英里　　200　　400

0 公里　　400

墨西哥

布朗克斯

北兄弟岛

哥伦布圆环，
哥伦布纪念碑

新泽西州

曼哈顿

东河

皇后区

哈德逊河

纽　约　市

约翰·肯尼迪国际机场
方舟动物航厦

埃利斯岛

布鲁克林

纽约海军医院旧址

斯泰登岛

霍夫曼岛

0 英里　　3

0 公里　　3

斯威本岛

大西洋

© 2021 Jeffrey L. War

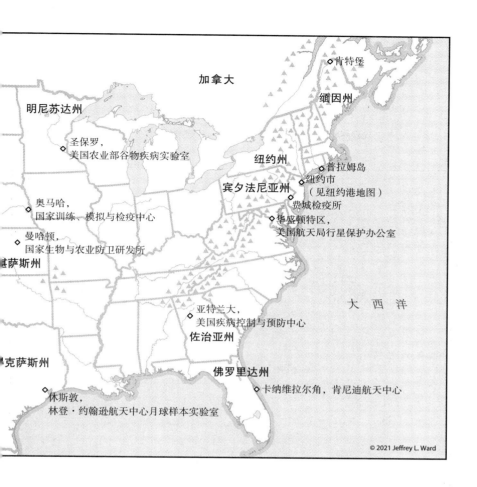

加拿大

明尼苏达州

圣保罗，
美国农业部谷物疾病实验室

纽约州

缅因州

肯特堡

普拉姆岛

宾夕法尼亚州

纽约市
（见纽约港地图）

奥马哈，
国家训练、模拟与检疫中心

曼哈顿，
国家生物与农业防卫研发所

堪萨斯州

费城检疫所

华盛顿特区，
美国航天局行星保护办公室

大 西 洋

亚特兰大，
美国疾病控制与预防中心

佐治亚州

得克萨斯州

佛罗里达州

休斯敦，
林登·约翰逊航天中心月球样本实验室

卡纳维拉尔角，肯尼迪航天中心

© 2021 Jeffrey L. Ward

美 国

⟵—————————⟶

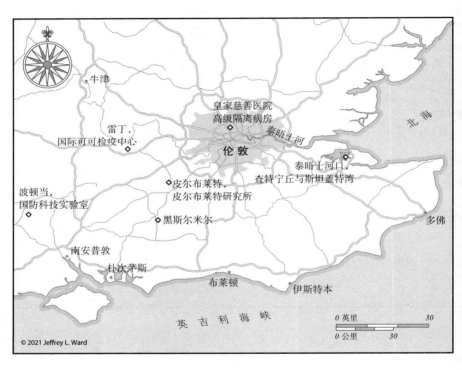

牛津

皇家慈善医院
高级隔离病房

雷丁,
国际可可检疫中心

泰晤士河

伦敦

北海

泰晤士河口,
查特宁丘与斯坦盖特湾

波顿当,
国防科技实验室

皮尔布莱特,
皮尔布莱特研究所

黑斯尔米尔

多佛

南安普敦

朴次茅斯

布莱顿

伊斯特本

英 吉 利 海 峡

0 英里   30

0 公里   30

© 2021 Jeffrey L. Ward

英 国

目 录

CONTENTS

第一部

面对不确定性

第一章

隔离来了 *

2020 年 3 月 6 日，一辆属于华盛顿州金县（King County）卫生局的卡车停在西雅图郊外一间伊克诺经济汽车旅馆前面。一名身穿白色防护服的员工跳下来，从卡车后车厢抓起工具，将仍在发光的汽车旅馆标志漆成乌黑。这家连锁旅馆令人熟悉的红黄商标瞬间消失了，取而代之的是一个哑光黑的长方形，如同一面海盗旗，令整条街都陷入不安。这间旅馆原本热情欢快的灯光熄灭了，变得既不祥又死寂，它成了一间隔离检疫所。

这间汽车旅馆改造过程的粗糙，是个令人不安的指针，显示当新冠肺炎这种新型传染病首次抵达美国时，隔离检疫的准备工作是多么仓促与缺乏计划。随着这种新型冠状病毒以指数级扩散，医院床位爆满，公共卫生官员发现他们已经找不到地方安置那些无法居家隔离的人。

---

* 编注：在本书中，作者特别区分了 quarantine 与 isolation，前者意指在不确定是否染疫的状况下所进行的暂时隔离；后者指的则是在确定染疫的状况下，为了避免传染而将病人或病原体与外界隔绝起来的做法，并指出这两个词经常被混用。故此处将 quarantine 译为"隔离"或"检疫"，isolation 则译为"隔绝"或"孤立"，以示区分。

为此，许多建筑被匆匆改造，例如这间被华盛顿州卫生官员以四百万美元买下的路边汽车旅馆，在一夕之间成了美国紧急医疗基础设施的一部分。这间旅馆的房间已经设有独立空调系统、向外打开的门，以及无缝、易于清洁的地板。只需要一层黑色油漆就可完成改造。

*　*　*

同样在那一周，朋友邀请我们加入一个在加密通信应用程序Telegram 上的国际末日预备者群组。这个群组据称是为了帮助成员及其家人为可能来临的全国封锁做好准备。里面提供了如何取得足量卫生纸的诀窍、烤面包的建议、如何首次购买手枪的分享等。

世界各地的用户（往往是匿名用户）在这个群组发布了数以千计的信息，而我们在其中看到一些蛛丝马迹，显示出大众对新型冠状病毒大流行的观感。有些成员强力质疑新冠疫情与 5G 无线技术之间的假想关联；有些成员则开始建构混乱的阴谋论，认为这是亿万富翁比尔·盖茨想用一种未来的疫苗，将电子奈米粒子强行注入人类受试者体内的计划。如果有人不相信全球卫生组织早在大流行真正开始前就已经失去对信息战的控制，这个Telegram 群组会让你马上打消念头。

比这个群组的错误信息及阴谋论更令我们震惊的，是大众对即将到来的隔离抱有如此根深蒂固、显而易见的恐惧。对于住在美国的成员来说，他们的身份向来是围绕着行动自由与个人自由的概念建构的，因此对政府过度干预的政治恐惧逐渐与对全球瘟疫的病态畏惧融合在一起。每一天，迫在眉睫的隔离幽灵似乎都在悄悄接近，它被描绘成医生的"独裁统治"，直到证明世界恢复安全之前，所有人都会被视为病原。

在我动笔的此刻，中国为了遏制新型冠状病毒，已经实施了数周的大规模封城，上千万人因为可能接触病毒而被隔离。在最初几周，西方媒体开始流行一种观点，就是只有像中国才有办法实行这样的措施。

事实上，人民怀疑美国的检疫能力，是很合理的：随着感染病例数逐渐增加，美国的永久联邦检疫设施却只有国际机场的二十处检查站，以及内布拉斯加州奥马哈一处设有二十个床位的全新单位。这个单位是美国唯一的联邦检疫设施，勉强及时启用来应对新冠疫情。经过漫长的建设过程，它在 2020 年 1 月 29 日开始运作。尽管如此，对于 Telegram 群组的许多成员而言，晚间新闻与社群媒体的煽动性贴文，只是更加坐实大规模隔离即将到来。他们深信让政府行使这么大的权力，不仅可能违法，更绝非美国作风，因此他们准备反抗。

就连中国政府似乎也对新冠疫情的规模措手不及。确诊病例的家属与密切接触者也被送往集中检疫与观察设施。主要是体育场馆、会议中心、学校这些既有建筑物，它们被紧急改造成奇异的新型前线医疗设施。

这些设施包括所谓的"发热楼"及方舱医院。"方舱"在中文有"诺亚方舟"的意思，它们是大型临时医院，往往是运动场馆或展览中心改造而成的。轻症或无症状的感染者会被送去方舱医院，这里与小区隔绝，但可提供他们食物、住所及社交活动。

发热楼则是方舱医院的黑暗表亲，因为某些大楼里实在有太多居民感染，政府干脆直接封闭整栋建筑。在外面张贴大型标志，警告健康的人远离此处。然而，当这些设施仍不足以留置数以万计疑似接触新冠病毒的民众时，中国以高效闻名的建筑业就上场了。在某个案例中，一栋由模块式建筑单元构成、内容一千个床位的庞大医院，在短短十天内就组装完毕，而且工人在建筑期间会持续接受感染检查。

对于熟读历史的人而言，这些景象与过去的医疗工作遥遥呼应；检疫与隔离的施行向来是刺激人们重新思考、打造建筑环境的因素之一。数百年来，大流行病促使人们寻找老建筑的新用途，或是直接发明新建筑。在 16 世纪的英格兰，根据国王亨利八世颁布的法令，检疫者的房屋外墙必须插上白色长杆当作记号，就像一根豪猪刺，长杆末端粘着一丛稻草或干草。这些记号既是明显的警告标志，也是造成不便的物理障碍，以使行人和马车完全避开特定街道。

在 16 世纪晚期的意大利威尼斯，隔离者的房屋也会被挂上显眼的警告标志，包括木制十字架，这些房屋被用木板封闭，从外面锁起来，以防止可能染病的居民逃出。当时的评论家描述，当他们凝视城里上千幢被迫封闭的房屋，想到还有许多人待在里面时，不由得不寒而栗。

就在西雅图伊克诺旅馆的标志被漆成黑色的几天后，全球大坝似乎溃堤了。各地都开始出现新冠病例，韩国、伊朗、以色列，以及伦敦、纽约，无一幸免。

意大利宣布计划封锁整个伦巴第（Lombardy）地区，那是该国富裕的北部区域。对美国媒体来说，这差不多证实了一件事：从太平洋西北岸到得克萨斯州的大片区域，封锁正在倒数计时。"意大利已经陷入混乱。"《卫报》（*The Guardian*）写道，意大利试图在一夜之间隔离一千六百万人。电视转播显示通勤族冲过车站，企图赶上最后一班出城的火车，不顾一切想回到家人身边，这样的画面传达了一种近乎恐惧的焦虑。我们后来得知，有多达三万名学生登上火车，希望能在封锁开始之前回到意大利南部家乡。这些学生到站后，警方协助的流行病学家小组命令他们直接隔离。根据意大利新冠疫情国家应变小组的首席科学顾问路易奇·贝尔蒂纳托（Luigi Bertinato）博士的说法，当时警方对每个学生说："我们知道你的名字，也知道你住在哪里，我们会盯紧你的。"

这些影片也显示，面临即将到来的隔离命令时，大部分人几乎都会逃跑，有时还会携带疾病，因而似乎也使封锁失去效果。隔离检疫往往在开始前就遭到破坏：光是隔离令的威胁就能促使疾病地下化，使传播更难追踪，更别提控制了。

事实上，特朗普政府在3月中旬突然宣布即将禁止欧洲旅客入境美国，马上引起了旅客返回美国的热潮。数万人害怕在全球大流行时无限期与家园和家人分离，不惜购买一张要价数千美元的紧急回程机票，有时甚至要付出巨额开支，来取消无法退款的饭店预约及其他旅游计划。

曾在兰德公司（RAND Corporation）担任健康分析师的谢里尔·伯纳德（Cheryl Benard）在《华盛顿邮报》（*The Washington Post*）上描述自己的经历，她把从维也纳乘坐单程航班返回华盛顿特区的旅途形容为"显示大流行如何传播的案例研究"。伯纳德在杜勒斯机场拥挤的国际入境大厅站了好几个小时，旅客摩肩接踵，已确诊新冠的人排成的长队更是如此。"我向保安询问其他排队路线时，"伯纳德写道："他告诉我那些路线是为确诊冠状病毒的人准备的。这群人完全没有隔开——没有塑料布、没有一丁点儿距离。当你的队伍向左弯的时候，你离感染者只有几厘米而已。"

令我们的 Telegram 群组恐惧的是，意大利政府暂时冻结了宪法的部分内容，使检疫令能够扩及全国。随着封锁行动愈演愈烈，令人毛骨悚然的细节也开始浮出水面。其中最可怕的是卢卡·法兰泽斯（Luca Franzese）的故事，这名那不勒斯人被迫在家中与姐姐的尸体一起隔离，他的姐姐死于新冠疫情。殡仪馆因为害怕传染而拒绝带走遗体，所以法兰泽斯跟她的遗体一起度过了恐怖的两天。"法兰泽斯在脸书上发布情绪激烈的呼吁，"《华盛顿邮报》报道："敦促人们认真看待病毒，他站在房间里，而他姐姐的尸体就在背景中躺着。'我们被毁了。'他说：'意大利抛弃了我们。'"

同样恐怖的事情也发生在老年人与弱势族群身上，他们被锁在家中，却没有足够的食物或药物，妇女及儿童也被困在室内，身边只有虐待他们的人。"许多因为新冠疫情而被封锁的妇女正面临暴力，就在她们本该最安全的地方：自己的家，"联合国秘书长安东尼奥·古特雷斯（António Guterres）在四月初发推文说："今天，我呼吁全世界的家庭都维持和平。"

与此同时，随着中国政府宣称国内的疫情已经得到控制，澳大利亚、欧洲、美国的亚裔居民却发现自己被其他国民排斥、进不了商店，还被指控为冠状病毒引进者。这些种族主义攻击包括了口头辱骂，比如特朗普坚持把新冠病毒称为"中国病毒"，之后又称它"功夫流感"（kung flu）。亚裔居民甚至受到身体攻击，在得克萨斯州米德兰（Midland），一名缅甸裔的美国父亲与儿子在山姆商店（Sam's Club）购物时被捅伤；袭击者解释，他认为他们是中国人，他是在阻止他们在小区中传播冠状病毒。

到了 3 月下旬，美国各地的餐厅、电影院、健身房和学校开始关闭。引起一波恐慌购物与抢购卫生纸的高潮；超市和量贩商场也爆发冲突，需要警方介入，保安人员还得把为了选择卫生纸品牌大打出手的家庭分开。在田纳西州，一名囤积免洗洗手液的年轻人遭到警方突击搜查，他的抗菌存货被没收，并捐赠给需要的民众。网络上出现奢侈的隔离计划，向那些有能力逃离疫区的有钱人宣传加州沙漠中的住宿。就连 Travelocity 和 Airbnb 等主流旅游网站上的房源都被匆匆改写，以吸引寻找舒适隔离场所的顾客，这些网站如今更强调目的地的清洁度以及与邻居的距离。不寻常的新语句——"保持社交距离""管制隔离"变得无所不在，显示出人们为了逃离他人的努力。

在我们位于洛杉矶的住处附近，随处可见临时张贴的彩色胶带线，标示出能在公共场所坐下或站立的安全地点。杂货店内部经过重新布置，使大批顾客在购买意大利面时能够保持距离。我们在居家命令下生活，惊异于在医疗封锁状态中完成一本关于隔离的书是多么巨大的讽刺。

当然，如果没人愿意执行这些公卫准则，它们的影响也不会这么大。有时这些执行上的努力会呈现一种超现实的喜剧效果：在 3 月下旬，当意大利进入第二周的封城时，意大利开始流传一部市长训斥市民出门的影片集锦。瓜尔多塔迪诺（Gualdo Tadino）市长马希米利安诺·普列斯休提（Massimiliano Presciutti）在一段脸书影片中大吼："你要带这些失禁的狗去哪里？"瓜尔多塔迪诺位于翁布里亚，是一座风景如画的山城。"很多人在垂死挣扎，你不懂吗？"遛狗是少数被允许外出的活动之一，这个漏洞很快就导致了地下宠物租赁和一群大量排便的狗。

随着冠状病毒对经济和社会的破坏日益加剧，《华盛顿邮报》警告："所有政治体制下的政府都在采取愈来愈严格的措施，并部署武装部队来支持。"他们指的不只是官方武装部队而已。在被称为"上帝之城"的里约热内卢贫民窟里，帮派开始施行他们自己的隔离限制，只要觉得某人或其家人接触到病毒，就强迫他们留在家里。巴西总统雅伊尔·博索纳罗（Jair Bolsonaro）随后也被检测出新冠病毒阳性，他因为不愿展开全国应变行动而恶名昭彰，他也拒绝相信一切关于口罩、停工或隔离检疫的科学指导。每一天，巴西人都只能自求多福。

在日本，所谓的病毒义警同样自行执行隔离措施，他们在街上倾倒图钉来刺破自行车的轮胎，以免可能染疫的自行车骑士试图通过其他居民的小区。病毒义警也会搜查那些具有外地登记数据的车辆。这个即将来临的反乌托邦一步步呈现出它不祥、犹如科幻小说的轮廓。而在其中，个体自由必须接受医疗政治的约束。先是中国，然后是意大利、西班牙、法国等，都开始出现执法无人机，在无视封锁令的民众头上嗡嗡飞行。机上喇叭发出刺耳的声音，要求民众立刻转身回家。食物外送机器人几乎在一夕之间就从高科技新产品变成实用的后勤基础设备。在这个过程中，民众可以抢先体验可能会在不久的将来实现的全自动检疫。在印度，医生用不褪色墨水直接在民众前臂印上强制居家令；对于我们群组的某些成员而言，这跟二战期间纳粹使用文身来标记集中营俘房的做法没什么差别，令人不适。

在那之后不久，《华盛顿邮报》刊登了一篇专栏文章，要求特朗普针对美国公民的行动实施普遍的控制。文章中恳求说："总统先生，把我们关起来吧！"Telegram 群组有许多成员不仅觉得被背叛，更感觉被威胁。我们发现，比起疾病，他们似乎更害怕或许可以保护他们免受疾病侵袭的策略。随着漫长又可怕的2020 年过去，这种反应只会变得更加普遍，也更加危及生命。

到了那时，若无意外，新冠病毒确诊病例将会在美国各地迅速增加。尽管美国政府已在过去几周目睹中国发生的一切，这是一个够长的开头，足够他们在这段时间分发个人防护装备，并建立强大的新冠病毒检测设施，但美国却出乎意料地毫无准备。

事实上，美国当局曾试图把六个主要入境关口指定为"哨兵城市"，利用强化监测及早预警病毒动向，但此举几乎立即就失败了，因为美国疾病控制与预防中心（CDC）制作和分发的检测并不可靠。

在特朗普政府完全缺乏连贯指示的情况下，民众只能仰赖错误信息，而且他们普遍不信任世界卫生组织或疾病控制与预防中心的官方指引。我们群组中的一些成员宣称：伊朗有家庭被关在自家屋内，大门被焊死，而这种说法的唯一证据是一个模糊不清也没有标注来源的影片，画面中有个人在夜晚使用乙炔焊炬（据说是在德黑兰某处）。在一个不幸的例子中，一张出自某部近期科幻电影的照片，还被误认为莫斯科郊外某处的公路上正在进行的专制检疫。

美国很快也有了自己的病毒义警和临时检疫区。根据彭博社报道，3月底时，罗得岛警方在该州边境设立了检查站，负责"追捕（可能携带疾病的）纽约市民"，甚至授权警察"挨家挨户搜查"，以便找到任何企图躲藏的纽约市民，无论他们究竟有没有染疫。北卡罗来纳州戴尔县（Dare County）是大西洋沿岸一处风景如画的群岛，也是哈特拉斯角国家海岸（Cape Hatteras National Seashore）与外滩群岛（Outer Banks）的所在地。该县在3月中旬宣布要与外界中断交通。而仿佛还嫌此举与中世纪威尼斯的隔离岛不够相像，这里的官员甚至借用了鼠疫时代的另一个创新举措：健康文件。在戴尔县境内旅行的居民必须在车辆仪表板上贴上许可证，而对于某些人来说，这只是让医疗监禁的氛围变本加厉。

在另一座岛上，也就是缅因州外海的维纳哈芬（Vinalhaven），夏季度假屋的屋主为了躲避新冠疫情来到岛上，却发现自己不受欢迎。在一个案例中，充满敌意的岛民手持霰弹枪、电锯，把一户人家外面的树给砍倒，目的是挡住车道，把屋主关在自己家里。这种行为是突发的，灵感可能来自家得宝（Home Depot）*广

---

* 编注：美国最大的家居修缮建材零售商之一。

告，而不是美国疾病控制与预防中心，它看起来肯定就跟任何一种预防神秘疾病扩散的方法一样好——当然，前提是这个外来家庭真的染上了病毒。如果无法进行大范围检测，任何人都可能被感染，而且他们或他们的邻居根本不会知道。不确定性随处可见，正因如此，我们才需要检疫。

到了 2020 年 3 月底，离金县卫生局在伊克诺旅馆喷漆才过了三周，整整 20% 的全球人口，据估计有 17 亿人，已经生活在隔离检疫之中。不到一周，这个数字又增加了一倍以上，法新社估计"全世界一半的人类"都正在接受某种形式的医疗拘留。全球封锁就这样凭空出现，短短几个礼拜就使整颗星球停止运转。人们原本以为跟家人、同事、邻居、朋友的正常互动是理所当然的，但如今这样的日常生活似乎变得遥不可及又充满危险，取而代之的是一个充斥居家令、全国封锁、强制检疫的黯淡新世界。

外国、临床、中世纪——正是这些词引发了人们的恐惧。

* * *

隔离检疫的英文"quarantine"源自意大利文的"*quarantena*"，是"*quarantagiorni*"的简写，意思是"四十天"，这是人类对流行病最古老也最一致的反应之一。理论上，隔离检疫一直是小规模的，它的运作机制是把疑似患病的人跟已知健康的人给分隔开来，但这种看似简单的区隔，却开启了哲学不确定性、伦理风险与政治权力可能的滥用。

虽然隔离检疫在后勤执行上可能很困难，但它背后的逻辑其实很简单：你的体内可能有某种危险的东西——某种具有传染性的东西，它正处于挣脱束缚的边缘。你想看看它是否会出现，而你需要的空间与时间就是隔离。隔离是一种有效的医疗工具，但在道德、伦理、宗教问题上，它也是一种异常诗意的比喻：它是一段等待期，让你看看潜藏在你体内的东西是否会显露出来。

数百年甚至数千年以来，隔离检疫一直是用来在"已知"与"未知"之间建立缓冲。它延迟了我们与某种我们不理解且缺乏天然免疫力的东西的接触。它从本质上就是一种空间性的解决方法，其核心是监测。建筑师与工程师设计的隔离空间，无论是专门的医院病房、改装的清风（Airstream）露营拖车、改造的汽车旅馆或气密的温室，都是试图消除我们与他人互动的风险。正因如此，隔离在历史上最常发生在交流场所、入境关口、不同文化甚至不同物种交会的地点。事实上，某些现有的地缘政治边界，就是因为隔离才存在的。民族国家与帝国曾经如临大敌地想保护自己躲过即将到来的威胁，这些分界线一直留存到今日。面对恐怖的、致命的事物，我们当然会想方设法延迟它的到来，而这种延迟就是隔离。

在今日，隔离检疫的重要性史无前例，因为我们以有利于新型病原的方式改变环境，动摇平衡。细菌与病毒光靠数量就能在与人类的关系中占据上风，更别提它们还有更快的世代循环这项演化优势。它们现在能在数小时内在各大洲之间跳房子、乘坐喷射飞机环游世界，并沿着贸易与旅行网络传播。当我们改变气候、深入世界各地未开发的地方、砍伐雨林、干扰偏远洞穴来破坏生态系统时，我们也开始接触野生动物，而在某些情况下，我们甚至会食用、养殖，把它们以及它们的疾病带进我们的日常生活。在这个过程中，我们为数以千计的病毒和细菌提供了溢出（spill over）或跳跃传染宿主的机会，进而释放新的瘟疫。隔离是我们手上最好的、有时也是唯一的武器，帮助我们保护自己、对抗真正的新型病原。隔离为我们争取了应变所需的时间与空间。

正式来说，人类至少从 14 世纪开始，就一直在彼此进行隔离检疫，以应对黑死病。1377 年 7 月，亚得里亚海沿岸的滨海城市杜布罗夫尼克（Dubrovnik）制定了公认是世界上第一套具体规定隔离的强制公卫措施。当地的大议会批准了一条规定："来自疫区者不得进入杜布罗夫尼克或其他地区，除非先在姆尔坎圣马可（St.Mark，Mrkan）小岛或察夫塔特（Cavtat）镇度过一个月，这是出于消毒目的之考虑。"杜布罗夫尼克的长老并没有在疾病来袭时关闭城门，牺牲交易带来的经济利益，而是建立了一道缓冲，延迟潜在感染人员与货物进入城市的时间，直到证实安全才放行。

因此，隔离检疫是一种古老的工具，却在我们的现代世界重新占据中央舞台，它具有令人意想不到的宗教起源：隔离最初只限三十天，而四十天的隔离却为这种经验赋予了神学上的重要性。借由采用四十这个数字，隔离在概念上就能追溯到圣经时代。自那时起，隔离就是一段净化的时期，明确援引了基督在沙漠中的四十天、基督教大斋节的四十天、迫使诺亚建造方舟的四十天降雨，甚至是摩西在西奈山山顶等待十诫所花的四十天。

正如简·史蒂文斯·克劳肖（Jane Stevens Crawshaw）在《瘟疫医院：近代早期威尼斯城市的公共卫生》（*Plague Hospitals:*

Public Health for the City in Early Modern Venice）中强调的那样：
"隔离期的宗教意义并非巧合，它被选中是为了抚慰隔离者，以
及鼓励人们把隔离视为一段在奉献中度过的净化期。"这让隔离
既是以信仰为基础，又具有医疗的性质，既是对灵魂的净化，又
是对身体的清洁。隔离就是为了体验净化、让自己与世界保持距
离，然后以重生的姿态再度进入世界，确保自己摆脱了充斥脏污
的传染。

在 2016 年 9 月一个洒满阳光的宁静黄昏，当时离新型冠状
病毒使世界停摆还有好几年，路易奇·贝尔蒂纳托伸手迎接我们
进入奎利尼·斯坦帕里亚基金会（Fondazione Querini Stampalia）
在威尼斯的图书馆。贝尔蒂纳托是一名医生兼公卫政策专家，年
届六十，皮肤黝黑又朝气蓬勃，巧妙弄乱的头发只露出一丝灰
色。他曾是意大利威尼托（Veneto）大区的国际卫生主任，后来
也担任意大利新冠疫情国家应变小组的首席科学顾问。他颇热衷
于隔离检疫这门学问，对这项工作的医疗史、未来应用及独特的
伦理责任，都钻研甚深。

我们与贝尔蒂纳托见面的这座图书馆，是奎利尼·斯坦帕里
亚贵族世家的最后一位成员创立的。在他的希望下，假日时图书
馆会对大众开放直到午夜，这是为了确保威尼斯人在其他图书馆
关闭时，仍然有个地方能"研习有价值的学科"。（今天，图书馆
已改成在比较适中的晚上七点关门，因此我们主要是在闭馆后参
访，这也导致当晚出现了一个趣味时刻。）

贝尔蒂纳托与历史学家兼奎利尼·斯坦帕里亚图书馆员安吉
拉·穆纳里（Angela Munari）在馆内跟我们会面，贝尔蒂纳托负

责为穆纳里口译。穆纳里身材娇小、行动利落，她戴着归档用的白手套，引导我们穿过古老的书架和现代的办公室，进入一个摆满手稿的房间。这些手稿都涉及医学、流行病与隔离检疫，有些已有将近六百年的历史，有些是羊皮纸，有些是纸，页面往往斑驳并充满污迹。穆纳里小心将手稿一一摊开，向我们展示地图、威尼斯官方公卫命令、有点可怕的解剖图、私人住宅的消毒流程、不明疾患的推定疗法图解等。整个房间弥漫着皮革封面和陈旧羊皮纸的浓浓气味，混杂着贝尔蒂纳托的古龙水香茅味，这是一款清爽的柑橘调香水，跟杀虫剂有微妙的相似之处。我们后来开玩笑说，鉴于这座城市的疟疾史和对抗蚊媒疾病的经历，这款香水是很匹配的巧合。

结果证明，贝尔蒂纳托和穆纳里是非常理想的向导，我们跟他们两人一起探索隔离检疫的历史与未来，而威尼斯是最适合开启这场对话的城市。毕竟，隔离或许是在杜布罗夫尼克最早强制执行，却是在威尼斯这里被精炼成一门建筑与空间的科学。威尼斯是一座由岛屿、运河、桥梁、码头构成的迷宫，它本身就是试验新型地理控制的天然实验室。正如简·史蒂文斯·克劳肖所写的，这座城市已经成为对抗疾病传播的骨架，她称之为"一种保护形式的都市空间操纵"。

就连奎利尼·斯坦帕里亚图书馆都是坐落在一座岛中岛上，只能通过一座又小又容易堵塞的步行桥才能抵达，正是这样的地形，让这座城市便于进行检疫与隔离。威尼斯潟湖依然拥有三间令人印象深刻的检疫站（lazzaretto）遗迹，每一间都在不同的岛上，每一座岛都离市中心愈来愈远。

我们一边讨论，一边审视摊开在桌上、不同世纪的威尼斯地图，并观察这座城市的隔离岛在地图上显眼的标记。贝尔蒂纳托解释：意大利文的 *lazzaretto*（拉撒路）就是检疫站的意思。根据历史学家的研究，这个词（英语形式的拼写是 *lazaretto*）最有可能源自拿撒勒圣玛利亚（Santa Maria di Nazareth）的变体，拿撒勒圣玛利亚是那座岛原本的名称，威尼斯的领导者在岛上建造了全世界第一座用于隔离检疫的永久设施。从"拿撒勒"演变成"拉撒路"（Lazarus）是可以理解的，因为拉撒路（根据《路加福音》，他是《圣经》里满身是疮的乞丐，在一名富人的门外乞讨）也是麻风病患者的守护神。不论是以童贞纯洁的圣母，或是以获得上帝恩典救赎的染病异乡人来为一处设施命名，这种相互交织的语源学都相当有诗意：检疫站是分隔纯洁与危险的地方，就连它的名称都是如此。

历史学家认为，在 1300 年代之前，欧洲与亚洲的大部分地区已经享受了几个世纪没有流行病的相对自由。关于黑死病究竟起源于何处，目前还没有充分的共识。有报告指出，一种神秘疾病在 1330 年至 1350 年消灭了三分之一的中国人口，随后统治元朝的蒙古人宗族灭亡，由明朝取而代之，使该假说更具说服力。目前已知的是，鼠疫在 1346 年已经到达黑海，历史学家认为，在卡法之围［卡法现称费奥多西亚（Feodosiya）］期间，发生了一次关键的传播事件。卡法是热那亚人在克里米亚半岛建立的一座重要港口，目的是与东方进行贸易。根据当时的记载，进攻的蒙古军队使用投石机将满是鼠疫的尸体扔过城墙，这些尸体在街上堆积如山，把传染病散播给意大利商人及水手。当他们逃跑时，就把疾病带回地中海，"仿佛带来了恶灵"。

无论鼠疫的传播是否应该归咎于这种可怕的生物武器，鼠疫都在 1347 年通过来自亚洲的贸易商船抵达了欧洲港口。而人们对这种疾病的恐惧始终与香料贸易带来的巨大财富彼此纠缠。（这两者的联系非常紧密，因此在 1348 年，鼠疫肆虐的阿维尼翁宗座廷中有一名官员写道："人们不会食用或处理任何种类的香料，除非它们已经存放一年之久。"）

因此，14 世纪的威尼斯是一座被围困的城市：一种神秘、高传染性的疾病开始感染整个地中海欧洲的人，危及当地的居民与他们的收入来源，而且没有人知道该怎么遏制这种疾病。贝尔蒂纳托指出，在这场大流行结束时，威尼斯已经死了三分之二的人口。

这种疾病被称为黑死病，因为它的病征之一，是患者的四肢会像木炭般发黑。另外，它也会导致患者鼠蹊部与腋窝的淋巴结异常肿大。这些肿胀的形态被称为淋巴腺肿（bubo），因此我们如今将这种疾病称为腺鼠疫（bubonic plague）。穿刺淋巴腺肿非常可怕，当时的医生必须使用一根插有刀片的长棍，这样在切开患者的肿胀腺体时，才能跟涌出的恶臭、具传染性的脓液保持距离。恶名昭彰的瘟疫医生服装有一张邪恶的鸟喙面具。穆纳里告诉我们，这种服装起初是在法国设计的，却在威尼斯受到热烈欢迎，它在当地融入了即兴喜剧，而且经常有人在嘉年华庆典穿戴它。鸟喙面具里会塞满大蒜及香草植物，以便中和腐臭、腺体渗出液与死亡的气味。（如果是新鲜切碎的大蒜，或许真能提供一些保护，因为蒜素是种挥发性化学物质，除了导致压碎的大蒜散发独特的气味，也是一种吸入型抗生素。）

为了厘清为什么正式的检疫措施与相关设施出现在欧洲，而非中国或黎凡特（Levant，黑死病较早侵袭但同样严重的地区），穆纳里解释，我们需要了解当时用于诊断疾病及健康的特殊准则。黑死病在 1300 年代首次侵袭威尼斯时，2 世纪希腊罗马医生加伦（Galen）的想法依然是欧洲医学论述中的主流。他提倡的假说就是"体液"说，这种学说相信血液、胆汁、痰以及尿液，是了解人体健康与生理学的关键。

伊本·西拿（Ibn Sina）是 11 世纪一位颇具影响力的伊斯兰医生，在欧洲被称为阿维森纳（Avicenna）。他的观点就是建立在加伦的想法上，但有时也会产生分歧。阿维森纳在他的《医典》（*The Canon of Medicine*）一书中将疫情暴发的原因归因于体液、瘴疠论、宇宙影响的复杂混合，还有呼吸性传播或水媒传播。在这样的体系中，个体的生活方式和黄道图，可能就跟他们接触到不良空气一样重要，甚至更重要。

除了这类理论之外，当时的人几乎都是通过神学架构来理解疾病，伟大的宗教传统往往将瘟疫侵袭归因于神的旨意或宇宙的力量。然而，人们建议的应变方式却众说纷纭。威尼斯人猜想，也许鼠疫是神明为了惩罚威尼斯在商业上累积的财富——毕竟《圣经》宣扬了一种相对贬低商人的观念，认为商人重视玛门（Mammon）甚于上帝，还经常行骗。此外，根据医学历史学家马克·哈里森（Mark Harrison）的说法，当时的伊斯兰学者更有可能把瘟疫导致的死亡视为"神的慈悲或殉道，而非惩罚"。事实上，尽管阿维森纳尝试建构出一套传染理论，但哈里森指出，疾病传播可能与神的旨意无关这一想法"对许多穆斯林来说是极为可憎的"。相似的是，中国历来也认为流行病是宇宙不谐的结果，遇到这种情况时，需要的是祈求神明息怒，而非建造检疫站。

在一个对感染缺乏现代科学理解的社会中，究竟是什么导致黑死病这个问题引发了无尽的猜测。在这场辩论中，有些人开始主张，这种疾病是由日常生活中某种实质、某种真实的东西导致的。细心的观察者注意到，鼠疫的传播似乎与外国港口的人员及货物往来有密切关联，而这种神秘的疾病已经在那些外国港口四处蔓延了。如果疾病能以一种可预测的方式，从特定地点传到杜布罗夫尼克或威尼斯，那么它就是一种世俗的传染，而不是什么灵性的病症。隔离检疫的概念正在成形，尽管接下来几百年中，关于它的基本原理还是争论不断。［直到 1800 年代中期，罗伯特·科赫（Robert Koch）的发现启发路易斯·巴斯德（Louis Pasteur）的病菌论，感染传播的微生物机制才终于得到证实。］

将人员与货物维持在彻底远离城市的隔离状态，使政府能利用城市本身来实地试验这种新兴医学假说。检疫是揭示人们感知到的身体互动、空间远近、疾病之间联系的一种方式，这证明了我们应该通过流行病学的视角来理解，而非占星术或体液假说。贝尔蒂纳托解释，从这个角度来看，检疫的接受与施行也是医疗实务现代化的早期历史风向标之一，它显示出人们在寻求解释疾病来源时，对世俗及科学——而非宗教及超自然，至少抱着一种试探的信任。

威尼斯等富裕的地中海共和国会采用隔离检疫作为官方政

策，这并不是巧合。这里与世袭君主制或封建制国家截然不同，独立公民会选出领导人。而对公民道德的承诺以及对共同利益的投资，就体现在为城市建造一间专用的检疫站，或是一间像奎利尼·斯坦帕里亚这样的图书馆。这需要强烈的社群意识与共有的身份认同。因此，隔离与检疫不仅是政治现代性及医学理性的早期范例，也是公共精神和实证科学的早期范例。

这其实多少有点讽刺。如今，隔离检疫常被认为是中世纪的甚至原始的做法，但在黑死病时期，它在许多方面都是一种相当成熟且现代的方式。尽管如此，隔离检疫在当时也和现在一样饱受批评。我们在图书馆中回溯时光，研究了贝尔蒂纳托和穆纳里收集的地图与论文、如美丽旋涡般的黑色和红色墨水所描绘的山陵与城市、器官与循环。穆纳里告诉我们，意大利不同城市的医学院会彼此竞争，对鼠疫也有不同的解释。

贝尔蒂纳托一边翻译一边点头，并补充：这种医学派系已经是长年的问题。当世界卫生组织发布《国际卫生条例》（管辖全球遏制传染病威胁的法律架构）的最新修订版时，贝尔蒂纳托也是代表意大利的团队成员。他告诉我们欧洲不同地区的专家充满分歧，更别提那些更遥远的地区了，这使谈判足足停摆了数小时。贝尔蒂纳托说："关于那些卫生法规的争论，跟五百多年前威尼斯的争论根本如出一辙。"这是他研究隔离的历史与未来时反复出现的主题。在他看来，我们似乎注定要再度犯错，却也有幸再度成功。

他指出，即使在文艺复兴时期的威尼斯，实务操作也跟早期的医学理论和迷信观念脱不了关系，值得注意的是到了 21 世纪，实务依旧是公卫领域的核心。穆纳里指向摊在桌上的各种医学手稿，包括一份 15 世纪反对传染理论的手稿。这些资料都说明，在腺鼠疫肆虐欧洲将近一百年之后，人们对于腺鼠疫的发生原因或如何预防传播仍然没有共识。在欧洲各地，应对流行病的种种措施，包括从放血等古老的医疗技术，到屠杀城市里的所有犹太人来平息上帝怒火（在中世纪的基督教神学中，犹太人不仅拒绝承认基督是弥赛亚，也对基督受难负有直接责任）等种族屠杀的恐怖行径，最终都被证明既无效又残忍。事实上，在 1516 年，威尼斯还建立了欧洲第一个官方"犹太人区"（ghetto），将隔离的卫生理论应用到犹太人身上，他们被强迫迁移到卡纳雷吉欧区（Cannaregio）的一座小岛，那里唯一的交通路径只有两座带门的步行桥，而且每晚都会上锁。

因此，对贝尔蒂纳托而言，威尼斯隔离检疫的故事，并不是科学进步战胜了迷信及猎巫的浓雾，而是更有警世意义，提醒我们今日仍然面临同样的挑战。人民仍然常常不信任医疗当局。针对究竟该怎么对抗传染病散播，市府官员与宗教领袖、商人与公卫专家，或是医生与病患之间，都还是争执不休。无论是小贩或总统，都有人支持根本未经证实的疗法，外来者和少数族群也依然被不合理地视为疫情暴发的罪魁祸首。

贝尔蒂纳托仿佛已经预料到不久后的 2020 年，在意大利严峻的新型冠状病毒疫情期间会发生什么事情。他提醒我们务必记住：想说服人们相信隔离检疫、经济停摆、佩戴口罩等公卫措施对他们最有利，需要极大的信任、领导力与社群凝聚力。而正是因为隔离检疫承认不确定性，所以很多人认定施行隔离，就等于专家和领导人"根本不知道自己在做什么"。讽刺的是，如果熟知隔离检疫的历史起源，你会发现，如今更偏向迷信的居然正是检疫。

地图和手稿来来去去，旧检疫站的楼层平面图、解剖图，然后是邮轮行程及飞机航线的地图，贝尔蒂纳托警告，威尼斯等城市依然与传染病的世界息息相关。埃博拉病毒（Ebola）、严重急性呼吸道症候群（SARS）、中东呼吸症候群（MERS）、新冠疫情等大流行的轮廓，在 2016 年就已经很清晰了。我们谈了好几个小时，直到日落，早已远远超过预计时间，最后穆纳里道了晚安，把这些珍贵材料小心放回调案库里。

此时，贝尔蒂纳托的眼睛一亮，端出了一个惊喜：一套他委托意大利的戏服设计师所制作的特别服装，设计师名叫伊莉莎·科贝洛（Elisa Cobello），是他朋友的女儿。他从包包里取出两套服装，一套是 21 世纪的泰维克（Tyvek）个人防护装备，就是他在非洲治疗埃博拉患者时穿的那种；另一套是依照贝尔蒂纳托的要求缝制的，一件黑死病时代的瘟疫医生长袍，配有一个喙状头盔。令人难以置信的是，在我们谈话时，这个头盔居然一直藏在他的包里。

贝尔蒂纳托接着花了二十分钟，在我们面前穿上这套中世纪威尼斯的瘟疫医生服装，同时指导杰夫如何以正确顺序穿戴现代的个人防护装备。这两套服装都需要遵循一套费力的穿戴步骤，即使在非紧急情况下，都不容易穿戴正确。贝尔蒂纳托这么做，并不是想表达现代医疗装备就跟塞满百花香（potpourri）的鸟喙面具一样无效。完全不是这样。相反地，他的重点是：人类在回

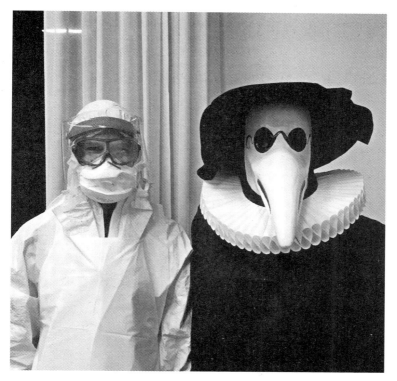

图 1 我们在威尼斯时，跟图书馆员安吉拉·穆纳里与奎利尼·斯坦帕里亚基金会的路易奇·贝尔蒂纳托博士见面。照片中，杰夫·马纳夫和贝尔蒂纳托博士穿戴了不同时代的瘟疫服装：杰夫穿的是 21 世纪的个人防护装备，而贝尔蒂纳托博士穿的是黑死病时代的临床医生服装。（妮古拉·特莉摄）

应我们不理解的事物时（不论是黑死病、埃博拉病毒，或是几年后出现的新冠疫情），采取的方式之一就是制定规约和程序，当我们试图战胜眼前的未知，这些仪式性行为会让我们安心。从熏香草药到免洗消毒液、从威尼斯的检疫站到高级防护设施，它们都能减少接触和限制暴露，将陌生的威胁拒之门外。

两人就这样全副武装，并肩站在一起。杰夫穿着连帽泰维克防护服、戴着 N95 口罩及护目镜，汗流浃背；贝尔蒂纳托几乎全身都包在他的恐怖片服装里。下一秒，我们听到外面的走廊传来一声惊呼，是个保安人员发出的。当这奇形怪状的两人回望着他时，他看起来困惑不解，而且颇为惊恐。原来，当我们吹毛求疵，努力想遵循正确步骤穿上防护装备时，我们全都忘记时间了。图书馆已经关闭将近半小时。那位保安以为他巡逻时已经空无一人，没想到却撞见这个文艺复兴神秘仪式混搭生物危害防治的活动。

贝尔蒂纳托脱下面具，保安看到他的笑容后松了一口气，两个人用意大利语交谈了几句后大笑起来。

* * *

斯蒂芬·阿斯玛（Stephen T. Asma）在他探讨怪物史的书中写道：人类一直生活在对于非人类事物的恐惧中，包括瘟疫。这些事物超出了文明世界的边界。在神话及民间传说中（更不用说现代恐怖故事了），这些怪物很少被困在自己的世界里：要么是我们在离开家园及城市，进入未知的地方时撞见它们，要么是它们找上门来，大举入侵我们的安全世界。

正如古典主义者黛比·费尔顿（Debbie Felton）告诉我们的，古希腊罗马文学的基础大部分是由两类情境构成：潜伏着的无形危险，以及看似无害的陌生人其实是怪物。有个现代的恐怖故事，讲述一种致命病原抵达伦敦希思罗机场或纽约肯尼迪机场，一夕之间就从荒野进入了人类文明中心，这个故事可以从古希腊罗马不断扩张的道路网找到古老的共鸣。费尔顿说，新的交通建设使原先孤立的城邦不再边缘，这促进了商业，但也引发强烈的焦虑，导致出现了一大堆以高速公路为背景的怪物故事。"这些在路上遇见怪物的故事，原形其实就是与陌生人接触，"费尔顿解释，"人类智慧对于这类互动，很自然就会产生不确定与恐惧。"

阿斯玛进一步表示，人类定义自己的方式，往往取决于我们与我们认为非人事物的差异程度。亚历山大大帝死后，出现了一套丰富的神话系统，其中有个关于隔离的故事特别值得注意。阿斯玛写道："据说亚历山大曾一路追赶他的敌人，穿过高加索地区的山口，把他们关在牢不可破的铁门后面。"这道墙外就是阿斯玛所谓的"怪物区"，也就是"监牢领地"。在那里，神秘生物歌革与玛各（Gog and Magog）被锁在充满怪诞及暴力的领域中，它们在圣经的《启示录》扮演了接近哥吉拉（Godzilla）的角色。高加索山脉被认为是高加索人的发源地，而高加索人是启蒙时代的欧洲白人用来区分自己和其他种族的伪科学术语。很明显，这些大门的故事显示出西方世界的观念，就是要以隔离来对抗潜伏在东方黑暗之中的怪物。阿斯玛写道，亚历山大之门的故事在中世纪不断地广泛流传，甚至当时的世界地图往往会画出这道高加索屏障，好像它是一个已经确认的地标一样。

尽管如此，在所有这些隔离传说中，分离仍然是无法持久的。墙后的怪物注定会挣脱，监禁只是暂时的。墙上一定会有弱点，一个脆弱的地方，一道砖瓦中的裂缝。正如文学理论家杰弗里·杰罗姆·科恩（Jeffrey Jerome Cohen）在讨论文学、民间传说、神话中的怪物时所写的："怪物永远会逃跑"，确实如此。科恩还补充道："怪物的存在，本身就是对界线与圈地的谴责。"

在这种情况下，一只好奇的狐狸就可以是罪魁祸首。阿斯玛概述了一部名为《曼德维尔游记》（*The Travels of Sir John Mandeville*）的 14 世纪作品，并解释说："在敌基督时代，一只狐狸挖了一个洞穿过亚历山大之门，进入怪物区。怪物很惊讶，因为当地不存在这样的生物，然后它们会跟着狐狸，直到它暴露出穿过大门的狭窄通道。这些受诅咒的该隐之子最终会冲出大门，从堕落领域倾巢入侵即将走向末日的世界。"

那晚在奎利尼·斯坦帕里亚图书馆的书架度过的探索之旅，进一步证明了西方文学有很大一部分是人们企图将自己与充满威胁的世界隔离的故事，例如薄伽丘（Giovanni Boccaccio）的 14 世纪瘟疫中篇小说集《十日谈》（*The Decameron*）。西方文学也有很大部分是人们在坐立难安的恐惧中等待，害怕自己会变成可憎怪物的故事。从这个角度来看，甚至狼人的故事也可能与隔离检疫有所关联，因为一旦人类暴露在"狼人化"（lycanthropy）这种疾患的风险下，必然会焦虑地观察各种变化迹象。在这样的比喻中，隔离检疫一下子从医疗实务变成了纯粹的隐喻。

我们可以看看爱伦·坡（Edgar Allan Poe）的《红死病的面

具》(*The Masque of the Red Death*) 这个讲述医疗隔离失败的经典故事。故事中描绘了一个被致命的可怕出血热破坏的腐朽世界，这种出血热会导致"毛孔大量出血"，因此被命名为"红死病"。有一千名宾客为了避难，把自己关在普罗斯彼洛亲王的宫殿里，甚至把外门焊死。"这样一来，朝臣或许能对抗传染，"爱伦·坡写道，"外面的世界会自己想办法的。"

宾客原本以为已经躲到远离瘟疫的地方，却发现他们把自己跟疾病关在一起。一名盛装打扮的人从人群中走出来，身上有明显的病征，但宾客无处可逃，"[他]把狂欢者一个接一个丢进血淋淋的盛宴大厅，每个人都以绝望的坠落姿势死去"。在这则寓言的结尾，宫殿里的每个人都死了，一千根蜡烛和吊灯的火焰燃烧殆尽，"而黑暗、衰亡以及红死病，掌握了统治一切的无限权柄"。

这些故事告诉我们，我们离毁灭永远只差一次屏障突破，或是一次控制失败。当我们面对持续脉动、具传染性、充斥污染、怪物般的非我族类时，就会感受到这些恐惧，而正是这些恐惧，才使隔离这个主题如此鲜活，赋予它令人不寒而栗又经久不衰的魅力。有一部 2008 年的电影描述洛杉矶一栋公寓暴发了经过遗传工程改造的狂犬病病毒株疫情，这部电影的英文片名就直接叫 "Quarantine"（译按：中文为《死亡直播》)，好似这个词不需要进一步解释就能引发恐惧，这种命名方式似乎也反映出大众的心理。

* * *

尽管隔离是如此强大的工具，它的规则却出奇地少，不过它缺乏限制的明显特征，正是使它强力又灵活的因素。当我们与贝尔蒂纳托共度的漫长夜晚接近尾声时，他的瘟疫长袍和泰维克防护服已经被整齐折好并收起来了，我们三人即将分道扬镳，走入威尼斯的夜晚，此时他想确定我们已经了解最基本的准则，这些准则规定了什么时候应该进行隔离检疫。

最重要的规则从隔离伊始就已经定义了隔离，而且至今仍是世界卫生组织和美国疾病控制与预防中心的准则，这就是不确定性。换句话说，如果你知道你感染了传染病，而且被告知待在家或住院来避免传播，那么你就不是在进行检疫隔离，而是遭到隔绝。这个定义意味着隔离是源自怀疑：它关乎的是潜在感染与可能风险。2020 年 10 月，当特朗普被诊断出罹患新冠，并在推特上发文说他处于"隔离检疫与康复的过程"，他的确误用了这个词，其实他是进入隔绝状态。

在我们研究本书主题的多年间，好奇的朋友常常问我们关于麻风病疗养院、结核病疗养院，或恶名昭彰的伤寒玛丽（Typhoid Mary）案例（她被公卫当局强行关押在纽约市的一个偏远岛屿将近三十年）的问题。但其实这些案例都是隔绝的例子，而非检疫隔离的例子。举例来说，伤寒玛丽确实患有伤寒，而且虽然医疗人员治疗她的方式并不人道，但众所周知她是具有传染性的。伤寒玛丽并不属于隔离的故事。

这也代表一段经常被引用的《圣经》段落（出自《利未记》第十三章第四十六节）——"灾病在他身上的日子，他便是不洁净，他既是不洁净，就要独居营外"，其实是在呼吁将病人隔绝起来，而不是指示可能接触病原的人要进行检疫。隔绝与隔离这两个词经常被交替混用，即使医疗专业人员也一样。它们都涉及以公卫名义进行的拘留，而且在实务上看起来没什么差别。尽管如此，贝尔蒂纳托还是强调：隔离与隔绝是不同的事情，它们的差异在医学、法律、哲学上都具有重要意义。被隔离的个体是——至少暂时是健康的。我们只是有理由相信他们之后可能会发病。

贝尔蒂纳托继续说，由于这个原因，隔离必定会在某个时刻结束。如果你处于"永久隔离"的状态，那你其实不是被隔离，而是被隔绝甚至被监禁了。隔离这个词源自四十天的历程，而从古到今，这段时间的长度一直是不固定的。每次隔离的实施，都反映出它试图遏制的病原潜伏期。某些疾病只需要等待几天就能确认是否有感染，有些疾病则可能需要等待两周以上。无论如何，隔离检疫都会在某个时刻结束（就算你后来因为被确认具有传染性，而被转移到隔绝状态也一样）。

贝尔蒂纳托也警告，隔离只对某些疾病有效。最起码来说，疾病必须是从一个人或一个生物体传播给另一个人或生物体，否则隔离就没有意义了。由此进一步推论，如果某种疾病能轻易检测，或是通过治疗和疫苗来预防，隔离也就没有多大效用了。因为，如果我们能迅速准确地诊断，那就不存在不确定性；如果疾病可以治疗、处置或完全治愈，隔离就毫无用处。既不寻常又需要隔离的，是那些在症状出现前就有传染力的疾病（例如新冠疫情），因为缺乏明确的疾病指标，诊断可能会延迟，使它们从一开始就存在不确定性。

最后一个重点是，隔离并不是过时的方式。虽然隔离检疫许多时候无法派上用场，但不应模糊以下事实：在对抗新型传染病时，隔离往往是我们唯一的防御方法。在有效疗法、疫苗出现之前，在我们了解新病原的传播与特征之前，医疗当局想要减缓疾病传播，唯一能做的就是利用隔离，降低人们互动的频率、时长及种类。贝尔蒂纳托在当时已经很清楚，像新冠疫情这样的疫情必然会再度出现。不仅是他，我们在撰写本书时访问的数十位医疗专家，包括美国疾病控制与预防中心、世界卫生组织到美国国防部高级研究计划局（DARPA）的专家，也都知道这一点。

2018 年初，公卫官员把这种抽象的未来传染病称为 X 疾病（Disease X），这是一个流行病学上的占位符，用来提醒规划者与政策制定者，可能导致大流行的未知病原绝对会在未来几年内出现，而且频率会愈来愈高。新冠疫情是第一种 X 疾病，但不会是最后一种。贝尔蒂纳托与他遍布全球的同事预测：不久的将来只会有更多的隔离，而不是更少。你或者你认识的人很可能在冠状病毒大流行期间被隔离过，而你们很有可能会再度被隔离。甚至你在阅读这一段文字时也可能正在被隔离中。这种来自另一个时代的武器已经重新出现在一个被流感疫苗与非处方药物宠坏的世界。隔离，这种古老的方法如今又回来了，而且还会继续存在下去。跟我们道别时，贝尔蒂纳托说："我们需要一位隔离的未来学家。"

在过去六世纪内，隔离检疫不仅形塑了全世界对传染病的公卫应变方式，也形塑了我们的街道、建筑、城市、边界、法律、身份与想象。它促使我们在文明的边界建造宏伟的堡垒，在现代的都会中心建造高科技医疗机构。我们在撰写本书时，曾爬进俯瞰大海的破败医院、参观杂草丛生的废墟、戴上安全帽踏进位于美国中心一座正在施工的新隔离设施。隔离甚至超越了一开始的生物医学，成为保护全球粮食供应乃至整个地球的重要工具。

本书的旅程，将一路走过伦敦郊区负责保卫全世界巧克力供应的温室、堪萨斯州曼哈顿可以抵御最强龙卷风的动物疾病研究中心，还有加州帕萨迪纳市（Pasadena）初始的太空飞行器组装室。隔离不只是世卫组织和美国疾病控制与预防中心的事，美国农业部和美国航天局，也都仰赖隔离检疫来阻止饥荒，以及安全地探索宇宙。

通过检视被隔离的对象、地点和原因，我们不只是在探索科学的极限，也是在挖掘我们最深的恐惧、偏见与认同。隔离揭示了我们如何定义与控制自我与他人的界限，也揭示了我们重视、想保护什么，以及我们愿意牺牲哪些东西。我们也经常发现隔离措施不完善、充满漏洞，甚至根本不正义。

隔离总是被简单设计成一种缓冲措施，而不是被视为一种生命经验。但有时它是唯一可以拯救我们免于死亡与毁灭的东西。本书想探讨：亚得里亚海沿岸的公卫限制，是如何造成了缅因州外海挥舞电锯的暴民；威尼斯潟湖中湿地岛屿上雄伟的砖砌堡垒，是如何演变出华盛顿州被漆成黑色的汽车旅馆。我们研究各种时空中的隔离检疫，小至肉眼看不见的病毒、大至星球间超乎想象的遥远距离，从倾颓的检疫站到新墨西哥州的盐矿。我们希望对这项强大又危险的武器有更多认识，从而在未来更明智地运用它。

第二部
建构隔离设施

第二章

隔离之旅

1785 年 11 月底，英国慈善家、素食主义者兼监狱改革倡议人士约翰·霍华德（John Howard）从伦敦展开了一趟旅行，他穿过尼德兰到法国，经过南部陆路抵达马赛。然后继续前进，穿越尼斯及热那亚，然后经由海路到马耳他，再到君士坦丁堡。到了那时，年近六十岁的霍华德已经旅行了六万七千多公里，参访过欧洲各地的监狱及地牢。霍华德花了超过十年的时间，观察欧洲各地城市和王国被监禁者的生活情况；这些囚犯都处于饥饿与隔离之中，很多人只因为个人债务就被关起来。霍华德坚信，建筑（包括监狱的设计）应该要实现人道主义，但他参访过最糟糕的设施更像一间藏骸所，"几乎没有提供任何生活必需品"。

霍华德的父亲从家饰贸易中赚了点钱，留下的遗产足以让霍华德过着优渥的生活。他花了相当于现在的三百万美元进行这趟旅行，这笔高昂的旅费使他能从爱尔兰到俄国、从葡萄牙到希腊，以及走访英国各地。在那个时代，这样的长途旅行只能依靠搭船、步行或坐马车，既昂贵又不舒适，步调也很慢。有时，霍华德的传记读起来更像冒险小说。在国外旅行途中，霍华德曾被迫乔装逃出法国以躲避王室当局、在希腊海岸附近帮忙击退一艘突尼斯海盗船，还曾搭乘一艘船员染上腺鼠疫的船穿越亚得里亚海，然后回国到众议院作证，要求改善英国各地的监狱环境。

霍华德的一生志业最终获得表彰，伦敦的圣保罗大教堂设立了第一座非宗教人物雕像来纪念他。他常被描述为"囚犯之友"，他的著作与证据，促成了后续改善监狱环境的立法，他的某些提议也在建造新监狱建筑时被采纳。如今，他的遗泽在英国的霍华德联盟与加拿大约翰·霍华德协会这两个提倡监狱改革的组织延续了下去。

霍华德自愿承担监狱改革这项使命，背后的动机我们并不清楚。当时的人都觉得他很古怪、执着，而且极度坚持守时原则和习惯。（他的其中一位传记作家提到，他曾温和地告知未婚妻"要避免一切小事的争吵，因为这些小事就是家庭不和的首要原因，做决定的人应该永远是他"。）霍华德在涉猎马铃薯繁殖、气象学、工人农舍的设计及建筑之后，最终在四十七岁找到自己的使命，当时他被指派为贝德福郡郡长，负责视察当地监狱。那里的环境令他目瞪口呆，尤其让他惊骇的是，无辜的人在获释之前还必须支付受审费用。于是他出发视察欧洲各地的拘留所，并在1777 年将他的发现成果出版。

霍华德在旅途中注意到，欧洲国家维持着一套由检疫所与隔离站构成的永久网络，而英格兰当时完全没有这种卫生基础设施。这类设施一部分是医院，一部分是监狱，以肮脏、不卫生而著称。有些人唯一的罪名是疑似接触传染病，他们被拘留在"充斥感染"的拥挤房间：没有窗户、害虫滋生、缺乏家具或基本的舒适环境。

霍华德当时很出名——虽然毁誉参半，因为他会无预警地敲响机构的大门。进门之后不仅会要求参观整个机构，还会坚持评估每个细节：他会计算窗户的数量，用他自己的可携式天平组称量囚犯的面包配给量。就如同霍华德十多年来视察的监狱一样，欧洲的隔离设施似乎没有广泛认可的标准，不论是员工的医疗训练或是建筑设施皆然。

同一时间，英国的经济逐渐仰赖国际贸易，这代表隔离检疫的问题愈来愈迫切。鼠疫依然被视为迫在眉睫的威胁，1720年代，法国南部的一场疫情导致至少十万人死亡。（这是西欧最后一次发生腺鼠疫的重大疫情，但在霍华德开始旅行时，还没有人知道这一点。）霍华德称为"监狱热"的疾病也十分猖獗，这种疾病最有可能是斑疹伤寒，会因为营养不良而加重。尽管霍华德曾帮忙改善囚犯的生活环境，但当时尚未有人像他这样视察隔离者的环境。他希望这趟最后的旅行会改变现况。

* * *

当我们在杜布罗夫尼克外海的洛克鲁姆岛（Lokrum）上，从墙上的洞溜进一座有五百年历史的未完工检疫站废墟时，我们猜想着霍华德会怎么看待我们的研究方法。我们的方法同样即兴，只是没那么痴迷于测量罢了。亲眼看看欧洲最早的隔离检疫站遗迹，看来是最适合我们初期研究时的方法。我们把霍华德的文集收进手提行李箱，飞到欧洲，按照我们的21世纪的行程表前进，同时尽可能跟随他在18世纪留下的脚步。

正如霍华德对隔离检疫的批评，它本来就是一种建筑工作，因为它会带来新的空间与时间经验，以控制感染的名义限制人们的互动。借由检视这个概念如何转变成建筑形式，我们想理解隔离检疫的基本原则和演变。隔离设施必然会体现当代的主流医学理论，设施的结构与流动也会显露各时代临床医师所认定的疾病传播方式。要对病原理论有详尽的理解，就需要特定的材料和通风选择，这些选择和中世纪以信仰为基础的治疗方法或18世纪信奉的瘴疠论迥然不同。检疫站的设计也必定会延续阶级地位或提供特定文化设施，反映出不同时代的主流价值与偏见。

我们也想看看历史上的隔离检疫曾在哪里发生过，不只是个别建筑的形式，还有隔离的地点。检疫站选址的变化，能带我们了解持续变动的贸易与旅行地理学，以及现实及想象中的新威胁出现在哪儿。这些变化也会显示一个社会对其遏制疾病的科技有多少信心。在中世纪的杜布罗夫尼克或威尼斯，设置检疫站是一种寻求平衡的行为：检疫站不能太远，否则会造成商人的不便，而且它必须够近，才能在视觉上使看得到的居民安心，但它也应该够偏远够孤立，才不会让人有任何逃脱的机会。在现代，生物防护设施位于世界最大的几座城市中心，隔离检疫已经从外围和边缘移到中央了。

最后一个重点是，我们想了解数百年来人们是怎么经历隔离检疫的。这种曾经无所不在、如今再度无所不在的医疗拘留形式，在历史上是怎样的景象、声音和空间氛围。

霍华德的旅行日记、写给同事的书信和出版著作，叙述了悬崖上眺望大海的要塞、宰制整片岛屿且附有教堂和墓地的庞大建筑群，还有偏远又壮观的设施，比如他在马赛参访过一栋盖在一块岩石上的建筑，并描写它是"管辖港口的入口"。不过21世纪版的霍华德可就没有那么多地方好参观了。在他怪异的伟大旅途中，最精彩的部分就是令人印象深刻的检疫站和隔离所，但这些设施有许多都已拆除，能看见照片就是万幸，更常见的是留在船长日志里的简短附注，或是隔离旅客寄出信件上的盖销邮戳和消毒标记。其他没有拆除的检疫站也已经成为废墟，或者就算还屹立着，也已经被改造成饭店、艺术中心、储存设施或行政办公室，再也认不出过往样貌。

检疫所在当代世界只余下雪泥鸿爪，至少还有一个原因：永久性隔离所在历史上向来被视为"非正规"设施，建造或维护的成本太过繁重。因此隔离更常在暂时性设施进行，例如匆忙改造的兵营、船只、修道院，或迅速搭建的木屋及帐篷。（几乎在所有案例中，一旦疫情趋缓，木屋随后就会被拆除或焚毁，当作消毒的最后步骤。）隔离设施的真正模样，或者跟其他船员、旅伴或陌生人困在里面到底是什么感受，是历史上的谜团之一。

在洛克鲁姆岛上，因为没有可见的标示甚至屋顶，所以游客很难猜出这一堵隐藏在树林中的巨大砂岩墙到底是什么。我们绕过四面围墙的三面，小心避开从古旧砖瓦剥落、会让人扭伤脚踝的松散土石，我们发现墙上有道裂缝可以钻进去，里头是一块像是草坪的广阔空地。一片寂静中，只听到经过的船只声响，以及我们踏过芬芳植物的窸窣脚步声。长长的草茎在我们脚下碾碎，散发出被阳光烘烤的清香。我们拿着相机和笔记本四处闲逛，时不时停在橄榄树的银色树丛下寻找阴凉处，跨过已经只余膝盖高

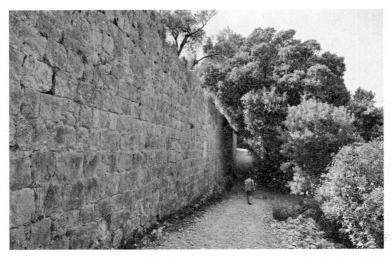

图 2　洛克鲁姆岛是一座位于克罗地亚杜布罗夫尼克外海的岛屿，岛上未完工的检疫站如今是部分经过固定的废墟（妮古拉·特莉摄）

度的墙垣废墟。砖瓦中的壁龛至少部分表明了房间曾经的位置，暗示检疫站设计背后真正的复杂性与企图心。我们的漫游很快就引起了注意：一群好奇的驴子开始爬上小斜坡，向我们走来。这些动物是检疫站除了人类以外唯一的居民，它们看起来既无聊又寂寞（或者只是饿了）。它们继续跟着我们到处走，有时也在我们停下来写笔记或照相时，偶尔用鼻子轻蹭我们。

　　从洛克鲁姆岛的隔离废墟穿过一条狭窄的天蓝色通道，就能看见杜布罗夫尼克。它是那种你在造访前就见过许多次的欧洲城市，拥有蜿蜒的城墙、鹅卵石街道、狭窄的山阶、巨大而雕刻精巧的中世纪教堂大门，放在奇幻小说里也是天衣无缝。事实上，许多人对杜布罗夫尼克的第一印象，都来自它出现在 HBO 电视剧《冰与火之歌》（*Game of Thrones*）里，这部电视剧有几个场景也在洛克鲁姆岛上拍摄。

几世纪以来，杜布罗夫尼克（当时称为拉古谢姆）都是货物及人员从中东与北非进入欧洲的第一站。从黎巴嫩到威尼斯途中的船只或商队（他们的目的地是更远的内陆，比如米兰或慕尼黑），也可能在杜布罗夫尼克暂停。杜布罗夫尼克坐落在亚得里亚海东岸，位置极佳、风景如画，是西欧与东方异国情调交会的第一线。旅行与贸易带来了疾病，而疾病又带来了隔离的需求。

洛克鲁姆岛于 1530 年代开始兴建检疫站，不过这栋建筑从未完工。历史学家认为最可能的原因，是人们害怕假如用来封闭致命传染的检疫站厚墙被入侵者占据，就会为外敌提供离岸仅三百米又坚固的攻击基地。尽管这栋检疫站一直没有完工，但它仍在 1690 年代的一场瘟疫期间被用来隔离病人，然后又空置了三百年，逐渐成为一栋废墟。

但即使缺乏洛克鲁姆岛上的隔离设施，杜布罗夫尼克共和国还可以仰赖广袤的偏远岛屿网络获得医疗保护。其中包括一座岛中岛——圣玛丽岛（St. Mary's）。它位于姆列特岛（Mljet）上一处波光粼粼的蓝绿色咸水湖湾中，有如一颗嵌在上面的小宝石。圣玛丽岛的本笃修会修士是草药医生（或说是草药园丁更精确）。而重重孤立的修道院则被附近城市用来当作隔离场，至少从 1397 年 1 月到 1527 年为止，足足超过一百年。

然而，水上封锁线提供的阻挡还不够，有效的隔离需要强制执行。杜布罗夫尼克派出武装帆船定期巡逻，阻吓那些想从检疫站游上岸的人，也防止那些想绕过隔离检疫的船长未经授权就登陆。

正如历史学家兹拉塔·布拉日纳·托米奇（Zlata Blažina Tomić）与维斯娜·布拉日纳（Vesna Blažina）在翻检档案库时发现的，杜布罗夫尼克早期隔离检疫的大多数故事里，都有人试图规避卫生规范。她们的同事维斯娜·米奥维奇（Vesna Miović）重新讲述了多明科（Dominko）的不幸遭遇，多明科是个十三四岁的男孩，经常被父母殴打，所以他溜进检疫站寻求安全的躲藏之处，而一名商人允许他留下来了。但后来他们两人交谈时被士兵发现了，由于也可能遭到传染，多明科被带到另一间检疫站接受隔离，"后来他的下场如何，我们就不知道了"，米奥维奇说。

比起试图闯入检疫站，更常见的是试图偷渡物资，或是偷走隔离者的物品。在重大疫情期间，例如 1526 年至 1527 年，当时四分之一的杜布罗夫尼克人都死了，贵族纷纷逃离，大多数平民则留下来。（根据托米奇与布拉日纳的说法，杜布罗夫尼克官员规定"只有在瘟疫期间没有特定工作的人才能离开"，换句话说，等同于作为主要工作者的居民必须留下，以维持日常运行。）接着，公卫当局把所有可能生病的人移送到检疫站，留下的人愈来愈少，因此空置的房屋往往会被穷人占据。

已经从鼠疫康复的人，因为至少得到部分免疫力，就成为窃贼的最佳人选。在杜布罗夫尼克，犯罪集团开始靠着洗劫隔离者的家而大发横财。公卫当局会在隔离者的家做标记来警告他人远离，让犯罪集团更加省事。这些野心勃勃的窃贼甚至把脑筋动到隔离站，闯进去偷走被锁起来隔离的值钱商品。而这些被污染的赃物难以追踪及管控，可能将看不见的传染带进城市。

公卫官员必须经常仰赖瘟疫幸存者，雇用女人清洁和消毒房屋及商品，男人则担任挖墓人。但官员也不信任这些幸存者。因违反卫生策略而被判死刑的第一批人，就是两名挖墓人，他们因为企图偷窃检疫站被公开处死。托米奇与布拉日纳补充说："当然，杜布罗夫尼克的社会阶级很严明，所以没有一名贵族曾因违反瘟疫管控规定而被吊死。"

接下来几世纪，这些执法挑战在隔离检疫时依然普遍。历史学家简·史蒂文斯·克劳肖提到，在1656年的热那亚，有人匿名检举身体清洁工与洗衣女工"参与性交易"及"非法把货品带出去给陌生人"。几世纪之后，澳大利亚墨尔本当局追溯第二波新冠疫情的大多数病例，也归咎于负责执行旅客隔离计划的低薪私人保安"违反规定"，包括跟他们负责监督的人发生性关系。

"检疫权力"这个词，代表着监禁人、把人关进狱中的能力，已经跟决定谁健康、谁生病的权力融合了。杜布罗夫尼克的新法律，赋予当局权力把可能生病或感染的人移出社会，但这些法律也煽动了怀疑，并促使政府对早已边缘化的人民进行更密切的审查。洗衣女工、挖墓人和守卫因此遭受双重打击：工作让他们免不了与疾病接触，在政治上又遭受不公平待遇，他们被视为可能的病毒携带者，一举一动都需要被管理、被控制。

根据托米奇与布拉日纳的说法，杜布罗夫尼克不只是"全世界第一个制定、发展、应用隔离检疫概念的政府"，也是第一个设立卫生办公室并将它定为永久管理机构的政府。保卫人民不受医疗威胁，成为一项长期任务。正如托米奇与布拉日纳所说的，

"为了公共利益而控制空间与某些人的动向"已经成为开明政府的必要责任。

达成医疗安全的重心，是广泛收集资料与疫情情报。杜布罗夫尼克的官员是积极收集各处疫情消息的先驱，范围涵盖了欧洲到中东、北非，其中他们尤其重视毗邻亚得里亚海的土地。每一艘船、每一栋房子，任何潜在接触疾病的家庭成员的信息、未知来源的外国商品，都是官方收集数据的目标。他们会询问航海商人在海上遇到哪些船只，汇整成一份潜在海上传播的编目。这是我们可能会称为接触者追踪的早期尝试，而它最适合实施的地点之一就是检疫隔离站。奥斯曼探险家爱维亚·瑟勒比（Evliya Çelebi）在游记中描述杜布罗夫尼克的隔离时，写道："检疫站的官员为旅客服务并提供住处，并借机探听他们的许多秘密及私事。"根据历史学家维斯娜·米奥维奇的说法，官员报告描述了从非法走私外国商品到波斯尼亚政治动乱等一切消息，"当时可以从检疫站轻松得知外界的一切"。

如今，杜布罗夫尼克最后且保存最完好的检疫站依然繁忙：它经过翻新及改造，成为创意园区，位于普洛查城门（Ploče gate）外，离我们在市外租的小公寓只有几步之遥。它是一处整洁的滨海小型建筑群，每一栋建筑都有类似拱廊的拱门，里面有剧院、艺廊，以及露天庭院。有一间名叫拉萨雷蒂咖啡馆（Kavana Lazareti）的餐厅还有一个宜人的户外阳台，它的原文名称也清楚地显示了这处设施的原始用途。

这所新的检疫隔离站，是杜布罗夫尼克参议院在1590年下令建造的。这是因为新的贸易模式，让愈来愈多君士坦丁堡商人经由陆路来到这里，而这个位于东门的检疫站最适合拦截他们。检疫站大约在 1647 年完工，检疫站的建筑结构也完全遵循当时的标准模板：建筑群封闭在几乎没有窗户的高墙之内，有两扇上锁的大门，一扇通向大海，一扇通向陆地，由双塔上的守卫看守。里面有九个独立空间，用来隔离不同船只的旅客；另外还有五间储藏室，用来储存旅客的物品和货物。户外庭院则让阳光可以照进来，习习吹拂的微风带来自然通风，当时人们认为这能驱散带着病毒的不良空气。物品会在庭院拱廊进行消毒，商人则住在楼上的宽敞房间，房里装有壁炉、阳台通道，还配有石椅。

普洛查检疫站是杜布罗夫尼克抗疫系统的骄傲。在它开始运作之后，鼠疫病例就减少了，因此它备受赞誉。没有人知道它停止营运的确切时间。但这个坐落于岩岸的理想位置、视野绝佳，加上一系列防护完善、宽敞且能够同时举办多项表演的庭院，已经成为现代人消磨时光的好去处。我们不止一次造访这里，在漫长的一天之后到艺廊悠闲漫步，在户外享用饮料，重新阅读我们的笔记和研究材料。

一天晚上，我们经过普洛查检疫站时，一场克罗地亚民俗舞蹈即将开始表演，于是我们买了门票。虽然观众大多是年长的邮轮旅客，但我们依然沉醉在一曲曲融合了历史的活泼歌舞之中。我们吃惊地发觉，这里的空间设计不仅打造出成功的检疫站，更成为今日活跃的艺术与文化中心。

* * *

随着克罗地亚的海岸在远方隐没，我们站在渡轮甲板上回望戴克里先皇宫（Diocletian's Palace）的巨墙，直到它渐渐消失在明亮的光线和广告之中。我们从杜布罗夫尼克渡海抵达斯普利特（Split），蜿蜒通过迷宫般的岛屿，包括姆列特岛和岛上的本笃修会修道院，向西穿越亚得里亚海。夕阳西沉时，十几名旅客走到甲板上加入我们。有些旅客靠在栏杆上，为彼此拍照，船的航迹在安静的海面上缓缓散开。几分钟后，月亮从海平面升起。最后，所有陆地都消失了。

当天稍早，我们曾与建筑师斯涅扎娜·佩罗耶维奇（Snježana Perojević）在她位于古罗马皇宫西北塔的办公室见面，以进一步了解斯普利特短暂却重要的隔离史。佩罗耶维奇穿着一身业界标准的黑色服装，打开笔记本电脑，将斯普利特拆除已久的检疫站图像投影到巨大的白色石灰墙上。戴克里先皇宫建于 14 世纪，是罗马皇帝戴克里先的养老居所，这座皇宫如今依然是斯普利特的都市核心，商店、餐厅、房屋、工作场所，都与这座拥有七百年历史的堡垒遗迹无缝交织在一起。这座皇宫是形塑斯普利特的建筑，但佩罗耶维奇告诉我们，虽然检疫站几乎没有留下任何遗迹，却是斯普利特可以存在至今的关键。"我总是说，我们必须像了解戴克里先皇宫一样了解那座检疫站，"她说，"为什么呢？因为它拯救了斯普利特。"

佩罗耶维奇利用绘画、记录、拆除前的照片，虚拟重建了这座巨大的设施，它曾经占据整座城市五分之一的面积。在这座检疫站于 1582 年建造之前，斯普利特是一个很小的城镇，没有什么经济重要性。贸易船队会通过海路从黎凡特到威尼斯，中途在塞浦路斯、克里特岛或杜布罗夫尼克停留。这趟旅程既漫长又危险，地中海有海盗徘徊，而且正如佩罗耶维奇告诉我们的，"海象非常凶猛"。曾有一名威尼斯商人丹尼尔·罗德里加（Daniel Rodriga）贸易商队绕路，因为只要从陆路通过奥斯曼管控的领域，再抵达斯普利特，离最终目的地就只剩一段短短的船程，而且只需要穿越平静又有船只频繁巡逻的亚得里亚海。

罗德里加把财富投入斯普利特检疫站的初始建设，土耳其人在这段从君士坦丁堡出发的四十三天行程中，为商队建造了桥梁、道路、清真寺及其余区域，威尼斯共和国则提供其余的必要资金来营运及扩张这座设施。从金融观点来看，这个计划非常成功。根据佩罗耶维奇的计算，1588 年至 1641 年，威尼斯每年都从这座检疫站的建设工事中获得原始投资额的两倍回报。

到了 17 世纪中叶，奥斯曼帝国与威尼斯共和国的关系愈来愈不稳定。1648 年，奥斯曼军队开始长期围攻克里特岛上受威尼斯控制的坎地亚城 [Candia，今称伊拉克里翁（Heraklion ）]，斯普利特的中世纪城墙突然显得有些太薄弱了。而军事专家一致认为，这里的地形与地理状况使它不可能有效防御。在佩罗耶维奇发现的文件里，一名叫作伊诺钦托·孔第（Innocento Conti ）的意大利陆军工兵写道，斯普利特的位置很特殊，"无法以适当方式加强防御"。孔第认为，唯一的办法是把居民迁移到离岸岛屿并破坏整座城，这样土耳其人就无法占领了。"如果他们遵照孔第的建议，"佩罗耶维奇说，"如今我们就不会有斯普利特了。"

幸运的是，这件事最终没有发生。威尼斯共和国认为他们无法承受失去斯普利特检疫站的代价。在档案库中，佩罗耶维奇发现一份斯普利特的威尼斯总督写的报告。里面提及，检疫站通过贸易的获利实在太大，所以必须不计代价地保护斯普利特。"如果你们看得懂意大利文，就会知道这份报告写得多么铿锵有力，"佩罗耶维奇告诉我们，"他形容这笔财富就像是威尼斯国的神经、血液与灵魂。"

最后，威尼斯出资建造了三座碉堡，斯普利特也躲过了入侵与摧毁。然而，斯普利特检疫站再也没有从奥斯曼与威尼斯的敌对关系中真正恢复过来：杜布罗夫尼克新建的普洛查检疫站吸引了大部分的商队，斯普利特检疫站则逐渐衰退。有一个区块被拆掉改建成铁路，其他区块也被再利用，成为剧院、仓库，在1930年代的克罗地亚法西斯政权时期，甚至被当作监狱与刑讯室。在二战期间，这座建筑在同盟国的轰炸中严重损坏，当局决定将它全部拆除。

"它在建筑学上不怎么重要，"佩罗耶维奇说，"这些建筑都非常简单，没有任何装饰。"似乎没有记录显示最初是谁设计了斯普利特检疫站，而佩罗耶维奇的研究显示，它使用的布置图跟杜布罗夫尼克后来的检疫站是一样的。她说："基本上，每座检疫站看起来都像监狱，从某方面来说，它也确实就是。"最后，佩罗耶维奇告诉我们，虽然检疫站挽救了斯普利特，但它并不怎么受当地人喜爱。因为经济利益几乎全归威尼斯共和国所有，斯普利特的居民却要承担所有风险。她说："说真的，它对斯普利特而言很危险。有些流行病就是因为贸易才出现的。"

佩罗耶维奇后来寄给我们一个故事资料，说明检疫有多么容易失败。在1784年，一名在斯普利特检疫站工作的官员看上了检疫所扣押的进口织品，于是他忽视危险，将一条美丽的白色围巾偷偷带回家送给妻子。然而，围巾的致密编织内藏着带有鼠疫杆菌（*Yersinia pestis*，腺鼠疫的病原）的跳蚤。这份偷来的礼物让他的妻子染上了黑死病。根据约翰·霍华德的研究：这场瘟疫最终杀死了当地十分之一的居民。

距今数世纪之前，霍华德在渡过亚得里亚海时就认定，尽管他多年来不断视察检疫站、访问检疫站的员工、收集草图和布置图，但他仍然只是通过一个外来者、一名旅客的角度在观察。霍华德担心自己遗漏了重要的线索，没有充分理解其中的实际运作情况。为了提升他的报告准确度，成为更好的研究者，就必须和数以万计不幸的人一样，亲自体验隔离的过程。

正如霍华德后来写的："经过深思熟虑之后，我决心要亲自接受隔离。"为了达成这个目标，他必须乘坐一艘被感染的船，这是他在君士坦丁堡时想到的主意，他很快赶到斯麦纳［Smyrna，如今称为伊兹密尔（Izmir），位于土耳其西岸］，找到"一艘有不洁载货证券的船"，就这么乘船前往威尼斯。这趟旅程在海上航行了将近两个月，而霍华德随时可能感染一种无法治愈的致命疾病。他在离开君士坦丁堡前，寄了一封信给同事，写道："我的保镖都不敢陪我同行了。"

虽然我们的海上旅程远远没那么惊心动魄，（我们的船上没有传染病，也不用接受隔离，虽然会被关在狭小的铺位，还要戴耳塞抵御震耳欲聋的引擎声。）但在隔天一早经由海路抵达位于意大利东岸的安科纳（Ancona）时，我们还是兴奋极了。船在日出时入港，当时我们站在甲板上，欣赏着当地检疫站的几何形巨墙。

安科纳的检疫站是由 18 世纪最负盛名的意大利建筑师路易

吉·万维泰利（Luigi Vanvitelli）设计的。这是一座宏伟的砖砌五角建筑，坐落在港口内的人工岛上。它是现存最令人敬畏的历史性检疫设施之一，而为我们导览的则是福克斯托·普格纳洛尼（Fausto Pugnaloni），建筑师兼历史学家，曾合著过一本以安科纳检疫站为主题、内含美丽插图的著作。

我们走进建筑群的外坞壁以及隧道般的内廊，开始这趟漫长的导览。"这是完全原创的设计。"他说。这栋建筑的特别造型有其象征意义，代表人类的躯体。就像达·芬奇的著名画作《维特鲁威人》（*Vitruvian Man*）显示的，头、双臂、双腿各自代表五角形的一角。这栋建筑的设计也令人想起星形要塞，这种五角形设计在军事工程上，原是用来抵御大炮的攻击，而其改造版也是某种象征性保护，对抗着无形的敌人。

"亚得里亚海就像一条高速公路，而这里是教宗的免费港口。"普格纳洛尼指着三层楼高的墙说，借此说明这座建筑的规模之庞大，以及毫无疑问的巨额花费。安科纳检疫站的设计初衷，是为了要同时隔离多达两千人，借此与亚得里亚海的竞争者争抢贸易上的丰厚利润。这里的布置也遵循杜布罗夫尼克与斯普利特建立的模板，拱廊和庭院用来摆放物品通风，套房能分隔不同组的旅客，还有避免有人逃脱的守卫塔。不过，普格纳洛尼告诉我们，当它在1743年完工时，"鼠疫已经结束了，所以他们从来没用这里当作检疫站"。

当普格纳洛尼首次造访这里时，这座建筑被用来当作烟草仓库。如今，这座不寻常的建筑在修复之后，则容纳了一间酒吧［称为"隔离酒吧"（Lazzabaretto）］、艺廊、活动空间与办公室。

"我常常来这里的剧院。"普格纳洛尼说。我们开始明白，隔离建筑总是为了控制更早的流行病而建造的，而这往往导致它们在开始运作前就已经过时。

在整趟导览中，最令人震惊的部分是检疫站正中央的大型户外神殿，它的外观类似英式豪宅的新古典主义建筑，但其实有两个重要功能。神殿正下方是这栋建筑的淡水槽，连接周遭庭院各处格栅的地下水管网，会将水输送到里面，有助于检疫站的卫生管控。但它同时也是神父的讲坛，借此巧妙地解决了一个问题：如何为数百名可能感染疾病的人举行弥撒，又不需要跟他们有身体接触。

从佛罗伦萨到奥马哈（Omaha）的检疫站里，宗教集会与检疫互相冲突的迫切性激发了声学、空间、技术上的创新，例如安科纳的庭院神殿。事实上，在斯普利特，我们就曾经看过一个安置在检疫站西南塔外侧的小型讲坛，神父可以从那里为隔离的水手举办户外的远距弥撒。在隔离历史上，想办法为进行四十天隔离净化过程的人提供精神抚慰，就跟保障他们的生理健康与福祉一样重要。（这项传统在 2020 年 4 月延续下来了，当时有个底特律附近城镇的牧师在网络上出名了一小段时间，因为在新冠疫情大流行期间，他利用塑料水枪为教区居民的复活节篮远距洒圣水。）

由于我们在安科纳的时间有限，所以我们向普格纳洛尼道别之后，就匆匆回到港口，接着继续沿着海岸前往威尼斯。我们预定在那里跟一位名叫杰罗拉莫·法齐尼（Gerolamo Fazzini）的前高中历史老师见面，他几乎是单枪匹马地赢得了一场为期

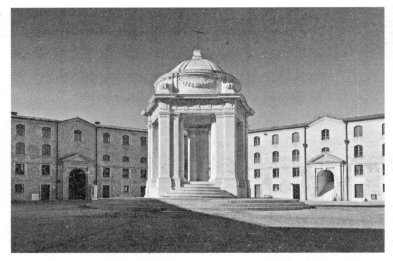

图 3　这栋建筑位于意大利安科纳占地广阔的五角形检疫站中央，原本是用来作为讲坛，为隔离者进行宗教仪式的。建筑的下面是淡水槽（杰夫·马纳夫摄）

三十年的战争，从开发商手中拯救了该市的新检疫站（Lazzaretto Nuovo）。

　　尽管新检疫站的名称里有个"新"字，但它其实从 1468 年就开始建造，是世界上现存最古老的检疫站之一。［该市的旧检疫站（Lazzaretto Vecchio）是在新检疫站的半世纪前建造的。］它占据了威尼斯东湿地中的一整个岛屿，负责管辖通往潟湖的水路。我们得知，法齐尼想保留该岛及这座建筑的初衷，是想要重新利用这处设施，作为一处柔道训练机构，不过他后来又很快放弃这个想法了。法齐尼告诉我们，新检疫站的历史保存"比柔道更重要"。尽管这座岛在历史上具有重要意义，但当我们造访时，岛上的检疫站尚未开放参观；虽然它也是渡轮航线的站点之一，不过除非有特别要求，船不会在这里停靠。当我们踏上检疫站的码头时，一名船员好奇地看着我们，接着渡轮开走了，留下我们困在那里盯着上锁的大门。幸好在几分钟内，法齐尼和一位助理就从一间小小的警卫室走出来，打开门锁，迎接我们踏上这块干燥的土地。

霍华德抵达新检疫站的待遇就没这么友善了。他写道："我同行李被安置在一艘船上，一根三米长的绳子把船和另一艘有六名桨手的船系在一起。"必须维持距离，因为霍华德和他的威尼斯东道主都知道，他被感染了。"当我靠近登陆处时，绳子才松开，而我的船被一根棍子推到岸边。"此时霍华德的船既搁浅又没桨，停在一座偏远岛屿的湿地岸边，他只能听天由命。

在岛上的管理员或看守的迎接之下，霍华德被押送着走过一片草地，如今我们也跟随法齐尼走过这里。但与我们不同的是，霍华德被直接带到一间"非常肮脏的房间，充满害虫，没有桌椅或床铺"。即使在霍华德的时代，这座检疫站也非常古老，在他抵达之前已经有超过三百年的历史。霍华德想把房间的墙壁及地板洗得干净一些，但成效不彰。他写道："我无法去除房间里令人讨厌的气味，也无法解除我每次参访老旧检疫站时引发的头痛。"要在这种地方待上四十天，光想想就够可怕了。

法齐尼带我们进入大仓库（Tezon Grande），它不是提供住宿，而是用来储存及消毒物品的。如今以砖砌上的三十个拱廊沿着墙壁延伸，长度是一座奥运泳池的两倍，这使它成为威尼斯第二大的公共建筑。在大仓库里，褪色的涂鸦装饰着刷成白色的砖墙，墙上有刮去又重写的商标、纹章、十字军花押字、船只的图画、消息更新、旅行故事。直到最近，这些痕迹才从用来清洁的无数层石灰底下重新显露。法齐尼解释，这些涂鸦用的是一种混合橄榄油、砖灰、铁锈的糖浆状染料，颜色是类似血迹干掉的深紫褐色。其中有个大型铭刻讲述了一艘船在 1569 年从塞浦路斯抵达的故事，回环又杂乱的字母散布在一行波浪形的 *"denti di lupo"*（意思是狼牙）周围，好似要把它包围起来。

另一个铭刻述说了第八十七位威尼斯总督的死亡及继任者的选举。这些都是为了让隔离者能与他们暂时分离的世界接轨。隔离者只能靠抽烟斗、祈祷、掷骰子、玩纸牌来消磨时间，所以他们对于涂鸦、书写或刻记号的渴望显然是无法抑制的。不管在威尼斯或悉尼，隔离者往往会留下比这段日子更永久的铭刻。"壁上题诗过百篇，看来皆是叹迍邅。愁人曷向愁人诉，蹇客偏思蹇客怜。"这首署名"徐，来自香山"的诗，就刻在旧金山天使岛移民站的营房木墙上。

沿着大仓库中央排列的两行柱子也有类似的装饰，但这些记号的功能是一种库存系统，会标示出保存某间公司货物的特定区域、房间、空间。理想来说，人员及其物品都会经历四十天的隔离检疫，这样，船员和货物才能在同一天被释放。法齐尼告诉我们，在 16 世纪，这间大厅会持续燃烧迷迭香及杜松子，用于熏蒸商品进行消毒。

我们在建筑外穿越茂密的绿色草坪，那里有超过 3.6 米高的砖墙围绕岛屿，将草坪与外面的湿地潟湖隔离开来。虽然先前经营检疫站的人把绿色空间视为必要的福利设施，但法齐尼告诉我们，岛屿的大部分区域最终都铺了路，让羊毛及动物毛皮能空运出去。克劳肖下的结论是："到头来，消毒物品好像比宁静的花园更能促进健康。"观察入微的约翰·霍华德列出了威尼斯对各种货物的规范，从蜂蜡、海绵（"把它们放进咸水中洗涤"）到鸵鸟毛（"持续接触空气，频繁移动、摇晃"）和烟草（"排列成堆，并不时移动"）。照他的话来说，这些物品都是"易感染物质"。

法齐尼解释道，建造新检疫站的目的，是为了扩大及提升旧检疫站的容纳能力，但事实证明，即使多了这个新空间还是不够。1576 年的鼠疫夺走了威尼斯三分之一人的性命，当时数百艘船停泊在岛屿周围，对迁移到市外的居民进行检疫。对于威尼斯公证人罗科·贝内德蒂（Rocco Benedetti）而言，检疫站看起来就像"地狱本身"，超过一万人全挤在一座岛和周边地区，而这座岛原本只能容纳不到一百人，大家就在蚊子群与潮湿的环境中，默默等待可怕的疾病症状显现出来。

当晚法齐尼留在岛上，而我们跟他的助理乌戈·德尔·科索（Ugo Del Corso）一起搭乘渡轮返回威尼斯。德尔·科索虽然是意大利人，却是在国外长大。他告诉我们，他一见到这个杂草丛生、阴森黑暗、既孤立又潮湿的新检疫站，就深深为之着迷。这是他见过最接近他在印度尼西亚的童年的事物了。他有时会在岛上独自露营长达两周，漫步在杂草覆盖的废墟，看着太阳升起，在世界的边界之外活着。

* * *

在我们造访这里的两百五十年前，约翰·霍华德在新检疫站度过了一夜，然后终于交了好运。他在隔天早晨接受健康检

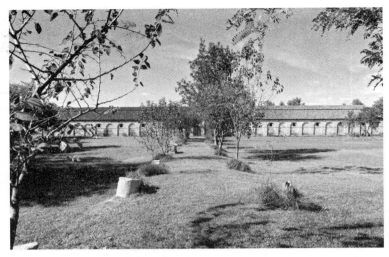

图4　新检疫站的草坪上排列着古老支柱的碎片及偶尔出现的橄榄树。照片背景可以看到大仓库的砖砌拱廊（妮古拉·特莉摄）

查，医生宣布他没有染上瘟疫。他被允许搬到城市另一头的旧检疫站。他希望在那里能体验到没那么极端的威尼斯式隔离。他写道："我希望能有一个舒适的寄宿处。"但他的好运很快就用光了。

　　经过一段漫长的船程，霍华德终于抵达旧检疫站，这里于1423年成立，也是全世界第一所永久瘟疫医院。新旧两间检疫站的成立时间只相隔五十年，却位于城市的两端。他再度被押送到一间令他厌恶的房间。"墙壁大概有半世纪没有清理过，上面充满了感染源。为了清除可怕的气味，我用沸水反复清洗墙壁，但没有任何效果。"他努力联系英国领事，争取安排用石灰粉刷房间，之后他在报告中写道："房间立即变得清新，我可以在里面喝下午茶，晚上继续躺在里面。"

旧检疫站是一个奇怪的地方：这是一座被建筑结构彻底加强的天然岛屿，如今看起来就像一座部分沉在水中的巨大砖砌建筑。这座岛的每一面都有墙壁伫立，但因为处于废弃状态，所以它的每个角落也都是开放的。我们花了几乎一整天进出倾圮的建筑、穿过已经修复却结满蛛网的木船，而威尼斯的天际线与现代邮轮从未远离我们的视野。这座岛离丽都岛（Lido，位于威尼斯潟湖口的长形屏障岛）只有 60 米，它与城市的其他地区非常接近，因此你很难想象医疗当局为何会尝试把人隔离在这里。就我们所知，这一部分是因为隔离的最初形式比我们想象的更像是一种集体经验。

克劳肖在《瘟疫医院》一书中描述威尼斯曾推行卫生措施来试图"在对抗流行病时管控道德、行为及环境"，而隔离本身则是"为了在瘟疫期间恢复秩序"。在疫情期间，只有公卫措施有办法阻止大范围高死亡率产生的混乱，以及可能随之而来的社会崩溃。这些措施包括定期举行宗教仪式、利用教堂钟声有序标示时间，以及进行可见且明确的管控，这其中又以隔离检疫为代表。

正如克劳肖指出的，"去中心化的居家隔离系统"在经济开销和后勤准备上都相当困难，很快就让威尼斯当局难以负担。而把可能染病的人集中起来，关在一个经过特殊设计的地点，不仅是一种合理的医疗解决方法，也是一种谨慎的公关措施。就像托米奇与布拉日纳在杜布罗夫尼克指出的，隔离检疫是当局有效治理的一种表现。用克劳肖的话来说，检疫站是"保护性空间"，

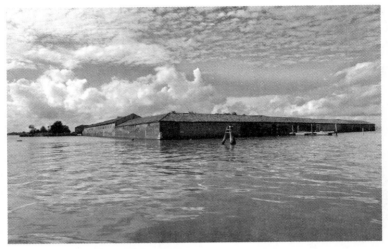

图 5　意大利威尼斯的旧检疫站跟隔壁的岛屿"丽都"出奇地近（妮古拉·特莉摄）

能监禁一群脆弱又危险的人，同时提供照护及防御，让市民与原本潜伏的敌人之间的对抗变得清晰可见。

　　病患跟城市分隔，却依然与城市紧密连接。正如克劳肖写的，"家庭、地区、教区常常同时进行隔离"。在大流行期间，隔离成本是由整个市政当局来承担的。他们为数以千计的隔离者提供食物、水、住宿、医疗照护，"这是以虔诚的共和国与公共利益之名，以国家为代价的"。克劳肖解释，检疫站成为该市所谓的虔诚机构之一，因此，公证人必须询问客户是否愿意在遗嘱中加入遗赠。

　　然而，在疾病来袭的空档，检疫站会发挥屏障的作用，保卫该市不受外来威胁侵袭。商人与访客要自行负担检疫期间的微薄费用。当约翰·霍华德造访该市的检疫站时，威尼斯已经有一百五十年未曾经历严重的鼠疫疫情了，共和国的检疫价值观也果断改变，从公民举措变成商业举措。共同隔离经验的价值，也因为大众逐渐意识到隔离的益处而被取代了，当时超过三百年历史的检疫站已经被粗略改造，以提供私人房间和更高程度的分隔。

霍华德并不欣赏这种现象。他写道："威尼斯以前是欧洲最早的商业国家之一，他们的检疫站在执行上的规定既明智又良好；但如今，几乎在每一个我观察的部门中，这些规定都执行得松散且腐败，以至于隔离几乎毫无用处，只不过是为官员和体弱者提供的机构罢了。"

然而，这与霍华德将在马耳他经历的事根本无法比拟，而马耳他正是我们的下一个目的地。我们登上从威尼斯飞往瓦莱塔（Valletta）的短程航班，瓦莱塔是一座位于威尼斯及罗马东边、突尼斯首都南边的欧洲城市，我们要前往参观一间检疫站，那里曾经界定了大英帝国的医疗边界。

* * *

马耳他是世界上最奇特也最具古怪之美的地方之一。尽管它距离欧陆和非洲几乎差不多远，但马耳他群岛是欧盟的成员。至少自公元前 5900 年起就断断续续有人居住。据信，马耳他最初的文化完全崩毁之后，群岛维持空无人烟的状态将近一千年；直到大约公元前 3900 年，才重新有人居住，这些人是来自西西里岛的船员。马耳他奇异的巨石建筑，加上地表侵蚀成被称为"车辙"的平行深沟（有些考古学家认为这是史前人类利用重型轮式交通工具的迹象）让无数历史学家相信，柏拉图笔下的亚特兰蒂斯，这个可能在一场不明风暴中沉到海浪之下的古代文明，就是马耳他。马耳他的语言也很特别，是一种中世纪阿拉伯文的拉丁化版本。

就像杜布罗夫尼克一样，马耳他也有一座巨大显眼的检疫设施。马耳他检疫所于 1643 年在马诺埃尔岛（Manoel Island）动工，地点就在瓦莱塔对面的港口。这间医院曾接待过浪漫主义诗人拜伦、英国议员、阿比西尼亚的皇太子、意大利画家卡拉瓦乔等人。拜伦当时出于无聊（或傲慢），在检疫所的墙壁上写下自己的名字。他的涂鸦后来用玻璃封住保存，即使那面墙的两边都倒塌了，但涂鸦目前应该还在。（1811 年 5 月，在一首名为《再会了，马耳他》的诗中，拜伦滔滔不绝地述说他被医疗监禁的时光："再会了，那该死的隔离 / 使我发烧，令我愤懑！"）

我们的进入许可，是由当地一位建筑师兼遗产顾问爱德华·萨依德（Edward Said）安排的。我们见面时，他在名为马诺埃尔堡（Fort Manoel）的检疫所旁的一座 18 世纪星形要塞担任负责人，多年来更致力于复原马诺埃尔岛。当他准备为我们打开三扇大门中的第一扇时，他提到了自己的一个理论，可以将我们近期的旅行联系起来。萨依德猜测：马耳他检疫站的建筑师一定去过杜布罗夫尼克，因为两者内部房间的安排太相似了，不可能是巧合，而且马耳他检疫站的台阶设计灵感似乎是来自普洛查检疫所。尽管缺乏正式的准则，但是一套共有的隔离设计原则依然逐渐成形，跨越海洋和世纪不断重复。

我们走进第一扇大门，向萨依德询问马诺埃尔岛再开发计划的情况。萨依德首先给出了一个与英国建筑师诺曼·福克斯特男爵（Lord Norman Foster）有关的答案，然后停了下来。我们抵达第二道栅栏，这时出现了问题。不知道是他拿错钥匙，或是挂锁年久失修生锈了，我们无法再前进。我们和检疫所之间还有两道铁丝网栅栏，我们被锁在外面了。

我们大老远来到马耳他，此时却可能失去进入岛上传奇检疫所的唯一机会。太阳缓缓落下。我们内心深处想到了约翰·霍华德，当时法国人也拒绝让他进入马赛的检疫所，理由是他们备受重视的检疫程序是商业机密，于是他假扮成医生混进去，顺利取得建筑内部运作的机密记录。

我们果断做了决定。萨依德坚持要留在后面，确保警卫不会拖吊他的车或把我们锁在里面，而我们两人则跳上栅栏爬过去，然后再爬过另一道栅栏。里面只有我们两个人。在马诺埃尔岛上极具传奇色彩的检疫所内，我们是唯一的人类，而我们可以待在里面的时间不仅受限于逐渐西沉的太阳，也受限于萨依德的耐心。

我们知道这座建筑的结构已经不是很稳固。事实上，我们曾被警告不能进入建筑群的特定部分，以免建筑在我们脚下崩塌。后来，我们小跑步登上损毁的阶梯，沿着摇摇晃晃的阳台行走，此时我们才发觉，没人告诉我们不能进入的是哪些区域。入侵的藤蔓、侵蚀、第二次世界大战的炸弹，显然都造成了某些破坏。蜂蜜黄的石灰岩砖块依然堆栈成巨大又有压迫感的墙壁，但它们的接缝处不再齐平。一切都在衰败，杂草已经开始在角落和裂缝丛生。在某个转角，我们走进一处内部庭院，看见一座宏伟的阶梯，丛生的杂草覆盖了台阶，而在我们之前到来的隔离旅客或城市探险家的足迹，则清出了一条穿过杂草的对角线路径。

早在隔离时代之前，马耳他的历史就与住院密切关联。圣约翰骑士团是一个军事宗教骑士团兼中世纪天主教骑士兄弟会，曾统治马耳他数百年之久，又称为医院骑士团。医院骑士团在圣地扮演了早期医治者的角色，就像红十字会一样，这一使命始于11世纪耶路撒冷的第一次十字军东征期间。十字军的失利（或者从不同角度来看，也是穆斯林击退野蛮欧洲人的成功）迫使医院骑士团前往罗得岛，然后再去马耳他。

回头想想，马耳他经历数代转型，成为欧洲隔离检疫的发源地，似乎也是命中注定。几世纪以来，医院骑士团一直把自己定位为战士兼医生，负责照料离家远行的游子。19世纪，轮船的发明使贸易和旅行转型，传染病因而比以往更快地从中东及北非传到西欧。英国人当时正在寻找方法，让他们既能阻挡这类异国灾难，又不需要固定成本与维护措施来营运永久检疫站。马诺埃尔岛正是这两者的交集，到了1830年代，马诺埃尔岛已经成为欧洲最繁忙的检疫站。

几世纪以来，检疫站都会在鼠疫暴发期间收容当地人口，并在其余时间收容商人、军人、水手。不过到了1780年代，当约翰·霍华德抵达马耳他时，检疫的人口学正在改变。历史学家亚历克斯·切斯－莱文森（Alex Chase-Levenson）引用了马耳他检疫主管艾曼纽尔·博纳维亚（Emanuele Bonavia）在1837年申请经费修缮及翻修检疫站时说的话："愈来愈多人来此进行隔离，'许多人是女士，而且一般都是有权有势的人'。"

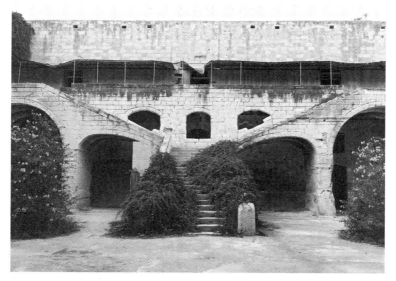

图 6 一条满布杂草的小径，显露出城市探险家的足迹，植物缓慢吞没了马诺埃尔岛检疫所的旧台阶（杰夫·马纳夫摄）

　　这些旅客会支付他们的住宿费。切斯－莱文森列出长长的费用清单，包括碇泊所、医生、食物、家具、熏蒸等。而且他们的隔离体验愈来愈经常地根据预算调整。一幅 1842 年的画作中，两名匈牙利贵族在马耳他检疫站的私人房间里，坐在壁炉旁的扶手椅上休息，壁炉架上放着盆栽，房间也很宽敞。船员不可能负担这种等级的隔离，他们会留在自己的船上。切斯－莱文森在他的著作《黄色旗帜：检疫与英国的地中海世界，1780 年至 1860 年》（*The Yellow Flag: Quarantine and the British Mediterranean World, 1780-1860*）中写道："在这个时期，船上的拥挤环境是众所皆知的，而在航程结束（以及看到海岸时）依然记得的恼人经历，只能由我们自行猜测了。"

由于出现在检疫站的英国人愈来愈多，所以马诺埃尔岛为他们提供了一种在其他地方施行隔离的方式。在约翰·霍华德于1789年发表的报告中，英国缺乏国家检疫设施这一点，是他最主要的不满之一。这篇报告以"欧洲主要检疫站之记述"为题。"我的调查结果之一，"他写道，"就是彻底证实了建立检疫站对英国非常重要，而我要承认，出于商业原因，我以前并不知道这件事。"令霍华德沮丧的是，英国当局坚持将隔离检疫视为其他国家的责任，而这实际上就是把英国的卫生边界外包给别国。马耳他坐落在西西里岛与北非之间，算是地中海东半部及西半部的分界线，集前哨、边界、交会处为一体，位置再好不过了。

当天稍早，我们在废墟爬上爬下之前，与妮可丽娜·法鲁吉亚（Nicolina Farrugia）进行了短暂交谈。法鲁吉亚从事护理工作，1970年她开始在马诺埃尔岛上工作时，只有22岁，那是检疫站运作的最后几年，早已不再是作为英国前哨的全盛时期。她告诉我们许多她在那里经历的故事，她曾跑过如今已经倾塌的屋顶，以便从一间病房赶到另一间病房，她也曾在1970年12月31日那晚独自工作，那时有一整架飞机的利比亚旅客刚降落，需要接受隔离。"我可以写一整本书记录这些事，"她笑着说，"即使到了现在，这些事还是会让我起鸡皮疙瘩！"

法鲁吉亚说，尽管马诺埃尔岛位于瓦莱塔港口的中心，但直到1970年代，这座岛依然有种孤立又偏远的气氛。当时她必须走过桥去马诺埃尔岛，然后沿着临海区到达检疫站，她的朋友觉得这很可怕。"但我从未害怕过，"她说，"我热爱我的工作。"

　　法鲁吉亚和检疫站的最后一位医疗主任赫伯特·蓝尼科（Herbert Lenicker）医生，都把在那里的时光形容成渐渐衰落的过程，随着检疫渐渐不受重视，收容的病患也渐渐减少。蓝尼科认为关闭检疫站是个错误。他说："第一，我们仍然会染上需要适当隔离的传染病；第二，我相信现在仍然需要检疫所，需要有个地方安置人员并观察会发生什么事。现代人的移动方式有很大的风险。"

　　我们一边探索废弃的检疫站，一边想象法鲁吉亚独自在这座由房屋、台阶、庭院组成的广大建筑群里上晚班（即使在她上班的年代，这座建筑群也已经处于腐朽状态）。我们也猜测约翰·霍华德是否曾走过某些走廊，或者曾伫立在某个阳台上。我们知道，当霍华德在马耳他时，检疫站的情况并不是让他很有信心。他写道，检疫站"阴郁"的内部空间"实在肮脏又讨厌，还得动用熏香。我一直认为，使用香水是忽视清洁与通风的证据之一"。

　　更糟的是，检疫站的员工似乎对病患的福祉漠不关心。霍华德写道，拘留在那里的人"是我见过由最肮脏、最衣衫褴褛、冷漠又毫无人性的人服务的。有一次，我发现八九个员工开心地拿一位精神错乱的垂死病人取乐"。隔离的经验始终不只关乎建筑。霍华德的旅行显示，就算是设计最好、专门打造来处理可能感染的商品与延长的人类医疗监禁的设施，如果没有仔细经营，也可能如同炼狱。

　　霍华德试图在他自己设计的理想检疫站中总结他在隔离中学到的一切。霍华德提议，检疫站应该要坐落在一片俯瞰大海的海岬上，吹拂着干净的海风，里头分隔成有许多独立建筑物和花园的房间。这些设施都会散布在宽敞的中央绿地周围。"检疫站的外观应该要赏心悦目。"他写道，"特别是要有宽敞又舒适的花园，既便利又有益。"霍华德还添加了牧师的房子、检疫站督察的住处、摆放净化中物品的小屋，以及各种特别用途的空间。他把一片墓地放在检疫站的墙外，靠近"放置肮脏物品的区域"。如果有人站在那里，从坟墓与污染的货物之间俯瞰港口，他们会看到"肮脏船只的登陆处"与"安全船只的泊位"是分开的，还会有一条长铁链从港口一边拉到另一边，以防止人员分散抵达，或是逃跑。

尽管霍华德的构想从未真正实际建造，但仍赋予了隔离经验一种空间形式，为将来的拘留者和疑似感染的旅客提供干净环境、个人空间及共同休闲区域，它们是霍华德经历欧洲医疗拘留时渴望的东西。由于他非常注重细节，这项计划也努力通过有序且精心规划的循环，来避免疾病侵袭。

霍华德对于监狱改革的想法，后来被其他人发扬光大，对监狱设计和营运都产生了切实贡献。但他在隔离检疫方面的影响比较小。霍华德的报告并未让英国读者对英国监狱糟糕的环境感到害怕，反而化解了他们对于欧陆隔离设施的怀疑。英国政客与商人依然相信，无论英国仰赖马耳他或停泊在近海的废弃船只会带来多少不便，马耳他的隔离量都比可以节省多少成本及灵活性更重要。

尽管霍华德冒了大险、花了大钱、经历种种不适完成这趟旅行，他的长篇报告及议会发言也非常详细，但他最终并没有成功

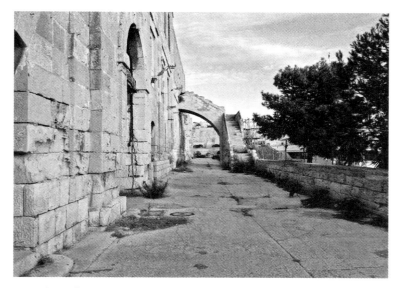

图 7　在马耳他，因为向导的钥匙无法使用，我们爬过两道栅栏。奖赏是可以在日落时分独自探索马诺埃尔岛上的旧检疫站（杰夫·马纳夫摄）

建造一座英国国家检疫所。这或许显示出隔离检疫对英国当局有多么缺乏吸引力，后来一度获准在查特宁丘（Chetney Hill，泰晤士河口的一座湿地岛屿）上建造的检疫站也废弃了，还得亏本出售材料，而它的残垣断壁则沉入了沼泽。"自那时起，"1964 年发表的一份历史报告解释，"这座岛就恢复放牧业，而英国预防医学史上这一独特又昂贵的建筑物，如今就只剩下残垣断壁的地基线了。"

尽管如此，在霍华德的观察下，他指出一间良好的检疫设施的必要元素，包括了充足的通风、仔细规划的循环，到共同的宗教仪式和富有同情心的照护。可悲的是，规划者、工程师、卫生官员直到现在，还是会弄错这些细节。如果隔离旅客想更了解隔离检疫这种强大、常被误解的公卫工具，霍华德的行程能为我们提供非常丰富的信息。

* * *

1789年7月，霍华德踏上了他的最后旅程，希望经由陆路深入东欧、进入俄国。他的首要动机是想要进一步了解鼠疫的起源，而根据他的朋友与经常合作的约翰·艾金（John Aikin）医生的说法，霍华德的第二个动机是"收集关于鼠疫的信息，或许可以从中发现阻碍鼠疫传播的知识"。在1789年9月，霍华德寄了最后一封信回家，当时他身处于俄国与奥斯曼军队的军事冲突之中。他的信中写道："我的精神并不萎靡；事实上，我并不后悔，我心甘情愿承受任何艰苦，面对任何危险，以我的基督徒志业为荣。"

当霍华德停留在第聂伯河（Dnieper River）岸边一处称为赫尔松（Kherson）的乌克兰小镇时，一群俄国士兵找上了他。他们得知霍华德视察医院及检疫所的长久经验，所以来找他寻求医疗建议。有一名年轻妇女住在38公里外的小镇，她在参加当地的圣诞庆典之后染上了某种疾病。虽然霍华德不是医生，但他同意帮忙；他骑着马，由俄国军队的一名上将陪同前去。

霍华德发现那名妇女罹患了斑疹伤寒，也就是可怕的监狱热。虽然无法确认，但霍华德相信，在他与疾病接触的数千次之中，就是这一次最终穿透了他的防御。他很快就出现症状，并在日记里写道，他怀疑自己在帮助那名妇女时染上了斑疹伤寒。霍华德卧床将近一个月，发烧、疼痛、频频干咳，最后在 1790 年 1 月 20 日过世。虽然约翰·霍华德在许多地方，只是作为监狱改革家而受到纪念，但在赫尔松，他与隔离的关系却是密不可分。有一个故事如今依然在赫尔松流传，声称霍华德建议所有疑似感染斑疹伤寒的居民，都必须在第聂伯河的岛上接受隔离，这座岛因此被称为隔离岛。据说霍华德的建议挽救了数百条人命，也让这个小镇得以存活下来。1945 年，一篇刊登在《苏联新闻》（Soviet News）上的文章写道："一代又一代的人都曾听说过，有一位英国人在镇民面临危难之际，从远方来到这里拯救了他们。"

第三章

来自边界的邮戳

身为一名在不列颠空战期间撤离伦敦的小男孩，丹尼斯·凡德维尔德（Denis Vandervelde）发觉自己如果要在集邮领域有所成就，会面临两大阻碍：一是他身无分文，更糟的是他有色盲。"集邮的很多专业经验都取决于印刷的色调和细微变化，"他告诉我们，"所以我选择这个嗜好是自找麻烦。"

因此，凡德维尔德转而收集邮戳，并很快发现自己陷进一个截然不同的大坑之中。收集邮戳是一种寻宝行动，同时也记录了管理世界各地邮件的复杂官僚体制。集邮家很重视那些印刷错误及稀有的藏品，全世界最珍贵的邮票包括一枚原本该是粉色的绿色邮票、一张印刷时意外没有打孔的全张，以及"倒置的珍妮"（Inverted Jenny，一架双翼飞机印成上下颠倒的二十四美分邮票）。同样地，邮政历史学家也特别钟爱那些因应特殊环境的标记：经过审查的邮件、被困住的邮件、从火车或飞机事故中取回的"残骸邮件"等。

在凡德维尔德将近五十年的收藏里，有三千份经过消毒的邮件。这些疑似带有病原的邮件被穿孔、熏香或净化来预防疾病传播。它们描绘了当时发生的疫情大流行的基本轮廓。在许多时候，这种轮廓也固化成护照、边界以及现在依然控制全球动向的机构。借由研究消毒痕迹（包括焦痕、污渍、切口）以及标记已处理邮件的独特盖销邮戳，凡德维尔德与他在"已消毒邮件研究圈"（一个由业余爱好者和收藏家组成的国际组织）的同事通过检疫邮票记号，完成了检疫的法医考古学调查。这些邮件提供了证据，让他们重建疫情及当时的恐惧情况。另一方面，邮件也是人员和物品跨国流动的代表。邮件处理的方式，建立了永久与短期传染控制体系的文书证据。

我们在伦敦伊斯灵顿（Islington）的英国邮展（Stampex）见面，这场一年两次的集邮展览是欧洲最大的同类型展览。八十几岁的凡德维尔德精力充沛，他一边在展览中心的咖啡馆享用希哈葡萄酒及披萨，一边邀请我们早上逛完摊位之后一起吃顿饭。他在午餐时解释，就如人类的隔离检疫，邮件消毒工作最早也是在亚得里亚海形成固定体系，不过没人知道确切时间。只能确定到了 1490 年代，已经有一个世纪的时间，威尼斯每十年都会经历一次新的鼠疫疫情，因此卫生当局决定将预防措施扩展到来自感染或疑似感染区域的邮件，而不只是人员。而正如设立检疫站等措施一样，其他港口城市也很快追随了威尼斯的脚步。

"要记得，当时的普遍观念是所有传染病都是瘴气，也就是一种可以附着在各种东西上的云雾，"凡德维尔德解释说，"因此，任何东西都可能被感染。"能够携带并传递传染的东西称为传染媒（fomite），这个字在拉丁文中有火种的意思，因为它们能"点燃"疾病。并非所有物质都被视为会传递瘴气：布料、毛线，甚至水果、植物等软质材料被认为容易感染，而木材、金属、龟壳等硬质物品则不受影响。

纸位于这两极之间，它理论上会受影响，却不是特别容易传递疾病。凡德维尔德告诉我们，信件的风险程度有非常精细的分类。"比如在威尼斯，如果邮件用亚麻线捆绑——这是常常发生的事，它就绝对很危险，"他说，"但如果邮件用铁丝捆扎——后来愈来愈常这么做，它往往不用处理就能获准通过。"

18 世纪之前，官方的医疗记录很稀少，消毒邮件在无意间提供了具有时间戳、地理标签等信息的情报档案库。就算偶尔缺失了确切日期或地点，凡德维尔德也能够利用熏蒸技术的地区差异或新消毒技术来推论。

"在早期，邮件只会被放进一具木棺，里面装着甜香气息的药草及香料。"凡德维尔德解释，"邮件必须放在棺里至少一周，而且如果在六周内没有被认领，就会被销毁。"后来，地中海检疫站采用了一种称为"净化"（spurgo）的流程，"这种处理手段更剧烈，会使用醋和烟雾"。这种净化流程的逻辑是：任何带有疾病的坏空气都可能会在扩散时浸染纸张，而强烈的气味能取代这类坏空气。信件会被洒上或滴上醋，留下独特的泼洒痕迹，接着信件会被放到线栅上炙烤，或用火钳放在火上烘烤，发黄信封上的白线至今依然可见，就是火钳产生的隐约压痕。某些地区的卫生官员特别热衷于消毒，比如途经马赛的邮件往往模糊到无法阅读。

这些信件变脆、变色、沾染污迹，上面往往有官方标志或蜡封。经过处理的信件使收件人感到放心，至少对信封很安心。事实上，许多意大利卫生当局都注意到消毒流程的限制，因此会

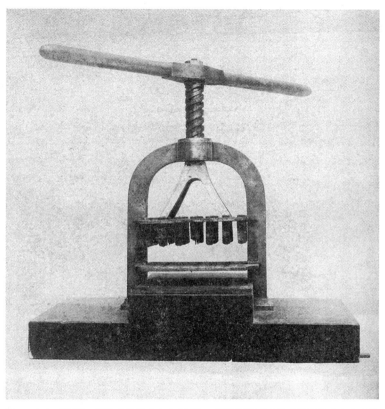

图 8 来自威尼斯一间检疫站的"瘟疫仪器",用于消毒邮件和其他纸类[由惠康博物馆(Wellcome Collection)提供]

盖上一个写着"外面干净，里面肮脏"的戳记。"你可能会问，收到这样的信到底该怎么办？"凡德维尔德笑着说，"要打开吗？"他告诉我们一个发生年代要晚得多的疫情故事。1904年，一名来自印度的马戏团员将天花带到了塔斯马尼亚的朗瑟斯顿（Launceston）。为了应对，澳大利亚邮政消毒邮件三个月，将数以千计的信件标记为"已处理"。"但99%的收件人直接把信扔进火里，"凡德维尔德说，"那些标记很罕见，目前大约只有十五枚存世。"

我们一起前往凡德维尔德位于伦敦北部格德斯绿地（Golders Green）的住宅，花了一个下午欣赏他最出色的藏品。他给我们欣赏现存最早的内部消毒邮件之一。"来自那不勒斯，当地的措施非常严厉。"他说，"就我所知是第一个开始拆信消毒的地方。"这封信是一名驻扎在保加利亚的传教士写的，他向罗马的上级汇报当地情况。根据凡德维尔德翻译的信件内容，传教士的任务并不成功。"很少人知道《天主经》（*Paternoster*）或《圣母颂》（*Ave Maria*），"传教士用带有回环的草写体写道，"而且他们不想接受教诲。我还必须贿赂儿童。愿我能得到救赎。"

尽管这封信的内容很迷人，但凡德维尔德真正感兴趣的是信封外面，它的每个角落都被用凿子切开，好让熏蒸剂能撒进去。虽然这封信上没有标注日期，但因为那不勒斯卫生当局经常更换邮戳，所以能将日期范围缩小到1755年7月至1756年9月之间。根据这条线索，这封信有六个可能的日期。"我刚捡到这封信时还以为是垃圾，"凡德维尔德骄傲地说，"结果其实是个大惊喜。"

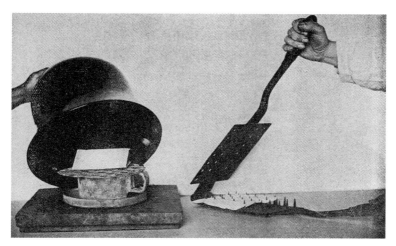

图 9　邮件消毒设备；　右方展示的装置是一把耙（由惠康博物馆提供）

　　到了 1787 年，一名化学家上书给路易十六（那时他很快就要上断头台了），禀告他那不勒斯王国抢先一步采用了新式内部消毒技术，接着法国也采用了这种技术。凡德维尔德有一封来自那年的信，上面有"相当明显"的凿痕。因为用凿子和锥子劈砍，往往会让信件变成一堆碎片，后来这种做法被一种称为"耙"（rastel）的装置（源自拉丁文的 rastellus，英文又称 rake）取代。耙就像是松饼烤盘跟中世纪刑具的私生子，信件被放在布满尖刺的活动式板子之间，在熏蒸之前先被刺穿，穿过纸张的孔洞会形成特定图样，包括德国汉堡的偏斜网格式，到梅诺卡岛马翁（Mahón）的独特环状放射纹式等等，这些图样能为已消毒邮件收藏家提供另一种线索。"我得到的证据显示，的里雅斯特（Trieste）至少用了四种机器，"凡德维尔德说，"总会有一行裂缝是某个方向，一行裂缝是另一个方向。"但每封邮件都有自己独特的印记或痕迹。

＊＊＊

已消毒邮件的研究始于 1950 年代。在的里雅斯特，一名意大利泌尿科医师卡罗·拉瓦西尼（Carlo Ravasini）开始收集来自意大利城邦的已消毒信件，并发表著作。大约同一时间，旧金山一名叫作卡尔·梅耶（Karl F. Meyer）的瑞士裔美籍科学家利用他在肉毒杆菌中毒方面的研究拯救了加州罐头工业，后来他又成为世卫的鼠疫权威。梅耶的成就之一，是建构微型模拟的"老鼠镇"来研究动物如何传播疾病，老鼠镇周围环绕着一条充满 DDT 晶体的白色壕沟，以防止携带黑死病的跳蚤逃到旧金山。某天，"在一段暂时倦怠期"，他偶然发现了一封 1898 年的信，上面盖着"经福尔马林消毒"（MIT FORMALIN DESINFICIERT）的字样。这引起了他的兴趣。就像他后来所写的，"这个副业逐渐变成我的主要嗜好"，他几乎每个月"都因为在拍卖中找到罕见的新玩意儿而振奋喜悦"，他的集邮册愈来愈饱满，也使他在 1962 年出版了《已消毒邮件》（Disinfected Mail），此书至今仍是该主题唯一一本详尽的专书。

而凡德维尔德在年轻时得到他的第一批已消毒信件，则完全是个意外。当时拍卖商让女儿负责宣布喊价，而她戏弄了害羞的凡德维尔德，使他花掉六英镑的全部预算，买下两封上面有记号的意大利已消毒邮件。于是凡德维尔德开始阅读梅耶的书来研究这个主题，然后写了一封充满兴趣的信给梅耶。"他回了一封 59

页的信，"凡德维尔德说，"当我正在吃力地读信时，我收到他的电报说：'我已经88岁了，没空一直等回信了。'"

凡德维尔德赶快道了歉，而在梅耶再度抵达伦敦，准备前往日内瓦参加世卫会议时，两人共进了晚餐，迅速成为朋友，不过梅耶在凡德维尔德于1973年成立已消毒邮件研究圈之前就过世了。"他写给我一封信，说如果你招到六个以上会员就很走运了，"凡德维尔德说，"但我们现在有一百五十名会员，来自二十五个国家，而且还在继续增长。"他估计，至少有三分之一的会员是医学历史学家或医生，三分之一是收藏家，还有三分之一是邮票交易商或撰写相关主题的作家。（我们在2009年加入这个研究圈，使作家会员增加了两人。）

直到最近凡德维尔德第二次"退休"前，成为会员的好处，包括订阅这个组织的电子报《检疫合格入港证》（*Pratique*）。这个名称源自允许船只停泊和做生意的许可证，你可以借由隔离或递交有效的健康证书，只要证明自己没有传染就能获得。虽然因为一些技术困难（往往跟凡德维尔德过时的美国在线账户有关），电子报偶尔会延迟好几个月，但每一期都充满各种故事，传达了尽管卫生规定管理者雄心勃勃，但仍带有瑕疵的检疫实际状况。

举例来说，有一封信上印了一个来自雷恩斯福德岛（Rainsford Island）波士顿检疫站的简单蓝色邮戳，还附有一段摘录自《波士顿年鉴》（*Boston Almanac*）的不祥片段："1836年2月5日，内港结冻，一名领航员在冰上从隔离岛步行到该市。"凡德维尔德也指出，来自爱奥尼亚群岛（Ionian Islands）且喷洒了醋的信封"总是非常可疑"。而且可以作为某个故事的背景，在这个故事中，在凯法利尼亚岛（Cephalonia）上暴发的一场鼠疫，是来自当地神父过世的私生子，他在海外当外籍劳工收割小麦时，从一名土耳其军官的尸体上偷走了沾染跳蚤的衣服。在戏剧性的情节中，负责检疫的英国军官命令神父挖开地板，露出匆匆下葬的尸体，尸体上正穿着那件华丽却致命的衣服。

这些信件就像拼图的一部分，凡德维尔德与他的同事则着迷于补足拼图的空隙。他们收集地图、追踪当时的卫生公告，这些公告能让人窥见隔离工作最细微的变化。我们在陈列着书籍和铺着厚厚地毯的客厅享用咖啡及饼干，凡德维尔德向我们介绍他在三十年前取得的一系列船舶文件，当时有个会员告诉他，瑞士某个洞穴的入口最近被重新发现了。这个洞穴因为可以自然调控温度，塞满了保存完好的古老文件，而拥有该土地的家族正在大批贩卖它们。"三分之二的文件是彻头彻尾的垃圾，"凡德维尔德说，"基本上只是一大串清单。"但令人惊讶的是，那堆垃圾中居然有一系列航海健康证书，有助于解释他收藏的数十封已消毒信件的递送路线。无独有偶，凡德维尔德某些最珍贵的藏品，是来自英格兰斯温登（Swindon）的一名古董家具商，这名商人在清理陌生人的阁楼时，发现一些家具里面塞了一大堆已消毒邮件。

经由一封封书信，凡德维尔德辛苦又仔细地拼凑检疫在前现代世界的运作方式、地点和原因。那是由检疫站、耙信站、商船、殖民检查站、健康护照、边境通道组成的地理学，大半已经被人遗忘了。有时，他的研究会揭露原本失落在历史长河中的疫情：1897 年，印度曾暴发一场鼠疫，促使俄国南部采取消毒措施，也促使纽约市采取了仅仅一天的消毒措施。（当地一名疑神疑鬼的邮政局长决定——似乎是他自己主张的——熏蒸一袋由不列颠号轮船从印度运来的邮件。他用环形标志标记每封信：纽约卫生署，已消毒，1897 年 1 月 30 日。）

更常见的情况是，邮件会反映出伴随传染病而来的恐惧。凡德维尔德向我们展示 1660 年代的十五封信，全都由私人的图恩与塔克西斯邮政服务递送，而且备受托马斯·品钦（Thomas Pynchon）的小说《第 49 号拍卖物》（*The Crying of Lot 49*）书迷喜爱。将这些信件拼凑起来，就能描绘出 1665 年至 1666 年伦敦大瘟疫的消息传遍欧洲城市时，预防性消毒的兴衰情形。

凡德维尔德收藏中的某些信件其实是从检疫站寄出的，甚至有一封信的寄件地址就是"铁链"（La Chaîne）——这条铁链悬挂在马赛港，是用来防止没有合格入港证的船只偷溜进港的。凡德维尔德最珍视的藏品之一，是目前最早寄给英国检疫站或从英国检疫站寄出的信。虽然欧陆的港口和边境通道早已用检疫站、防疫封锁线、消毒站来保卫自己，但英格兰却迟迟不采取检疫策略，这让约翰·霍华德很失望。在 14—15 世纪，英格兰一再受到黑死病的毁灭性侵袭，最严重的一次估计夺走了全国 45% 的人命。

尽管如此，英国此时还远远不是日后的航海与殖民帝国。而因为无法掌握确切的疾病进入点，英国政府不愿意像威尼斯、安科纳、杜布罗夫尼克和马赛一样，花钱建造巨大又昂贵的公卫设施。直到 1710 年秋季，波罗的海港口开始出现瘟疫的谣言，使著名讽刺小说《格列佛游记》（*Gulliver's Travels*）作者乔纳森·斯威夫特（Jonathan Swift）写信给英国财政大臣，请求：

"看在上帝的分上，花点儿心思处理这件事吧，否则我们都要完蛋了。"数天后，议会终于通过了英格兰第一部隔离检疫法案。

英格兰港口指挥可疑船只在泰晤士河口停靠，把物品放在甲板上通风，乘客则在棚屋或废弃军舰的搁浅船体中隔离。凡德维尔德收藏的信件日期是 1765 年 4 月 10 日，而且是寄给"奖励号"（*Reward*），当时这艘船"正在斯坦盖特湾（Stangate Creek）接受检疫隔离"。这是一封兄弟之间的家书，显然是一封回信，隔离中的兄弟从土耳其伊斯肯德隆（Iskenderun，叙利亚边界附近的一座滨海城镇）返回途中被隔离延迟，因此写信向对方道歉。

虽然这封信提供了英格兰隔离地点的纪实证据，但凡德维尔德一直无法辨认它的寄出地点，寄件地址只写着利镇（Leigh），而英格兰有十五个小镇都叫这个名字。直到几年前，他在滨海城镇绍森德（Southend）发表演讲，展示了这封信。"观众席中有一名年长女士非常兴奋，"凡德维尔德告诉我们，"我觉得她大概知道信的来历。"

原来，这名女士当时正在撰写其中一座利镇的历史，一座位于内陆的古老利镇，旁边就是旅游胜地绍森德镇，而且她也知道这对兄弟是谁。凡德维尔德说："故事是这样的，当时的利镇实在太穷，连一名教区牧师都请不起。"作为替代，一个农民让自己的四个儿子轮流担任牧师。而留滞在史坦盖特湾的这个兄弟因为被隔离，无法准时赶回来接手牧师工作，照料数百名贫困的蛾螺、玉黍螺和鸟蛤采收者的精神需求。（2018 年，利镇获选为英国最快乐的地方，显然这里已经时来运转。）

＊ ＊ ＊

有一种辖区是通过官僚程序建立起来的，比如发行货币与邮票往往是一个新国家的首要任务。［事实上，许多偏远的太平洋小型岛国如纽埃（Niue）、吉里巴斯（Kiribati）、吐瓦鲁（Tuvalu），税收的一大部分就是来自销售邮票。］同样地，一个国家周围假想且无形的线——也就是国界，往往是通过检疫与其他健康筛查工作勾勒出来：这些疾病管制措施试图将微生物阻挡在外，并由此定义了边界之内。

因此，当尼德兰的南方省份于 1830 年脱离并独立为比利时之后，就立即发行自己的货币及邮票，也推行了检疫管控措施。有趣的是，这个新国家的边界早已有医疗隔离的痕迹。在比利时、尼德兰、德国交会点以南数千英尺处，有一小块几乎是长方形的德国领土延伸到理论上应该是比利时的领土内，面积大约相当于两个美式足球场。这块领土的不寻常之处从名称就能看得出来，这块长满草的土地叫作"梅拉腾维瑟"（Melatenwiese），就是"麻风草地"（Leper Meadow）的意思。在中世纪时期，邻近的城市亚琛（Aachen）会将麻风病患驱逐到城墙外的这一头。虽然严格说来，这块土地属于比利时列日省（Liège）的领土，但对于感染挥之不去的恐惧，导致即使在麻风营消失许久之后，仍无人行使这项主权，放任这片空地被德国占据，最终正式成为德国领土。

当然，新比利时国制定的卫生措施也包括了邮件消毒。凡德维尔德说："他们想跟尼德兰人和法国人采取不同做法，他们决定，处理邮件的方式是打开每封信件、熏蒸信件，然后贴上一张法文写的道歉标签来重新密封信件。"这种标签由 3 英寸 ×2 英寸的长方形厚图纸做成，色调是独特的灰色，是凡德维尔德心心念念的梦幻逸品。"我真希望能拿到一张完整的标签。"他说。但这种标签通常粘在折叠处，所以人们几乎都会把它撕成两半以便取信。"据我所知，全世界只有三张标签是完整的，其中两张几乎肯定是印刷商的范本。"他想要的那张标签贴在一封从未打开过的信件背面。他在一份拍卖型录上见到这张标签，但当时拍卖已经结束了，他不知道标签最后卖给了谁。

这种比利时消毒标签之所以重要，除了很稀有之外，也因为 1830 年标志着欧洲第一次霍乱疫情暴发。这种疾病当时已在恒河三角洲流行数百年了，但在欧洲第一次疫情暴发的四年前，大多数人从未听说过霍乱。詹姆斯·米克（James Meek）在一篇为《伦敦书评》写的文章里，提到俄国作家亚历山大·普希金（Alexander Pushkin）与朋友下西洋棋（普希金描述这位朋友"很了解他们在大学里要研究什么，与此同时我们却在学跳舞"。）他一边将死普希金一边警告："霍乱已经抵达边境，而且它在五年内就会来到这里。"

当时是 1826 年。到了 1830 年 9 月，普希金从莫斯科前往乡下，准备待几个礼拜访察家族产业，最终却是足足在那里避难三个月。他起初很烦躁，还写信给没有与他同行的未婚妻发泄不满。"有人告诉我，从这里到莫斯科设立了五个隔离区，我必须在每个隔离区度过十四天。"他抱怨道，"你算一下就能想象我的心情有多糟！"尽管如此，他还是很快就适应了封锁生活，嘴唇上方和下巴的胡须都留长了，以马铃薯和荞麦粥果腹，还创作了一些极为优秀的作品。同时，他周遭的工人及佃农都开始惊慌、暴动、将自己浸在焦油冷浸剂里消毒、议论有关毒药和波兰人的阴谋论，还有些人被管理检疫线的武装士兵射杀。

到了 1831 年，霍乱传到了芬兰、波兰与奥地利，扩散到波罗的海港口，于 1831 年 12 月抵达英格兰的桑德兰（Sunderland），一年后到达纽约市及费城，很快又传到墨西哥与古巴。光是俄国，就有超过二十五万人死于霍乱，或者更准确地说，他们是死于大量水性腹泻（霍乱的主要症状）引发的严重脱水。在接下来的六十年内，又有四次更致命的霍乱大流行席卷欧洲及全世界，比 19 世纪的所有流行病都更快夺走更多人命。与此同时，欧洲与美洲试图防止霍乱传播的举措，最终也形塑了持续至今的全球治理体系。

自从亚得里亚海首次形成检疫的固定体系之后，很多事情都变了。成为讨论焦点的疾病和以往有很大的不同：霍乱是借由病患粪便污染的食物或饮水来传播的，而不是通过跳蚤（腺鼠疫）或人与人的接触，也不是通过呼吸（肺鼠疫）来传播。尽管如此，许多人依然相信这三种疾病都是由瘴气或有毒空气传播的，直到罗伯·科赫于 1880 年代发现霍乱弧菌，以及保罗－路易·西蒙（Paul-Louis Simond）在十年后证明鼠疫杆菌是由跳蚤传播之后，这种观念才得到改变。

更重要的是，科技进步也使 19 世纪的人员与货物流动呈指数加速。地中海地区的大型检疫站是为了航海时代建造的。1819年，人类首次以轮船成功横渡大西洋，到了 19 世纪中期，原本需要四到六周的帆船旅程也缩减到九天。当苏伊士运河于 1869

年启用时，它提供了一条快捷方式，使亚洲与欧洲之间的航程缩减了将近 6500 公里。在陆地上，铁路在各大洲纵横交错：到了 1880 年代，东方快车能气派地将旅客从巴黎迅速送到君士坦丁堡，不到三天就能抵达。

艾莉森·巴什福德（Alison Bashford）是一名澳大利亚历史学家，她的研究关注干净与污秽的身体、空间与国家之间的转换线。她在悉尼长大，后来因为工作关系搬到曼力（Manly）检疫站旁的港口。她向我们解释，欧洲对霍乱的恐惧逐渐聚焦到一种疑似超级传播的活动——朝圣（hajj）。自中世纪开始，每年都有成千上万中东与亚洲的穆斯林向麦加圣城前进，他们通过骆驼商队与帆船行进，很容易受到不可捉摸的季风变化影响，也因为旅程实在太漫长，所以他们感染的任何疾病都会在途中显现出来，然后暴发疫情。

巴什福德说，到了 19 世纪中期，因为铁路连接了波斯、红海与地中海，所以"欧洲人担心邻近地区的人口大量移动，会把霍乱引进欧洲"。霍乱就跟之前的鼠疫一样，原本被视为东方异教徒的疾病，如今却威胁到基督教的西方世界。巴什福德指出，两者之间的界线"并不是真实的领土边界，而是欧洲对照东方这个最接近的邻居来定义自己的重要工具"，这条界线成为防堵霍乱的边界，通过严格监督穆斯林的卫生行动来控制。巴什福德告诉我们，东方与西方之间的隐喻性边界"被具体、实际的检查工作而赋予了意义，这些检查工作包括将民众安置在隔离营，以及监督或限制他们的行动"。

其中一座隔离营位于西奈半岛尖端的小港口图尔（El Tor），

苏伊士运河就是在那里通向红海。这座隔离营由埃及人在欧洲势力的指挥下营运，欧洲势力组织了一个卫生与检疫委员会，它具有广大的权限，来确保抵达亚历山德拉（Alexandria，位于苏伊士运河与地中海的交界处）的船只没有携带传染病。（埃及起初只想让驻扎的外国领事提供公卫建议，并不期待，或者应该说不欢迎国际势力接管他们的检疫系统，但并未如愿。）

凡德维尔德的收藏中，有一张来自这座隔离营的明信片，根据他的说法，图尔的环境"超级原始"。他向我们展示《图画报》（The Graphic）杂志的插图，图中是一些建在海滩上的木造棚屋、几乎没什么装潢的女士隔离棚屋，而给病患居住的霍乱帐篷更加简陋。当然，一旦有人出现症状，隔离时间就会延长，这代表朝圣者很可能要花上几个月在海滩上等待，忍受酷热的白天和寒冷的夜晚，还有不断呼啸的北风把沙子吹进岩缝（结膜炎和其他"溃烂"的眼睛问题在这里很常见）。那里有两个蓄水槽，每天只能使用五小时，却要供应超过三百人的用水，一名朝圣者曾形容："每天晚上都必须在口渴的折磨中度过。"

这种以朝圣为中心，且标志出欧洲边界的检疫设施，其实建立在一条存在已久的陆地卫生封锁线上：自1770年起的一个世纪以来，奥匈帝国当局就沿着帝国边界维持一条长达1600公里的检疫封锁线，一路从亚得里亚海岸延伸到特兰西瓦尼亚山脉。这条流行病学的边界不只是一条线，更是一个缓冲区，在许多地方都有48公里宽，切出一块广阔的区域，穿越如今的塞尔维亚、波斯尼亚、克罗地亚。在这个区块内，佃农同时也是士兵，每八周至少要有一周负责看守防疫封锁线，疫情暴发时则要更频繁地值班，每年高达六个月。区域里建造了两千个瞭望岗位，每个岗位相距不超过火枪的射击距离，士兵有权向任何未获许可的车辆开火。此外还有十九个过境岗位提供消毒服务，用于分界线两边远距交谈的露天会客室，以及针对旅客的监督检疫。没有疑似疫情暴发时，旅客需要隔离二十一天，鼠疫出现时则要隔离四十八天。这条封锁线同时提供了军事与公卫的防御作用，保护欧洲不受到来自东方的侵袭。

虽然这条检疫封锁线在 1871 年废除了，但它仍在地理上持续造成回响。欧洲在概念及制度上，都与前奥斯曼帝国的东方邻居持续分离，这种现象的证据就是欧洲对于土耳其数十年来申请加入欧盟的请求始终兴趣不大。同时，在长达一世纪的限制行动、强迫移民与经济封锁之后，巴尔干缓冲区依然是军事化与边缘化的地区，当地激烈的族裔认同问题始终无法解决，也助长了近期的流血冲突。

在 2019 年的一项研究中，一群研究人员发现，这片前防疫封锁线地区的居民依然比封锁线两边的邻居更贫穷，人际信任的程度明显较低，跟公共机构打交道时也习惯行贿。正如记者洁西卡·瓦普纳（Jessica Wapner）写的，"墙壁病"（Mauerkrankenheit）的症状包括"被封锁以及跟亲朋好友隔绝的感觉"。这种病起初是生活在柏林围墙阴影下的东德人命名的，但就像研究人员后来发现的，墙壁病能套用在任何生活在"边缘地带"的人身上，病状包括容易忧郁、多疑、贫困。"墙壁困住我们，"瓦普纳写道，"这种限制会对我们的心理健康造成毁灭性的影响。"

更可怕的是，这片边缘地带据说也是目击吸血鬼的地方，进而引发了欧洲的文学狂热。这片检疫地区充满怀疑与不确定，当地居民既不健康也没生病，既非公民亦非士兵，而且持续处于真实瘟疫与假想瘟疫的威胁之下，也难怪格外适合介于生死之间的活死人。根据文学历史学家托马斯·理查兹（Thomas Richards）的说法，在布莱姆·斯托克（Bram Stoker）的《德古拉》（*Dracula*）这个最脍炙人口的吸血鬼故事中，这些怪诞的生物是"发生在世界边缘的突变，带着新形态、新生物、新疾病，回到世界的中心大肆侵扰"。在这个故事中，世界的中心是伦敦，德古拉伯爵是按照跟黑死病差不多的路线抵达伦敦的：他在黑海登上一艘俄国船只，扬帆横渡地中海，经过马耳他，最后到达英国。事实上，理查兹的看法和凡德维尔德与已消毒邮件研究圈不谋而合，他指出"因为德古拉必须雇用中介把他从一个地方运到另一个地方，所以他的行动可以通过发货单、备忘录或其他文件来追踪"。隔离检疫已经染上欧洲人的想象，激发出最可怕的恐怖故事，不论它是虚构或现实。

* * *

回到伊斯灵顿，当我们在等待午餐账单时，凡德维尔德眉开眼笑，手中抓着皱巴巴的餐巾纸，与他的最新战利品得意地拍了照，那是一座当天早上英国邮展的奖杯。得奖的是1801年从西班牙马拉加（Málaga）寄到现今的比利时根特（Ghent）的消毒信件，是欧洲黄热病大恐慌最早的邮政证据。

黄热病又被西班牙征服者称为"毁灭性的黑色呕吐物疾病"，

当时流行于非洲，那里的人已经获得一定程度的免疫。黄热病可能是经由输送奴隶的船只散播到新大陆的。对美洲原住民而言，黄热病只是欧洲人输入的新疾病之一，这一系列疾病摧毁了当地人，我们永远不会知道当时的死亡人数是多少。据估计，前哥伦布时期的北美洲人口是两百万到八百万，到了 19 世纪末只剩五十万人。

对于欧洲人来说，黄热病是一种可怕的新疾病，"会任意且恐怖地夺走生命"，古巴历史学家佩德罗·诺盖拉（Pedro Nogueira）在 1955 年这样写道："显而易见，几世纪以来，热带地区的宝藏似乎受到一头怪兽的守护。"英国军队派出两万七千名士兵试图占领哥伦比亚的卡塔赫纳（Cartagena），却有两万人在 1741 年死于黄热病。费城大约 10% 的人口也在 1793 年病死，因此催生了费城检疫站，这是美洲第一座隔离建筑。当拿破仑在 1801 年派六万名法国士兵去海地镇压一场奴隶叛乱时，80% 的士兵在两年内病死，病征包括黄疸、发烧，以及呕吐类似咖啡渣的有毒物质。

战败的拿破仑在路易斯安那购地案将他在北美洲的剩余财产卖给了美国。与此同时，剩下的帝国舰队在 1804 年回到法国和意大利港口，黄热病也随之而来。不过，凡德维尔德的信封提供了邮政方面的证据，显示有一场远远更早的疫情发生在西班牙南部港口；这是黄热病恐慌的第一丝火花，引发了远至莫斯科的消毒与隔离措施。

凡德维尔德说："医生竟然从未发现，住在离滨海区 800 米以外的人都没有病死。"这段距离刚巧是蚊子的飞行范围。"他们当时不知道病媒是蚊子，"他补充说，"但他们真该要把两件事联想在一起的。"

直到将近一个世纪之后，美国军医华特·里德（Walter Reed）才确认了由古巴医生卡洛斯·芬莱（Carlos Finlay）提出的假说，即黄热病是由蚊子传播的。艾莉森·巴什福德说，当时如何遏制黄热病的问题，已经从检疫及跨国行动管制问题转变成殖民的特洛伊木马。"虽然保持卫生与抵御疾病的迫切性确立了国家的领土边界，"她解释，"但它也给予殖民国家一张几乎算是人道主义的许可证，使其能够踏出边界，进入另一个国家的领土。"

实际上，这代表在20世纪初期，美国实现殖民野心的主要方式之一，就是通过疾病控制，借由对黄热病重返美国海岸的担忧为借口来干预、影响，甚至在某些情况下接管南方邻国。"在古巴、巴拿马、波多黎各甚至关岛等地方，美国最先发动的入侵都跟检疫和传染病有关，"巴什福德告诉我们，"不出所料，他们紧接着就收购那些地方的领土，或扩展跨国协议与其他影响。"在检疫提供的掩护下，美国得以用另一种方式实行扩张主义的外交政策。后来，美国总统肯尼迪也利用检疫的模糊性，下令对古巴进行海上封锁，却从未对拥有核武的苏联发动决定性战争。

关于检疫的殖民足迹，巴什福德有一个更生动的例子。在非洲，当地的欧洲强权担心传染病会影响对人力资本（即当地人口）的经济效益，所以实施了检疫警戒线。自此之后，检疫警戒线就形成国际边界。在19世纪最后几十年的欧洲"瓜分非洲"期间，英国、法国、比利时、意大利、葡萄牙、西班牙、德国在地图上绘制他们自己的国界，取代了非洲在被殖民之前较模糊的部落边界。"我们互相赠送山川湖泊，"英国首相萨尔斯伯里侯爵（Lord Salisbury）于 1890 年写道："只有一些小小阻碍，就是我们根本不知道那些山川湖泊在哪里。"一如往常，检疫是让那些任意线条成为真实的好方法。

以埃及与苏丹的国界为例，那是英国人最初在 1899 年沿着 22 度纬线画下的一条直线，当时他们有效掌控了这两个国家。如今，英国当局调整的结果跟完美的直线只有三处偏差。其中一处是瓦迪哈勒法尖角（Wadi Halfa Salient），那是一块从苏丹向北沿着尼罗河戳进埃及的手指状小面积区域，也是一座前检疫站的所在地。这座设施被战略性设置在喀土穆（Khartoum）铁路线的终点站，货物与人员会在那里转移到尼罗河上的轮船，继续旅程。

瓦迪哈勒法边界之所以会被扭曲，背后的故事始于 1919 年，当时英国人开始在喀土穆以南建设一项重大的灌溉计划，就是在蓝尼罗河上筑坝蓄水，以便在称为杰济拉（Gezira）地区种植棉花。为了完成这项工作，他们以六个月的合约从血吸虫病流行的地区输入了超过四万五千名埃及劳工。血吸虫病是一种寄生虫感染，又称为住血吸虫病，杰济拉当时没有这种疾病。正如皇家陆军医疗部队的斯彭斯少校（Major B. H. H. Spence）在 1924 年 11 月所写的，当局"意识到一群患病的工人无法带来完整的经济价值，也无法摆脱把工人从家乡输入杰济拉的风险，所以他们决定在瓦迪哈勒法设立一座隔离站"。

每周会有两批、数百名埃及劳工搭乘轮船抵达瓦迪哈勒法，他们会先接受隔离四天，再搭乘火车前往喀土穆。为了在每个人通过如迷宫般的设施时追踪他们，官员用一种硝酸银溶液在他们的前臂涂上数字，这种溶液会在阳光下变暗，而且要好几天才会消除。不健康的人会被隔离然后遣返，其余的人则会被仔细清洁。包括在驱虫前挨饿二十四小时，然后被插入导管，将他们的粪便收集到有编号的碗里，以便检查排泄物中是否有感染的证据。接着，他们要成群结队脱光衣服、剃光全身毛发、接受蒸气熏蒸，并接种天花疫苗。"如果这家伙了解自己国家的神话，他或许可以比较一下谁恐怖，是他通过检疫所，还是他祖先的灵魂通过冥界，"斯彭斯有点同情地总结道，"不过，或许他关心的是更迫切的问题是什么时候能吃到下一顿饭。"

在往南 3200 公里的地方，比利时人也在施行他们自己的检疫防线，这是为了保护维勒（Uele）地区，那里是如今刚果民主共和国东北角"未污染的三角地带"，没有受到昏睡病侵袭。这块由比利时统治的省份与如今的刚果共和国（当时是法国属地）以及英属乌干达保护国接壤，当时英属乌干达保护国正盛行昏睡病，1900 年至 1920 年，有二十五万乌干达人因此而死。正如历史学家玛丽涅兹·莱昂斯（Maryinez Lyons）指出的，那些殖民边界或许在伦敦、巴黎、布鲁塞尔的地图上看起来很明确，但其实整片地区都被社经网络联系在一起，包括捕鱼及随后的盐渍、贸易路线、亲族纽带。无疑地，当地居民也都热衷于维持这种社经网络。

相对而言，比利时人则是在维勒省周围设置了一条警戒线，而昏睡病检查站与隔离医院则使这片殖民地的边界得以显现。整个村庄都跟他们的渔场或贸易伙伴断绝了联系，如果没有医疗护照就无法穿越检疫线。所有有淋巴结肿胀（该疾病的典型症状之一）的非洲人都被关押在检疫站——当地人将之称为"死亡集中营"，或重新安置在刚果的其他感染地区。在如此偏远的地点维持严格的警戒线是一种投资，但就像瓦迪哈勒法的情况一样，殖民者这么做几乎与恩惠无关：相反地，正如一名比利时行政人员在 1911 年写的，"从简单的经济观点来看，维勒的人口代表了庞大的资本，拯救他们并不会造成任何牺牲"。

因此，通过社会工程与医疗基础设施的实地结合，比属刚果建立了自己的东北边界。艾莉森·巴什福德解释，后来当乌干达、刚果民主共和国、刚果共和国在 1960 年代成为独立国家时，这些检疫线为它们的新国际边界"提供了明确且具有政治意义的界线"。另一方面，瓦迪哈勒法周围的检疫线仍然存在争议，尽管埃及几乎使这场争论变得悬而未决，因为整个尖角在阿斯旺水坝建造后都被淹没了。即使如此，在这两种情况下，殖民时代对行动的公卫限制依然创造出它们本身的地缘政治现实，直至今日，这项遗产依然让非洲人的生活错综复杂。

* * *

随着进入 19 世纪，尽管霍乱的周期性重返欧陆与黄热病使大众感到恐慌，但隔离检疫却开始失宠了。批评者宣称这种做法过于武断，在大多数情况下都没有用，而且它在时间与贸易方面也耗掉了庞大的经济成本。无可否认的是，奥地利建立自己的卫生警戒线之后，国内再也没有暴发过鼠疫疫情，但一如公卫历史学家如今仍在争辩的，到了 18 世纪末期，鼠疫基本已经从欧陆消失了。与此同时，正如皇帝约瑟夫二世抱怨的，奥地利将太多贸易都拱手让给了达尔马提亚（Dalmatian）海岸，因为威尼斯在当地的控制没有那么严格。

英国原本与东方的贸易非常少，所以没有费心建造检疫站，但到了19世纪初，英国成为全世界的海上与商业霸权，殖民财产扩增，并由皇家海军监督。当时大多数英国政治人物都了解，英国的繁荣建立在全球货物与人员不受检疫阻碍的自由流动上。

同时，他们也意识到，许多国家并不认同他们的观点或经济模式，而假使英国的卫生预防措施不足，他们很乐意对英国船只进行报复性隔离。流动性及其带来的繁荣取决于互相信任。丹尼斯·凡德维尔德告诉我们，在前两次欧洲霍乱疫情暴发后，英国的暂时解决方案是将检疫外包给马耳他。"大约十年左右，马耳他都是世界上最繁忙的检疫站。"他说，"从1837年年末之后，马耳他的消毒标记变成最常见的标记，二十美元就能买到一件状况不错的收藏品。"

凡德维尔德提醒我们，马耳他当时是英国的财产。英国人与法国人（当时法国人以马赛的模范检疫设施而闻名）共同经营一个很快就以地中海最高效著称的检疫站。在马耳他检疫隔离的船只会获得英国或法国的免费检疫合格入港证，类似现在的边境预先清关设施，使旅客能顺利通过美国海关以及爱尔兰香农机场等地的移民检查站，以国内旅客的身份入境。

这样的快捷方式受到热烈欢迎。因为商人、旅客、朝圣者都很清楚，隔离不仅不便，而且往往既残忍又腐败。在苏伊士运河上的图尔，武装警卫骑着骆驼在营地巡逻，射杀逃跑的人，但富有的朝圣者经常花钱找人代替自己接受消毒，或利用丰厚的贿赂来缩短隔离时间。

与此同时，在国际层面上，检疫往往被滥用来谋取政治利益。正如医学历史学家马克·哈里森指出的，在 1770 年的一场鼠疫疫情期间，普鲁士出于战略考虑，修建了一条侵犯波兰领土的卫生警戒线，"其表面上的防御性质掩盖了掠夺的意图"。各地的检疫官员假借消毒名义，无耻地拆开公文阅读。一名英国外交官曾抱怨说，俄国人"以公卫名义引进了一套满是警察及间谍活动的系统"。1823 年，法国军队于西班牙边境集结，建立一条防疫封锁线来阻止黄热病与西班牙自由主义的扩散；来年，他们越过了自己的封锁线，入侵西班牙来帮助波旁王朝夺回王位。

有些检疫的失败带来了致命后果：凡德维尔德向我们展示了一艘热那亚船只的伪造文件，这艘船将羊毛、亚麻布、烟草从鼠疫肆虐的伯罗奔尼撒运送到西西里岛。船长隐瞒整件事，并将一名感染鼠疫的船员之死因解释为落海而亡，借此获准卸货。数个月后，大约一万六千名西西里人死于黑死病。然而，隔离确实会导致延误，也带来难以忍受的沮丧以及经济损失。举例来说，有一封烧焦的信，出自一名拘留在利弗诺（Livorno）检疫站的船长，日期是 1788 年 5 月 23 日，信中写道："自从可疑船只抵达，已经过了四十天，太糟糕了！我的文档上完全没写这次隔离将会持续多久。"信件内容是凡德维尔德翻译的。"我的情况愈来愈不利，因为没有其他船只为热那亚或马赛载货，我原本可以填满船舱，但现在其他船只正在陆续抵达。"

到了 19 世纪中期，人们普遍认为隔离措施需要改革，至少在欧洲是如此。在 1820 年代与 1830 年代，欧洲开始大量制定邮政条约，规范国际邮件递送。那么，何不将隔离也标准化呢？随着 1840 年代四处蔓延的革命结束，法国召集了十二个欧洲强权，举行第一届国际卫生会议，其宗旨是"最大程度地保护，最低程度地限制"。

会议代表无法达成具有约束力的协议，只有萨丁尼亚岛（Sardinia）批准了会议公约，但接下来五十年内，又召开了十次国际卫生会议。各国从一开始就承认彼此的依存关系，这为数十项世界组织的协议打下基础，包括国际电报联盟（1865 年）、万国邮政联盟（1874 年）、国际度量衡局（1875 年）。更直接地说，国际卫生会议就是如今世界卫生组织的前身。

"传染病与检疫总会公开讨论国际合作治理，而且往往将通信、运输、移动的路线纳入讨论，"艾莉森·巴什福德告诉我们，"探讨如何处理传染病，并召开国际卫生会议，这是国联卫生组织的基础，后来也成为世卫组织的基础。"隔离检疫的逻辑最初用于管理国界，接着用来定义原本虚幻的文化区域，而现在已经演变成全球治理的基础架构。在 21 世纪，这套架构仍然被用来管理贸易、商业及人类健康。我们逐渐明白，隔离限制是大多数全球机构和框架的根源，就像一只保存在官僚体制琥珀里的苍蝇一样。

* * *

国际卫生会议的基本目标，是找到更灵活保卫边界的办法。如果有一套系统可以让贸易畅通无阻，同时又能阻挡讨厌的疾病及带原者，这套系统是否可以取代僵化不便的检疫呢？

1851 年举行第一次会议时，大多数欧洲国家都认为检疫尽管有缺陷，却是必不可少的。然而，英国由于在经济上与自由贸易紧密相连，开始构思除了检疫之外的措施来预防传染病输入。在 1850 年代和 1860 年代，英国直接将检疫外包给马耳他的解决方法，后来又被"英国预防系统"的一系列措施取代，这套系统是一种多面向的方法，涵盖流行病学研究与公共卫生投资，目的是在病人抵达时或抵达后，把他们抓起来隔离，而不是在边界拘留所有人。

1866 年后，英格兰就再也没有霍乱疫情了，结核病死亡率也显著下降。欧洲其余地区也逐渐发现了这一情况。历史学家安妮·哈迪（Anne Hardy）写道，在 1890 年代，法国和芬兰专家都宣称这套英国系统是"文明世界中最完整也最精密的系统"。到了 19 世纪末，由于全球贸易的兴起以及对疾病传播科学的日益理解，欧洲其余地区也采用了这样的系统。

一种新型检疫由英国首创，最终被全世界采用，成为全球卫生的基础。它仍然是通过控制（人员及其病菌的）流动性来运作。这套系统只是将检疫站与防疫封锁线的物理屏障替换成以监测为基础的选择性屏障，它依赖的是数据而非建筑。正如历史学家约翰·托佩（John C. Torpey）所写的，这是从利用建筑将人员固定在某一空间，转变成追踪人们的行动与接触者，这样的转变需要"一场识别革命"，也就是普遍施行"独特且明确的识别技术，来辨识每个人的面孔，不管他们是死是活"，以及建立"审查人员与文件"的体制来验证身份。

如今，我们知道这些包罗万象的技术与官僚体制就是"护照"及"护照查验"，但最早的类似文件是所谓的"健康护照"，这项创新跟检疫一样，能追溯至瘟疫时代的意大利。自 16 世纪开始，地方当局就会发给那些不想在目的地隔离的旅客这类正式印刷文件，意大利文称为"fedi di sanitá"。丹尼斯·凡德维尔德除了向我们展示他收藏的检疫信件与已消毒邮件之外，也让我们看了他收藏中一些最早的健康护照。"我选择收藏这些，因为在大约 1700 年前，纸都很昂贵，因此他们使用的纸非常小张。"他说，"随着时间推移，纸愈来愈便宜，护照也愈来愈大，最后变得超大，这些健康护照比较容易展示。"

自 16 世纪开始，欧洲大部分地区都要求旅客携带健康护照，健康护照通常是免费发放的。就像现在的护照一样，目的是让持照人能自由移动，尽管不一定会获得批准。1636 年，以研究血液循环闻名的英国医生威廉·哈维（William Harvey）尽管出示了有效的健康护照，却依然在伦敦到威尼斯的途中被拘留在特雷维索（Treviso）检疫站。他写信给邀请他去威尼斯的东道主："我在这里受到了不公正的冒犯。"他抱怨他被误关在"一个可憎的房间"，只得到"恶劣的饮食"。他抱怨这使他的坐骨神经痛发作，"我很沮丧，而且还瘸了"。

后来人们开发出针对天花等特定疾病的疫苗，纸质健康护照就被身体检查取代了。艾莉森·巴什福德告诉我们："你身上必须有疫苗接种的疤痕，才能从感染区转移到健康区。"她举例，在 1881 年澳大利亚悉尼的一场天花疫情期间，旅客搭乘开往墨尔本的火车时，会在州界被拦截并遣返，除非出示上臂的一块独

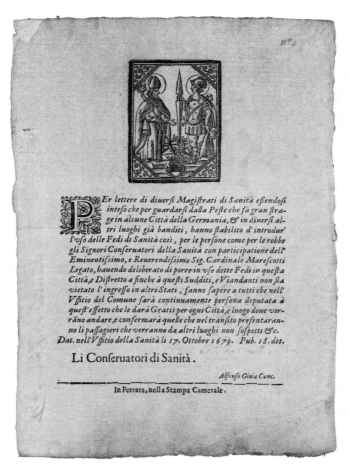

图 10　1679 年意大利费拉拉（Ferrara）印制的海报，宣布所有旅客以后都必须持有健康护照（由惠康博物馆提供）

特圆形瘢痕才能通行。"在持续发展、日益全球化且受政府管制的监控与识别证件系统中，疫苗疤痕就是一种重要的身份证。"

* * *

丹尼斯·凡德维尔德告诉我们，就跟检疫一样，在1950年代之后，"已消毒文件也或多或少消失了"。在他的收藏里，最近期的藏品来自1972年，当时世卫组织正准备宣布天花已被消灭，但德国汉诺威（Hanover）有一名南斯拉夫外籍劳工被送至医院并马上遭到隔离，他罹患了当地医生所谓的"猛爆性天花"。他在德国只待了两周，但天花的传染力很强，当局必须追踪他的所有接触者，因为其中许多人可能也感染了。唯一的问题是"他是一个非常英俊的年轻人，"凡德维尔德说，"当他们把他的照片刊登在报纸上，要求见过这名男子的人主动出面时，有283名女孩声称曾经见过他。"

当局尽责地聚集了这283名年轻女性，将她们安置在村庄大厅和童子军小屋内隔离。"其中一些人的父母没有电话，"凡德维尔德解释，"所以当局必须允许她们寄信。"无巧不巧，天花是极少数能通过邮件传播的病原之一。凡德维尔德告诉我们，在美国南北战争期间，有六个病例证实是妻子或女友接到在前线染上天花的爱人寄来的信而感染，"她们亲吻信或把信放进怀里，然后就感染天花了"。由于德国当局曾经使用的老旧耙子及钳子已经放进博物馆，所以他们决定用细布包裹那些信件，并以熨斗的最高温度熨烫信件三次，借此来消毒。

凡德维尔德继续说："这就是故事开始变得扑朔迷离的地

方。"他双手合十，显然非常兴奋。那些信件盖了印章，表示它们已经接受过抗天花的处理，但印章是蓝色或紫色墨水，而非更常见的黑色，这立即引起凡德维尔德的怀疑。他经过一番研究之后得出结论：当地一名医生也是集邮爱好者，并将这次疫情视为自己创造邮政历史的机会。他设计并制作了这个特殊印章，然后提供给邮局。根据凡德维尔德的说法，这使盖销邮戳变成只是"半官方"的。他拥有少量的这种盖销邮戳。他解释说："它们算是官方的，因为当局接受了，但它们不是中央发行的。"在邮政历史竞赛中，裁判对于"人为"的材料会抱持怀疑态度，所以凡德维尔德从未展示过自己的德国天花消毒收藏，以免别人将这些藏品看成精巧的骗局。

到了最近，美国邮政在 2001 年的炭疽攻击之后决定，寄到邮政编码 202、203、204、205 开头（华盛顿特区政府机构所在地的邮政编码）的信件或包裹应该特别处理。一间利用辐射照射食品来延长保存期限的公司赢得了合约，虽然美国邮政拒绝发表评论，但这间公司的网站写道：待处理的邮件会转寄到新泽西州，放在输送带上照射强烈游离辐射束来杀死细菌和病毒。接着，信件和包裹会"通风"一段时间再转寄到目的地。虽然纸张会稍微褪色、有点脆化，但保证是无菌的，而且会盖上无菌戳章，至少有时是如此。"这些戳章信件大约值二十五美元，"凡德维尔德说，"以这么晚近的信件来说，价格实在太高了。"

在新冠疫情大流行初期，公卫当局采取了中世纪的检疫技术，同时也考虑是否应该恢复邮件消毒措施。初期研究表明，病毒可以在厚纸板表面存活二十四小时，或许在纸上的存活时间更长。2020 年 2 月，中国的央行开始对现金进行检疫，他们从疫情最严重的湖北省收集钞票，然后高温烘烤或以紫外线照射。接着，清洁过的现金会隔离七到十四天才重新释出。数周后，美联储（Federal Reserve）也开始隔离从亚洲回到美国的美元钞票，将这些钞票扣留七到十天之后才允许进入国内的金融系统。随着美洲感染人数激增，数十个国家拒绝接受来自美国的邮件。我们在 4 月寄了一份生日礼物给住在百慕大的侄子，结果礼物被退回来了，上面贴着一张"邮件服务暂停"的标签。

正如过去几世纪一样，在这种时期，就会有新的卫生边界划定，新的疾病监测与控制形式也会逐渐成形。在 2020 年，所谓的"旅游泡泡"或"冠状病毒走廊"（举例来说，前往西班牙度假的英国人可以通过这种方式回避隔离）为无国界的欧洲奠定了新型地缘政治联盟基础。机场的热感筛检成为新的检疫疤痕检查，也就是身体许可证。卫生官员甚至提议使用"COVID 护照"，以辨识那些已从病毒康复或接种疫苗而具备免疫力的人。

在中国，为了应对新型冠状病毒，全国的城市推行了一套新系统，称为"健康码"，机制是使用一个与热门行动支付系统相连的 QR 码，它会根据感染状态来分类。这就像是现代的健康护照，会向政府通报你的位置、数据与身份，并实时定义你的行动限制。手机上的方形绿色位图能打开地铁旋转栅门、升起高速公路收费站栅栏，并允许用户进入公共市场、餐厅、商店及银行。如果在感染率较高的地区租用共享单车，就可能触发黄色健康码，导致进入城市的权限关闭，要求用户进行七天的隔离。如果你在检查站的健康码是红色，代表你已确诊感染，或者你跟已知的新冠病患有密切接触，此时警方就会接获通知。这套系统推出之后，马上就有人开始侵入系统，在健康码变成黄色以后展示绿色健康码的截图，或是借用朋友的手机四处移动，就像是在黑死病期间说谎以躲避西西里隔离的热那亚船长，或付钱找替身在图尔接受消毒的有钱人一样。

我们走出凡德维尔德的客厅，在傍晚阳光的琥珀色雾霭中眨眼，一排排整齐的仿都铎风格半独立式住宅在街道投下长长的阴影。前往附近的地铁站时，我们想起了西北方的土地曾是医院骑士团的财产。医院骑士团首先在马耳他岛上修建了蜜色砂岩的检疫站，后继的马耳他骑士团则在新冠疫情期间再度迅速行动，为德国的难民建造隔离设施，并在意大利封锁期间为苦苦挣扎的民众设置心理健康热线。

正如吸血鬼神话与从未消失的非洲边界争端，大流行期间的临时基础设施和行动管控，往往会形成永久边界及官僚体制，而且经常带来不平等。这就是所谓的"新常态"。现在的世界是由过去的检疫幽灵构成的，而未来的世界也正因为权宜之计与恐惧，在我们周遭逐渐成形。

第四章

不寻常的力量

在埃博拉疫情中，有九成的感染者会死亡。而当一个人死于埃博拉病毒，他的脸往往像个古怪的、令人难以忘怀的空白石膏像，眼睛凹陷，表情凝固。这种僵尸般的死亡面具是埃博拉可怕的典型特征，无论在猴子或人类身上都是如此。这一部分是因为病毒会攻击中枢神经系统，破坏控制面部表情的大脑部位，还会导致混淆、癫痫，甚至精神病。埃博拉病毒也会优先消耗结缔组织，使皮肤上层漂浮在一层液化的胶原蛋白上。在最严重的病例中，因为病毒会在细胞内呈指数级复制，使人体四处发炎、坏死，所以尸体会在死后数小时内液化，器官也一一变成果冻状。

不幸染病的个体会在一周多的时间内从发烧、疼痛、疲劳等"干性"症状发展到疾病的"湿性"阶段。在湿性阶段，腹泻与呕吐等典型症状有时会伴随孔洞和黏膜不受控地出血：如玻璃般的发红眼球会流血，发炎的牙龈和先前愈合的疤痕，以及鼻子、肛门、阴道都会渗出血来。

目前普遍认为埃博拉病毒是于 1976 年首次在人类身上出现，所以爱伦·坡在 1842 年撰写《红死病的面具》时，绝不可能知道这种疾病。尽管如此，医生仍提议将其中一种病毒株命名为埃博拉－坡（Ebola-Poe），"以纪念这位富有创意的天才，他早在这种病被发现之前就想象到出血热的恐怖"。爱伦·坡写道："血的猩红与恐怖是它的化身，也是它的印记。"他描述了埃博拉病毒所引发的那种恐惧。"受害者身上，尤其脸上的猩红色污迹，就是有害生物的禁令，使他无法获得援助与同情。"

截至2019年，我们还没有埃博拉病毒的疫苗，也没有支持性照护之外的治疗。对于这种疾病，恐惧是普遍且合理的反应，而且不幸的是，埃博拉患者及其家属往往就是爱伦·坡笔下的贱民。2014年，迄今为止最大规模的疫情在塞拉利昂、几内亚、利比里亚四处蔓延，至少11300人死亡。许多人畏惧自己可能会染病、害怕鲜少有人能出来的埃博拉治疗病房（ETU）、怀疑自己的邻居，也对埃博拉幸存者充满警惕。

在那场疫情最严峻的时刻，塞拉利昂有七分之一的人口都在接受隔离。在隔壁的利比里亚，当局隔离了整个村庄，还一度用刮刀刺网与刨花板建了一条临时警戒线，将西点（West Point）围起来，西点是首都蒙罗维亚（Monrovia）人口最稠密的贫民窟之一。在建造警戒线的数天前，手持弯刀和弹弓的青少年突袭了西点埃博拉治疗病房，"解放"二十名感染者，那些病患很快就消失在附近地区。

在美国疾病控制与预防中心医学人类学家汇集的一系列采访中，蒙罗维亚人承认：他们宁愿把生病的家人藏起来，也不愿冒险将他们转移到埃博拉治疗病房。有人解释："病人进医院之后就不会回来了。"一名小区领袖说：在一般情况下，邻居生病时会互相支持；但在埃博拉疫情时，他们不会接近感染者的房屋，更糟的是，他们可能会将病例通报给政府，因而确保患者会被送进可怕的埃博拉病房。有时连家人也会抛弃生病的亲戚，匆匆逃离城镇中的感染与恶名。"有个叔叔原本有家人，但他们全都逃走了。"西点的一名居民告诉美国疾病控制与预防中心："没有人帮他送食物，也没有水。我们能听到他的哀号，但大家都很害怕。"

那些幸存下来的人也饱受嫌弃。有一名几内亚医生是从埃博拉康复的少数三十人之一，他告诉无国界医生，这种污名化"比发烧更糟糕"。没有人愿意跟他握手、吃饭，甚至不愿和他待在同一个房间里。"如今，住在我家附近的每个人都把我看成瘟疫。"疫情结束时，数以千计因为埃博拉病毒而成为孤儿的儿童，也被亲戚拒之门外。有一名志愿护理师说，她曾见过从埃博拉幸存下来的儿童被自己的父母抛弃。

事实证明，恐惧比病毒更容易传播。美国人通过屏幕看到报纸文章宣称埃博拉疫情"完全失控"，电视则播放尸体在街头腐烂的画面，有如末日来临。共和党很快在奥巴马政府拒绝禁止西非国家旅客入境一事看到了政治机会。"你不希望我们恐慌？"福克斯新闻的主持人珍妮·皮罗（Jeanine Pirro）在直播中说："但我不希望我们死掉！"宾夕法尼亚州的共和党议员麦克·凯利（Mike Kelly）告诉新闻极限电视台的观众："民众害怕一种会液化内脏的病毒，政府觉得这种恐惧很荒谬？"特朗普当时还只是电视真人秀的老面孔及快要破产的房地产开发商，他在最喜爱的发泄渠道推特上分享他的观点，宣称："美国必须立即停止所有来自埃博拉染疫国家的班机，否则这场瘟疫会开始在我们的国界内蔓延。"

2014 年 9 月，埃博拉通过利比里亚男子托马斯·艾瑞克·邓肯（Thomas Eric Duncan）首次抵达美国，邓肯当时前往达拉斯探亲。他在八天后于得克萨斯州卫生长老教会医院的隔离病房过世，但他死前还感染了两名护理师——其中一人在那段期间曾飞往克里夫兰参加婚礼——这使数十名接触过他们的美国人都必须接受隔离。

随着埃博拉恐慌席卷美国各地，数百人被要求留在家中，不得上班或上学，他们犯的错只不过是跟染疫者待在同一个城市，甚至是同一片大陆而已。缅因州乡间的一名小学老师被迫休了二十一天假，因为担忧她的父母听说她曾去达拉斯参加一场会议，那里离邓肯住的医院足足有 16 公里远。在密西西比州，一所中学的全部学生被迫待在家里，原因是有消息称校长刚从赞比亚参加家族葬礼归来，葬礼举办的地点离疫情暴发中心有 4800 公里远。有一名特别倒霉的女士在搭乘美国航空（American Airlines）的班机从达拉斯－沃斯堡起飞时呕吐，以防万一，机上组员很快将她锁在厕所里，直到航程结束才放她出来。

几周后，纽约市一名刚从几内亚治疗病患归来的医生克雷格·斯宾塞（Craig Spencer）检测出埃博拉阳性，被安置在贝尔维尤医院隔离。但在那之前，他曾搭乘地铁旅行、沿着纽约空中铁道公园漫步、造访一间保龄球馆，还乘坐一辆优步出租车。媒体非常愤怒，网络评论一面倒谴责他的自私、鲁莽与危险致命。在福克斯新闻上，梅根·凯利（Megyn Kelly）将斯宾塞贴上"不负责任"的标签，素未谋面的评论者认为他应该为过失杀人负责，特朗普当然也在推特上积极发表意见："美国不能容许埃博拉感染者回来。去遥远的地方帮助他人是很伟大，但必须承担后果！"包括新泽西州的克里斯·克里斯蒂（Chris Christie）、纽约州的安德鲁·古莫（Andrew Cuomo）在内的几位州长，马上宣布对所有来自西非的人施行二十一天的强制隔离。

你可以在网络上搜寻"埃博拉护理师"卡西·希克斯（Kaci Hickox）。希克斯于 2014 年 10 月 24 日降落在纽瓦克自由国际机场，她在过去的一个月内担任无国界医生在塞拉利昂弗里敦的医疗团队负责人，弗里敦是塞拉利昂的第二大城市。在她抵达弗里敦的几周前，当地一座设有四十个床位的埃博拉治疗病房刚开幕，而且立刻就人满为患；希克斯与其他志愿者长时间工作，努力应对源源不绝的新病患。

为了保护自己不要接触到充满病毒的血液和其他体液，希克斯必须在治疗病患时穿戴多层个人防护装备：穿在外科手术服外的防渗透泰维克化学防护服，搭配橡胶靴、两层的耐用手套、口罩、护目镜、头巾，最后还有用来遮盖化学防护服拉链的围裙。正如路易奇·贝尔蒂纳托在威尼斯向我们示范的，即使是经验丰富的专业人员，正确穿戴这套服装也需要花费至少十分钟。服装内部炎热潮湿，汗水会立刻浸透希克斯的口罩，并在她的靴子里累积。无国界医生的指导方针允许工作人员穿着全套个人防护装备时，一次只工作四十分钟，结束时，希克斯每走一步都会发出汗水造成的嘎吱声。

当地的环境很艰苦，但情绪上的伤害更令人筋疲力尽。希克斯刚到病房的头几天，一名出现埃博拉症状的少女入住病房；在接收这名病患的过程中，他们发现这名少女有十七个家人在过去三个月内死于埃博拉。在希克斯要飞回家的前一晚，她在午夜接到呼叫，因为一名十岁女孩癫痫发作。在痉挛间歇时，希克斯细心地哄劝这个女孩吞下碾碎的解热镇痛剂泰诺和抗癫痫药物。这名小女孩在几小时后过世，身边只有希克斯陪伴。

10月22日周三，希克斯踏上返回缅因州的漫长旅程。她先乘坐短程航班飞往塞拉利昂首都弗里敦，接着搭乘七小时的班机飞往布鲁塞尔，在那里接受无国界医生营运团队的详细询问。她从布鲁塞尔飞往美国，于周五的午餐时间抵达纽瓦克自由机场的海关与移民检查站。当希克斯告知海关官员自己是从西非出发时，对方戴上手套，并根据美国疾病控制与预防中心的进阶筛查程序，押送她穿过一道钢门到检疫站，将她安置在一间狭小、没有窗户的检查室，里面配有一张病床及两张轮凳。

在接下来数小时内，好几个穿着不同等级防护装备（从面罩与口罩到泰维克防护服下的枪腰带）的人向希克斯询问她在塞拉利昂的工作。有个人使用红外线额温计测量她的体温。最后，在大约晚上7点的时候，希克斯被送到纽瓦克的大学医院，由八辆警车押送，警笛声响个不停。她被安置在医院最新的大楼里，一层未完工楼层中央的隔离帐篷内。

尽管没有无线网络，而且手机信号有限，但希克斯还是设法传了短信给自己的伴侣、家人及朋友。她伴侣的叔叔立即建议她找律师，而她在约翰霍普金斯大学求学时的室友的男友，也传给她美国公民自由联盟（ACLU）纽约分会前主任诺曼·西格尔

（Norman Siegel）律师的电话号码。她还有一名曾在美国疾病控制与预防中心任职的同事，后来从事新闻工作，这名同事在隔天的《达拉斯晨报》写了一篇专栏文章，指出她的隔离是非法的，美国应该"以有尊严且有人性的方式对待回国的医疗工作者"，而不是让他们"觉得自己像个罪犯"。

希克斯的母亲告诉《纽约时报》："她觉得一只狗的待遇都比她好。"那个周末，希克斯为解除隔离而发声的努力，在每个新闻频道上都成为头条。少数同情的声音附和她，批评她的隔离不必要也没有帮助，这其中也包括美国国家过敏与传染病研究所的所长安东尼·福奇（Anthony Fauci）。然而整体而言，大多数美国人似乎都认为隔离是个好主意，正如几名政治人物及记者说的"安全总比后悔好"，而且希克斯从热区返回之后不愿隔离三周的行为即使没有恶意，至少也很自私。"当她在非洲看到那些状况之后，却不愿意遵循建议流程来确保他人的安全，我觉得这是极其恶劣的。"一名评论者说，"跟一辈子相比，几周时间很长吗？"

在当时的美国中期选举竞选活动中，州长克里斯·克里斯蒂似乎很享受这场纷争。"我相信愿意当志愿者的人也清楚，如果他们曾经直接接触过感染病毒的人，那么在接触之后进行二十一天的隔离，是为了他们自己和公卫的利益着想，"他告诉记者，"我将采取一切必要措施来保护新泽西州人民的公共卫生，如果有人想因此起诉我，他们当然可以这么做。"

＊　＊　＊

"关于隔离这个工具的误会及误解，我有很多意见，"马丁·赛特隆（Martin Cetron）博士在我们第一次谈话时警告，"我对检疫隔离非常熟悉，也很感兴趣。"今年六十一岁的赛特隆朝气蓬勃，有一张喜气洋洋的圆脸，热爱格言警句。他既是医生，也是美国公共卫生局的退休上校。美国公共卫生局在两百多年前成立，原名美国海事医务署，负责防止水手及移民将疾病输入这个新国度。我们在他位于佐治亚州亚特兰大疾病管制与预防中心园区的办公室见面，这是一栋闪闪发光的绿色玻璃幕墙大楼，他在那里有另一个头衔：全球移民与检疫署署长。

"我在 1996 年来到这个部门时，提议取另一个名字，"赛特隆承认，"我想摆脱检疫这个词。"不过多年来，随着他的提议缓慢沿着指挥系统向上传递，赛特隆却改变了心意：检疫可以保留，也应该保留，只是它亟需改革与重新包装。"这个词包含了太多东西，"他说，"大部分源于它在历史上的误用与滥用。"

如今，赛特隆是隔离检疫的代表人物。在我们发表这本书的内容时，赛特隆经常出现，包括在探讨减少传染病之机场传播的会议上演讲、参与用大数据遏制大流行之潜力的小组讨论，他也在工作坊结束后的招待会被团团围住，询问有关检疫的问题。"每一次发生全球重大疾病流行之后，都会出现恐惧与污名的流行。"他每次都会这么说，敦促科学家及美国运输安全管理局的筛检人员展现同情心，并适度行事。

赛特隆也是几个世卫组织专家委员会的成员，他曾领导美国的疾病遏制工作来应对 21 世纪的大部分重大疫情，包括 2001 年的炭疽攻击、2003 年的 SARS、猪流感、MERS，当然还有 2014 年的埃博拉疫情。正是根据他的建议，奥巴马政府才没有批准对西非航班关闭国门；赛特隆反而与利比里亚、几内亚、塞拉利昂当局合作，在这些国家的机场与港口设立出境筛检，在大部分情况下，都成功在接触者与感染者登机之前抓住了他们。（托马斯·邓肯是一个不幸的意外。赛特隆圆滑地说："病人否认了自己的病情。"）2015年，应世界卫生组织前总干事陈冯富珍的请求，赛特隆指出举办奥运增加寨卡病毒传播的风险其实微乎其微，借此说服惊慌的运动员、科学家、生物伦理学家取消呼吁停办里约热内卢奥运的大型活动。

因此，赛特隆非常明白，公众对疾病威胁的看法经常与事实不符，而且人类天生对伴随大流行而来的死亡和干扰深怀恐惧，能轻易升级为歇斯底里的冲动，促使我们做某件事——任何事都有可能！——来保护自己。"问题是，隔离检疫被用来当作对恐惧反应过度的政治工具，"赛特隆说，"这使它声名狼藉。"

更糟的是，美国的检疫当局拥有强大的权力，它完全推翻无罪推定原则，这本来应该是盎格鲁–撒克逊法律思想的基础。正如澳大利亚国会议员所说的，这块新统一的大陆在1884年制定卫生政策时，检疫"与刑警的衡量标准不同，它假定每个人都有能力传播疾病，直到事实证明他无法传播为止，而法律则是假定当事人在道德上无罪，直到事实证明他有罪为止"。

澳大利亚医学历史学家克莉丝塔·麦格伦（Krista Maglen）解释，这种颠倒的现象使检疫成为当今自由民主政权中的特例之一，国家能拘留某个人，却不需要证明他有罪，只需要证明他未来可能造成伤害即可。根据定义，检疫者并不是某种特定的危险。相反地，他们是被怀疑会造成风险的人。这种评估结果很容易受到有意无意的偏见影响。"风险的观念很容易被操纵，"麦格伦说，"这是一个松散又危险的术语。"

众所周知，人类即使在最好的情况下，都很不擅长估测风险，但致命、陌生的传染病疫情引发了一种现象，法律学者凯斯·桑思坦（Cass Sunstein）将之称为"概率忽略"。当一项可能的结果——不论是赢得乐透或染上埃博拉——掌控了人类的情绪，使他们的想法只聚焦在结果本身的恐怖（或快乐）上，而没有考量到实际发生的概率时，这种认知盲点就会出现。

这类受情绪驱使的风险评估，通常是出于本能且瞬间发生的，这是一种由既有假设所支配的直觉反应，而且许多假设都是以歧视性的刻板印象为基础。科学性风险是通过考虑相关病原的细微变化、个体的个人接触、易感性、行为、环境条件才得出结论的。但感知性风险则可能只依赖一种信念（往往出于种族主义的动机）就得出结论，这种信念就是某个人来自可能肮脏或充斥疾病的地方。

麦格伦的祖国澳大利亚提供了一个清楚的例子，显示出这种受偏见驱使的检疫滥用。当这块英国殖民地在 19 世纪晚期走向独立时，它开始将其地理上的亚洲邻居称为"黄祸"，一种污染带来的生存威胁，而澳大利亚这个孤立岛国必须不惜一切代价对抗它，以捍卫自己的纯洁。澳大利亚卫生部的首任总干事约翰·坎普斯顿（John Cumpston）用明确的术语详细阐释了国家检疫政策的目标：创造一个属于白人的澳大利亚。他写道，检疫的目的是"让我们的大陆不受致命疾病的侵袭"，另外同样重要的是"严格禁止特定种族的外国人进入我们的国家，他们有不洁的习俗，而且完全缺乏卫生观念，会对所有小区的健康构成长期威胁"。（有一张地图描绘了 1912 年关于检疫的政府报告，图中真的将澳大利亚画成一块白色大陆，周遭围绕着天花横行的深色国家。）

像澳大利亚一样，美国也是由移民建立的国家，一旦这些移民的肤色与宗教开始转变，他们就不再欢迎外来者。不出所料的是，美国也犯了将对疾病的恐惧和排外情结混为一谈的罪行。赛特隆告诉我们，他开始新工作时读的第一本书是医学历史学家霍华德·马克尔（Howard Markel）的《隔离！》（Quarantine！）。该书记述了 1892 年纽约市斑疹伤寒疫情期间发生的种族猎巫现象。马克尔表示，在 19 世纪后半叶与 20 世纪初期，不受欢迎的人口统计资料会依入境关口而异。以纽约市为例，隔离政策首先针对爱尔兰移民，后来是东欧犹太人及俄国犹太人。当时的公卫原则是某些人可能带有霍乱或斑疹伤寒。斑疹伤寒是一种传染性极强且令人恐惧的虱媒介性疾病，受害者可能包括英国检疫改革家约翰·霍华德，而且病患通常会散发出"令人厌恶的腐烂稻草味"。

事实上，霍乱和斑疹伤寒都与贫穷息息相关，人们染病是因为居住环境过度拥挤及卫生不佳，而非国籍或宗教。土生土长的纽约市民、斯堪的纳维亚半岛和德国出生的移民也有斑疹伤寒病例。东欧犹太人及爱尔兰人感染斑疹伤寒，往往是在他们定居于下东区拥挤的出租住宅之后，或者令人心碎的是，是在他们处于肮脏的隔离环境等待进入美国的时候。数以百计满怀希望的移民在这种环境中死去，未曾留下任何记录就被埋进乱葬岗。

在十月一个灰蒙蒙的早晨，我们从曼哈顿末端搭乘渡轮，经过自由女神像，到达斯塔恩岛（Staten Island）上的圣彼得罗马天主教堂。我们要去参加一场葬礼，纪念在检疫期间过世的不知名死者。当我们在教堂外等待时，身旁是组织这场典礼的斯塔恩岛废弃公墓之友的代表、穿着麻花针织艾伦毛衣的古爱尔兰修道会成员，以及当地记者。天色逐渐变暗，开始下起毛毛雨。《念故乡》的风笛哀乐在街上飘荡，与此同时，六名穿着苏格兰短裙、流苏袜、贝雷帽的男女缓缓跟随一辆装有两具棺材的灵车前进。棺材内是三十七名移民的部分遗骸，成人装在一具棺材里，九名十二岁以下的儿童装在另一具棺材里。

在葬礼期间，我们得知他们的故事是多么罕为人知。他们可能是爱尔兰人。在 1845 年至 1855 年间，有一百五十万名爱尔兰人因为另一种类似真菌的马铃薯疫病而穷困潦倒，因此决定移民到美国。他们的第一站——对于这三十七名不幸的人而言，也是唯一一站——是纽约海军医院。这座医院建于 1799 年，当时简称为"检疫所"，它占地 12 公顷，周围环绕着 1.8 米高的砖墙，位于如今的斯塔恩岛渡轮码头以南仅仅几码。到了 1840 年代后期，它可容纳多达 1500 人，而且有大量工作人员观察看似健康的大多数人、治疗病患、埋葬死者。根据账目记录，在繁忙的一年里，这间检疫所消耗了 10.801 万磅面包、1334 磅咖啡、23 加仑白兰地、1300 只水蛭、566 具棺材。

该院并没有保存日志来记录健康或生病的人。死者（包括我们当天聚集在一起纪念的那三十七人）会被剥掉衣服跟所有物（这些东西之后会被烧毁以预防传染），并放进粗糙的松木棺材里

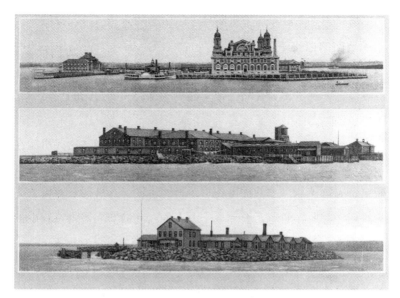

图 11　一张来自 1902 年的拼贴照片，显示纽约港的三座检疫与隔离设施：埃利斯岛（Ellis Island）、斯威本岛（Swinburne Island）、霍夫曼岛（Hoffman Island）。斯威本岛及霍夫曼岛都是人造岛，增添了它们的神秘感（由美国国会图书馆提供）

埋葬，棺材堆积在壕沟坟墓里，没有任何记号。

　　1858 年，检疫所被一群斯塔恩岛民焚烧殆尽，这群岛民不想要生活在数百名一贫如洗又可能罹患传染病的外国人隔壁。他们数十年来不断向州政府请愿关闭检疫所，抱怨疫情及其对房地产价值的影响，最后决定自己解决这件事。政府最初用一支检疫舰队来作为替代，但他们发现维持舰队的成本太昂贵时，检疫就改变了纽约港的形状。当时市府官员在浅滩上堆放垃圾掩埋场，建造了两座新的岛屿：霍夫曼岛用于观察与消毒，斯威本岛则用于治疗明显生病的人。如今，这两座岛都已经废弃且禁止进入，我们搭船看到斯威本岛上有海鸟、晒太阳的海豹、看起来像是火葬场烟囱的遗迹。讽刺的是，鉴于欧洲疾病对美洲原住民的冲击，现在仍然坐落在曼哈顿哥伦布环岛中央柱子上的哥伦布大理石雕像也曾到过霍夫曼岛，跟陪伴它从意大利到纽约的移民一起接受短期隔离。

斯塔恩岛上的人们曾在检疫所公墓上建造房屋，这些房屋在1950年代被拆除，改成一座停车场。2006年，纽约市在建造新的法院大楼之前，于该址进行了考古调查。大多数埋葬在这座公墓的死者都留在原地，但那三十七人的杂乱遗骸在考古过程中被挖掘出来，并送去法医考古学家汤姆·艾莫洛希（Tom Amorosi）的实验室。艾莫洛希确认了他们的性别、年龄范围，并从他们的复杂性骨折和关节炎判断"这些人曾被当作骡子使唤"。

关于他们的细节就只有这些了。我们喃喃念诵祷词，低头接受洒圣水的仪式，并在风笛的悠扬乐声中，向这些无名的检疫受害者道别。在入境失败的一百五十年后，他们终于被葬入新法院大楼底下的地窖。

当然，斯塔恩岛检疫所的不人道环境，甚至是纽约港的荒凉隔离岛上的暂时拘留，都只能延迟，而无法阻止成千上万的移民进入纽约市。不过，族裔检疫更加持久的影响，就是它为既有偏见提供了看似科学的背书。麦格伦告诉我们："隔离检疫在很大程度上，会在社群内加强刻板印象，借此创造一种感觉，就是'来自某个国家或地区的人很危险，因为正如大家所见，政府必须隔离来自那里的人'。"令人难以置信的是，即使是协助纽约市新移民的慈善机构，都把他们称为"人类蛆虫"。

在美国西岸，反移民偏见的主要目标是华人。在加州淘金热期间，旧金山成为成千上万名华人的入境关口，其中有一万五千人挤进十几个方形街区的破旧住宅，就位于联合广场以北，而如果没有这些移民，联合广场原本该是一处黄金地段。1882年的《排华法案》阻止了更多华人移民进入美国，但当时的旧金山人很想清除唐人街这个"疫病"，最好把那些街区夷为平地并重新开发。

他们试图利用检疫来达成目的：当一名叫黄初景的华裔木材商于1900年3月被发现死于鼠疫时，当局马上用绳索、围篱柱、带刺铁丝网封锁了整个区域。警察二十四小时站岗，防止人员或货物穿越封锁线，电车通过时也不会开门。旧金山的华裔居民被困在里面，不仅饥肠辘辘，还要担心会不会被住在其他地区的白人雇主解雇，害怕政府的下一步是监禁他们或烧毁他们的房屋，并气愤这一切的不公。数千人因此暴动，但很快就被手持警棍的警察镇压了。一名住在斯托克顿街的华裔杂货商何铸生气地发现，检疫封锁线为了不纳入他隔壁的白人商店而故意曲折设置，所以他将旧金山卫生局告上法院，意外阻挡了隔离措施。威廉·莫罗法官在判决中指出，这场隔离是以"邪恶的眼与不公的手"施行的，因为它"擅自针对亚洲或蒙古种族，将其当作一个阶级，却未考虑个人的先前环境、习惯、接触疾病的情形或居住地"，这与《宪法》保障的平等保护相悖。

不过，美国的检疫滥用不仅是企图在国界阻止不受欢迎的移民入境，以及污名化已经入境的移民而已。美国历史上鲜为人知的隔离之一，是奥韦尔式的"美国计划"。在这个计划中，数以千计的低收入妇女因涉嫌传播性病而被拘留。耶鲁大学法学院学生斯科特·斯特恩（Scott Stern）花了数年时间挖掘数据，写出关于这个计划的第一本记述，并于 2018 年以《妮娜·麦考尔的试炼》（*The Trials of Nina McCall*）为书名出版。

"美国计划"于 1917 年美国加入第一次世界大战时开始实施，目的是保护美国年轻男性战斗力不受性传染病侵害，方法是授予官员权力，可以对"合理怀疑"罹患梅毒或淋病的妇女进行检疫或医学检查。斯坦恩指出，这其实是当权者对新独立的都会女性阶层的厌女、父权主义式反应。因为在 1900 年至 1910 年，外出工作的妇女人数增加了一半。许多女性搬到城市（城市中的女性有五分之一独居），担任百货公司的女店员或工厂的生产线员工，以极低的薪水来养活自己，政治人物与记者经常将她们称为"漂泊女子"（women adrift）。

不同于她们的母亲与祖母，这一代女性并不仰赖父亲或丈夫吃住。她们不仅迷恋自己的新社会经济自由，也要求政治权利（赋予妇女选举权的美国宪法第十九条修正案在 1920 年成为美国宪法的一部分）以及一点点的性解放。斯坦恩写道，"婚前性行为的发生率急遽升高"，而到了 1920 年，据报道显示，男性拥有的性伴侣数量是 1910 年的两倍。

对于许多人而言，这些女性引发了迫在眉睫的危机，不只对于不知情又不幸的美国男性是如此，对于这些男性会随后感染的无辜妻子与母亲、他们未出生的孩子也是如此。纽约卫生局宣称，所谓的放荡女人有 95% 都带有性传染病。美国海军拆除了战舰上的门把手，以防梅毒通过接触四处传播，这确实很有帮

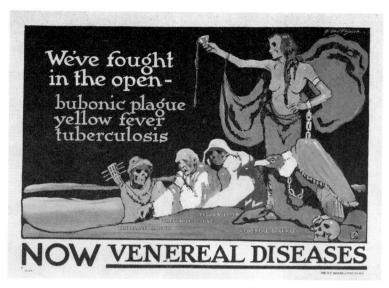

图 12　艺术家德维特·威尔士（Dewitt Welsh）于 1918 年左右画的海报，警告大众注意性病在医疗和道德上的危害（由美国国会图书馆提供）

助，但似乎没有人认真考虑过男性可以使用 1844 年就取得专利的保险套来保护自己。更重要的是，大众在潜意识中害怕社会结构会被这些女性威胁。斯坦恩写道，这些女性似乎决心遵从"自己的渴望、梦想和选择"。

　　斯坦恩根据堪萨斯州的法庭记录汇整出一份列表，显示隔离的理由能有多薄弱。"有一名妇女无法付给一名前任县治安官房租，因此她就以涉嫌传染性病的名义被移送警局，"她写道，"另一名妇女在换工作之后被捕，因为她的前任老板出于报复而向卫生官员检举她。"A 小姐是一名服务生，她在一间餐厅独自用餐之后，因为遭到怀疑而被拘留。如果有妇女是众所周知会喝酒的人，就会成为风纪小队的目标：第 3798 号被拘留者就是在警方发现她持有威士忌之后被移送警局的，尽管威士忌只是她的医生为了治疗结核病而开立的处方。有些妇女甚至被自己的丈夫告发，作为夫妻争执之后的报复手段。在堪萨斯州，因为美国计划而被拘禁的妇女有三分之一是黑人，而当时该州只有 3% 的人口是非裔美国人。

女性因为美国计划而被隔离，却没有保释或正当程序。严格说来，这条法律也适用于男性，但是当密歇根州的卫生官员加德纳·拜因顿（Gardener M. Byington）被问及这是否有所歧视，他并不理会，解释说："本部门认为，女性传播性病的速度远远更快，而且让女性住院通常比男性容易，因为男人要负责赚钱养家。"

与唐人街鼠疫的状况不同的是，法律并不愿意帮助这些妇女。当一名叫比莉·史密斯（Billie Smith）的女性控告政府因怀疑她罹患梅毒就拘禁她时，阿肯色州最高法院裁定："被告的私人权利必须为了公众安全而让步。"就像现在一样，公众对女性身体的管辖权在当时被视为合理，即使是坚决反对其他歧视的人也这么认为。正如斯坦恩指出的，罗斯福、撰写布朗诉教育局案判决的厄尔·华伦（Earl Warren）、美国公民自由联盟等自由主义代表人物或机构，都公开支持美国计划。

* * *

隔离检疫根据怀疑来界定，因而不可避免地受偏见影响，且容易被滥用。它有一串糟糕的歧视黑历史。鉴于隔离会带给隔离者持久不退的污名，还会让大众不信任负责实施隔离的医疗人员，这个方法真的正当吗？"你不会找到任何支持隔离的人，"马丁·赛特隆承认，"但事实是，最紧急的现代生物威胁使我们必须重新使用 14 世纪的方式。"

到了 1950 年代，隔离检疫已经显得过时，甚至这个术语都从世卫组织消失，直到过去几十年才复兴，而且经过了一定的改造。隔离检疫之所以回归，涉及一名艾滋病社运人士出身的公卫官员、一项 1918 年流感大流行的统计分析，还有卡西·希克斯。不过，这个故事始于在第二次世界大战结束的几年后，隔离检疫的过早退休。

抗生素直到战争后才变得普及，使许多过去最可怕的疾病能迅速又轻松地治疗。从腺鼠疫到斑疹伤寒，从结核病到梅毒，有效的治疗使检疫无用武之地。另外也归功于有毒却极为有效的 DDT 病媒防治、快速诊断工具的推行，还有安全有效的疫苗来预防麻疹和小儿麻痹症等疾病，到了 1970 年代，传染病似乎已经解决。与此同时，从 1950 年代和 1960 年代的民权运动开始，美国经历了法律学者所谓的"权利革命"，也就是一系列将美国司法体系对个人自由的保障显著提高的标志性决定。到了 1970 年代，最高法院的裁决支持一系列合乎宪法的新主张，建立重要的先例来反对以种族、性别、性取向为基础的歧视。这些保障涵盖了强化的正当程序权，在刑法及民法都是如此。

这些变化组合在一起产生了很大的影响：大众担忧的议题从传染病转移到慢性病，使健康能根据个人选择的生活方式来重新建构，与此同时，反文化的时代精神也将个人自由凌驾于社会束缚之上。检疫作为卫生国家警察权的一种中世纪工具，似乎是来自另一个时代的遗迹。

接着，在 1981 年 6 月 5 日，美国疾病控制与预防中心针对后来命名为艾滋病的新疾病发布了第一份官方报告：在洛杉矶，有五个罕见的肺感染病例发生在原本健康的年轻同性恋男子身上。不到一个月后，这种神秘、新型、似乎致命的疾病就被称为"同性恋癌症"。到了 1982 年，媒体将被视为艾滋病风险族群的人贴上"4H 集团"的标签，也就是同性恋（homosexuals）、海洛因使用者（heroin users）、海地人（Haitians）、血友病患者（hemophiliacs）。

虽然艾滋病似乎明显只通过特定体液的交换来传播，但科学家起初无法排除唾液和黏液的传染性。1985 年进行的一项民调显示，将近半数的美国人相信共享一个酒杯会感染艾滋病，28%的美国人认为艾滋病可能通过马桶座传播，这一切都使超过三分之一的美国人下了结论：与罹患艾滋病的人"来往"是不安全的，就算没有身体接触也一样。在印第安纳州，一名罹患艾滋病的十三岁男孩遭到学校禁止进入；在加州，房地产经纪人协会坚持，如果房屋的屋主曾是艾滋病患者，该协会成员必须告知潜在买家；而在一个悲惨案例中，消防员拒绝为一名他们认为可能是同性恋者的男子施行心肺复苏术。

因此，对早已边缘化的族群油然而生的恐惧和歧视从疫情发源地广泛散播，随之而来的是呼吁好好施行传统检疫的浪潮。在十年内，有二十五州都推行措施来拘留涉嫌患有艾滋病的人，其中许多措施都是依据美国计划的法规制定的。

联邦政府也加入行列，设立了一项旅游禁令，拒绝感染人类免疫缺陷病毒或艾滋病的非美国公民入境。这项禁令一直持续到 2010 年，也使美国在 1991 年建立了世界上第一个也是唯一一个"人类免疫缺陷病毒集中营"，由老布什和司法部长威廉·巴尔（William Barr）设置。（巴尔也在特朗普政府担任司法部长，他在 2020 年 10 月可能接触到冠状病毒之后，拒绝接受隔离。）它的建造目的是容纳二百七十四名海地难民，他们在关塔那摩湾（Guantánamo Bay）的军事基地检测出人类免疫缺陷病毒阳性，这座基地是法律上的灰色地带，由美国运作却不在美国境内。

这种境外状态使原本应属违法的公卫拘留得以进行。该基地后来还住进了另一群特别的拘留者，就是在小布什的反恐战争中拘留的非法敌军战斗员。与此同时，美国司法部也裁定，联邦的承包商可以开除感染艾滋病的员工，这项决定与美国疾病控制与预防中心的建议相悖，而且立即引发了广泛批评。正如查尔斯·克劳萨默（Charles Krauthammer）在《华盛顿邮报》上写道的："我们不该在意人们是否觉得你会在影印室染上艾滋病。因为你不能这样。无知是歧视的原因，而不是歧视的正当理由。"不过，就像克莉斯塔·麦格伦向我们指出的，艾滋病疫情提供了一个清晰的例子，显示隔离的又一种非凡力量：它能操纵公众对疾病的理解。她说："某种疾病或许不会人传人，或者不具高传染性，但施行隔离自然而然地暗示：如果我生病，而且我跟你在同一个房间里，在你面前呼吸，你就会染病。"

在加州，有人倡议将艾滋病分类为可隔离的疾病，但当地的投票否决了这项争议强烈的倡议，于是该州的传染病负责人建议改为在感染者的住家张贴标示。保守派的评论家小威廉·巴克利

（William F. Buckley Jr.）在《纽约时报》写了一篇文章，呼吁所有人类免疫缺陷病毒阳性的人都将自己的状态刺青在前臂和臀部上，以警告可能想要跟他们共享针头或发生性关系的人。

律师马克·巴恩斯（Mark Barnes）于 1983 年在耶鲁大学修习法律，他还记得课堂上曾经辩论这个议题。当时康涅狄格州纽黑文（New Haven）的一名性工作者检测出艾滋病阳性，却继续拉客。巴恩斯告诉我们，警察偶尔会因为卖淫逮捕她，或者她会待在医院一段时间，但每次她获释或出院之后，最终还是会回到街上。那门课的授课老师是弗吉尼亚·罗迪（Virginia Roddy）和安吉拉·霍德（Angela Holder），罗迪是耶鲁纽黑文医院的法律顾问，而霍德则被巴恩斯形容为当时最伟大的研究伦理学家之一。"辩论问题是：隔离这名女性的理由是否存在。"巴恩斯说："我记得弗吉尼亚和安吉拉对这件事非常烦恼，因为她们也不知道究竟要怎么办。"

根据家族传说，巴恩斯是丹尼尔·布恩（Daniel Boone）的直系后代。他后来在哥伦比亚大学创立了艾滋病法律诊所，以便在反歧视案件中代表艾滋病患者。他成为纽约市主要的艾滋病倡议人士——"事实上也是最后幸存的倡议人士之一，因为我是少数几个没有感染人类免疫缺陷病毒的人，"他告诉我们，"我当时认识的大多数人都过世了。"

巴恩斯在 1990 年代初期成为纽约市的卫生官员，他加入的部门拥有要求检疫与隔离的权力。他与同事很快发现他们需要这些危险的措施，因为有一种古老的传染病出现了新型且难以治疗的菌株，而且开始四处蔓延，那就是多重抗药性结核菌

（MDR-TB）。当医生为病患开立抗生素的处方，病患服用数周后体内的结核菌被压制（所以病患觉得好多了）但却在确实清除感染之前就停药，此时抗药性就会出现。病患的症状往往在几个月后卷土重来，而细菌已经演化出对抗同一种抗生素的防御。最后，因为数以千计的人没有按照处方服用完整个疗程的抗生素，所以有些结核菌株最终将能抵抗所有可用抗生素的影响，而一种可治愈的传染病也再度变得不可治愈。

1978 年至 1992 年，纽约市结核病病例增加了将近三倍。（结核病是艾滋病患者最严重的感染之一。）将近三分之一的病例都有抗药性。巴恩斯说："大多数公卫专家认为，当族群到达那种程度的感染人数时，至少在结核病的疫情中，最后整个体系可能迅速失控。"高达 80% 的人在罹患广泛抗药性结核菌（XDR-TB）之后会死亡，而且他们会通过咳嗽和打喷嚏传染给别人。

有一项已证实有效的预防策略称为直接观察治疗，是让公卫人员每天监督病患服用药物，以确保他们完成疗程，而且不会发展出抗药性。纽约市使用了这项策略，而公卫部门也发展出一系列奖励措施，包括餐点、交通费、转介服务，借此来留住更多病患。尽管如此，该市至少有 10% 的新结核病患者"不遵从医嘱"，这些人往往因为成瘾、心理疾病、居无定所等问题而没有稳定的生活，使他们难以完成疗程。

巴恩斯说："所以当时的问题是，你要怎么处理那些人？"纽约当然有把隔离管辖权写进卫生法规里，但自权利革命之后就没有再更新过，也没有纳入一套决定拘留是否适当的标准或拘留者的程序保护。对巴恩斯而言，这似乎并不妥当。他转而参考关于心理病患民事安置的法规。这些法规在权利革命期间受到严厉的指控，现在又纳入一系列对于政府权力的限制，例如要求卫生官员必须根据个人与公众的最佳利益来做决定，并保障拘留者的权利，包括提供免费咨询及司法审查。

在接下来六个月内，巴恩斯与同事合作起草了一份新的隔离法规，过程中还考虑到心理健康模型。"每周一次大约一小时，我会邀请最大声发表观点的民权倡议人士到我卫生部门的办公室。"他告诉我们，"我每周跟他们坐在一起审查草案，征求他们的意见，告诉他们什么有可能做及什么不可能做，倾听他们的发言。"最终的结果是：州政府必须尽一切所能来让病患自愿遵守规定。尽管如此，强制拘留仍然是一个可容许的选项。卫生部门在罗斯福岛如今废弃的高华德（Goldwater）纪念医院侧翼设置了一间配有二十五张床位的安全病房。正如巴恩斯说的，病患在那里可以"被隔离"，同时接受一日三餐、住宿、心理健康与复健服务，当然还有他们的结核病治疗。"所有负面思考者都说，你不能把三千人关起来，你不知道自己在做什么，"巴恩斯回忆道，"我说，确实不能，但如果我们有可信赖的隔离民事拘留替代方案，就能让整体情况恢复秩序，病患也会开始服药。后来结果也确实如此。"他告诉我们，在两年内，纽约市就解决了绝大部分的多重抗药性结核菌疫情。

* * *

1990 年代早期，马克·巴恩斯改革隔离的努力是例外而非规则。然而，在"911"之后的恐慌中，加上随后发生的邮件炭疽攻击、2003 年的 SARS，以及布什政府错误指控萨达姆集结充满生物武器的无人机，这一切都使更新州与联邦检疫权力的需求有了新的急迫性。美国在检视公卫拘留法规之后发觉，正如马克·巴恩斯和马丁·赛特隆已经发觉的，这些法规有严重缺陷：过时、不一致、广泛到危险的程度，而且有时完全没有道理，比如新泽西州有一条法律禁止运输业运送被污染的被褥。

赛特隆与同事在 1990 年代晚期就开始修改立法草案，他们想要建立一个模板来让各州采用。2001 年 9 月，在美国疾病控制与预防中心的命令下，公卫法律教授拉里·戈斯汀（Larry Gostin）花了整整四周修订这份草案，因此诞生了州紧急卫生权力模范法。巴恩斯指出，这份法案的绝大部分都深受纽约市先例的影响。

接下来数年内，有三十三州开始推动将部分或全部规定纳入卫生法规的立法程序。与此同时，在亚特兰大，赛特隆也沉浸在隔离研究中，决心把这项新流行的中世纪工具转型成现代的公卫措施。他需要回答的第一个问题是：隔离真的有用吗？如果真的有用，又是在哪种情况下呢？

赛特隆与作家霍华德·马克尔合作，将最尖端的统计分析应用到 1918 年的西班牙流感大流行，进而重新建构各种介入措施（包括隔离病患、检疫接触者、关闭学校、取消大型集会等）在流行病学曲线的不同时期，对流感病毒在四十三个不同城市的传播所产生的影响。

"大多数人不知道检疫原则和实务工作不是同一件事，"赛特隆告诉我们，"检疫是一个全方位光谱，而且会往许多方向延伸。"对赛特隆而言，学校关闭或口罩条例都位于跟检疫与隔离相同的轴线，它们或多或少都只是具有限制作用的保持社交距离措施而已。同样地，这些介入措施也涵盖从自愿到强制的范围，两者之间有不同程度的奖励措施和强制措施，或者涵盖从针对个人的限制到大规模族群的限制。他解释："这些措施都是同一种工具的不同层面。"

赛特隆与马克尔发现，不同措施的时机、时长、层次，会造成很大的差异。不只会降低整体死亡人数，也会减轻流感蔓延的速度和高峰。早期就积极采取行动的城市在同一时间关闭学校和禁止公众聚会，并将那些限制维持得最久，这些城市在疫情时的状况最好——如果用一个在新冠疫情期间变成主流的术语来表达，那就是这些城市"拉平确诊人数曲线"。马克尔说这个术语是赛特隆在 2007 年吃着"糟糕的泰式料理"时创造的；虽然赛特隆承认了这件事，但他特地提及马克尔的趣闻，来强调另一项重要的公卫原则。"这是一个'不是考虑我，而是考虑我们'的时刻。"他如此说道。

赛特隆利用风险分析的瑞士奶酪理论来解释他的隔离光谱上的各种介入措施如何一起运作：单独来看，每一种措施都跟一片艾曼塔奶酪一样布满孔洞，但如果你将足够多的措施堆栈起来，病毒就很难穿过去。

尽管如此，他的分析也反驳了隔离需要做得完整才有效的迷思。他告诉我们："取决于疫情状况，你或许可以漏掉一半的病毒却依然扑灭掉疫情。"他解释说，尽管自愿隔离本来就可能出现遗漏，但比起可能使病例地下化的严格措施，自愿隔离或许能更快遏制病毒。

历史分析与模型研究提供的证据，似乎足以合理化隔离在特定情况下的使用。赛特隆的下一个问题是：强制隔离是一种 14 世纪的方法，使个人自由为他人利益而牺牲，这种方法能否与重视人权和平等的 21 世纪观念相容呢？他和耶鲁大学的朱利叶斯·兰德沃斯（Julius Landwirth）一同回顾了在伦理上容许限制个人自由与行动自由时的既有指导方针，然后为他们所谓的"现代隔离"建立一套框架。

赛特隆总结了他们的结论，这已经成为他的隔离口头禅，他一有机会就会复述这三个问题：我有权吗（我有法定权力来采取这一步吗？）、我能够吗（我有资源来施行及维持这些措施吗？）、我应该吗（我确定这是在挽救生命或延缓疾病蔓延方面，达成我的公卫目标所需的最低限制方法吗？）。赛特隆继续说："如果你的答案是肯定的——你有权、你能够、你应该，那么，这件事最重要的层面就是怎么做。"他与兰德沃斯认为，任何公卫限制与强制执行都应该与后果成比例，并以公平透明的方式来进行，既不能有偏见，也要尊重个人隐私。此外，正如巴恩斯的纽约多重抗药性结核菌法规所写的，隔离者在法庭上质疑自己为何遭到拘留的权利和方法必须获得保障。

赛特隆告诉我们，最重要的是，对于任何被要求为了保护公众而暂时放弃自身权利的人，公众都有义务照顾他，并由纳税人资助的美国疾病控制与预防中心来提供照顾。赛特隆说："包括基本的人类需求——食物、水、住所。"但也应该包括更实质性的支持——通信方式、免费医疗与心理健康治疗，还有能够及早获得相关疾病的诊断、治疗和疫苗。"没有照顾就没有控制，"赛特隆解释，"这不是卫生安全与人权的对立，而是两者之间经过仔细协调的平衡。"

赛特隆将他在保持社交距离措施的时机、时长、层次方面的发现，纳入美国疾病控制与预防中心关于减轻流感的策略指导方针，这些指导方针于 2007 年发布，并于 2017 年更新。他在 2005 年将自己改造的"现代隔离"纳入美国疾病控制与预防中心的政策，并推动修改联邦法规，使新的规定和防护措施能以白纸黑字落实。这项官僚程序一直持续到 2017 年 1 月才完成。在这套新规范成为法律之后，他看起来如释重负。"如果我除了自己的个人良知之外，没有其他管控措施，而我又在这个领域拥有不受控的权力，那我会睡不好觉的"，他说，"这种特权并不是件好事。"

然而，美国大部分的隔离权力都属于州级，而州长有时会忽视赛特隆的隔离教义问答中的最后一个问题：我应该吗？"当有人开始觉得'我有权威，所以我可以，我也有能力，所以我能够，因此我应该'的时候，就会出错，因为要做一件事会承担很大压力，"赛特隆说，"而且会让克里斯·克里斯蒂和卡西·希克斯在新泽西州对簿公堂。"

* * *

缅因州地方法院的退休首席法官查理·拉维迪尔（Charlie LaVerdiere）说："那天早上我在开车去上班的途中，又胖又蠢又快乐。"2019 年 5 月，拉维迪尔在内布拉斯加州奥马哈举办的州立法院首席法官全国会议上发言，讨论如何将各州的检疫权力最适当地更新及现代化。当他开始发言时，原本聚集在咖啡桶周围的一众法院官员迅速回到座位上，拉维迪尔得到了全场关注。他继续说："我刚要开始工作时，就接到一通电话说：'我们有麻烦了。'"

那个麻烦就是卡西·希克斯。她最后在新泽西州的隔离帐篷里度过三个晚上。希克斯在七年后回忆当时的经历，告诉我们："我记得那里很冷。"那顶帐篷里只装了一个行动厕所，而且没有淋浴设备，但这不是希克斯不满的地方。她说："当你在野外跟无国界医生一起工作时，你睡在地板上都行。"

希克斯主要的不满，是政府没有给出让她接受隔离的真正理由。尽管埃博拉病毒非常可怕——希克斯证实说："这是一种恐怖的疾病。"——但除非你真的染病，否则它是没有传染性的。希克斯没有任何症状，尽管有一台红外线温度计测出她的体温较高，但使用一台远远更准确的口温计测量时，她的体温是正常的。此外，她的血液检查结果是阴性。

拉维迪尔说："新闻媒体已经把她塑造成一名去过西非、接触过埃博拉病毒，然后将病毒带回美国的护理师。"他是一个稳重、务实的人，蓄着精心修剪的白色山羊胡，故作严肃地发言。"其中一部分是真的。"希克斯确实是护理师，但就像马丁·赛特隆一样，她也参与过美国疾病控制与预防中心的精英流行病情报调查计划，而且曾在拉斯维加斯照顾过多重抗药性结核菌病患。希克斯了解埃博拉病毒的传播方式，也知道隔离应该如何进行。"游民经常染上多重抗药性结核菌，我们会帮助他们找到住处，并对他们进行直接观察治疗，"她告诉我们，"隔离会是最后才使用的手段。"

希克斯跟从古到今许多善心的人一样，都高估了大众根据科学证据做出理性决断的能力，也低估了流行病引发的恐惧及歇斯底里。她承认："我当时很天真。"当她在布鲁塞尔跟无国界医生团队汇报工作时，她的母亲确实发信息给她，询问她是否觉得她飞回国时会有麻烦。希克斯当时的回答是："哈哈，那是不可能的。"

事实上，当希克斯在周日晚间（也是她在隔离帐篷的第三晚）上一个网络新闻节目发言时，她呼吁应该要实证决策，使很多人都疏远她。传统基金会资助的网站 Townhall.com 嗤之以鼻地说："希克斯女士要求未受良好教育的美国在她祈求的'科学'祭坛上敬拜，以便能够立即释放她。"比起一名胆敢知道自己在说什么且违抗主流意见的女人所提出的"目中无人"又"傲慢无礼"的评论，美国人"应该得到更好的选择"。

到了周一，希克斯的律师诺曼·西格尔已经说服克里斯·克里斯蒂释放她——只要她离开新泽西州就行。然而，即使是她的交通方式都沦为争吵的题材：西格尔自愿接她，但官员坚持她必须搭乘救护车度过十小时的路程，希克斯拒绝了。"只要你进入一辆救护车，看起来就会像是你生病了，"她指出，"那不正是克里斯蒂州长想带给大众的看法吗？"

最后，希克斯搭乘了一辆没有标志的黑色运动型多功能车返回位于缅因州肯特堡的家。她在那年夏季搬到这个位于美加边界的小镇，就在她前往塞拉利昂的一个月前；她的伴侣泰德在当地的缅因大学校区就读护理学课程。"我当时在找工作，然后无国界医生寄来一封电子邮件说：我们真的很需要拥有应对疫情经验的人，请加入我们，"希克斯说，"泰德和我那时正在划独木舟旅行，我说：'我觉得我应该去。'而他说：'对啊，你当然应该去。'"

在希克斯从新泽西州返家的途中，缅因州州长保罗·勒佩吉（Paul LePage）也处于势均力敌的连任竞选中，他决定希克斯应该在家接受隔离，度过埃博拉病毒二十一天潜伏期的剩余时间。最初几天，勒佩吉州长曾派出州骑警监视希克斯的住家，还有卫生人员每天看着她量体温。

接着，在周四早晨，希克斯与泰德离家骑脚踏车。"我想许多人会想，噢，那个护理师，她居然出门骑脚踏车，实在太傲慢又太爱炫耀了，"希克斯说，"但其实离家出门是我强迫他们启动程序的唯一方法，这样我才能得到正当处置。"希克斯通过她的律师要求，如果缅因州政府要她留在家里，他们应该发布一条正式的隔离令，这样她就能在法庭上质疑这条命令。不过，直到她离开家，查理·拉维迪尔才接到紧急来电。

拉维迪尔告诉我们："在一个美好的十月早晨，树叶都开始变色了，突然一大堆事情从天而降，落到我头上。"他进退两难：如果他不做出裁定，那么希克斯说她就要进城吃披萨了。拉维迪尔发觉："没有决定是真正的决定。"这代表他需要马上召开一场临时听证会。这在后勤上出现了一系列障碍。肯特堡离缅因州首府奥古斯塔（Augusta）有五小时车程，而且那里的狭小法院只雇用了一名兼职法官及两名书记官。

"我们开始明白，哇，我们麻烦大了，"拉维迪尔说，"我们必须记录所有听证会，我们必须给她机会作证，她家里没有网络。天啊，这一定会变得很复杂。"与此同时，那两名书记官开始接到世界各地的记者打来的数千通电话。"媒体当时根本疯了，"拉维迪尔说，"突然就有书记官和法院警察来跟我们说，不要选我，我不要去那栋法院参加那场听证会——我有家人。"

更大的挑战是法律架构本身，或是其中的缺失。拉维迪尔与他的下属寻找先例和实体法来执行他们的程序。"我们做了大量研究才发现，缅因州的法规令人困惑又相互矛盾，而且我们检视的国内案例都既古老又不适宜，"拉维迪尔说，"我们甚至还疑惑到底是谁对问题负有举证责任。"

由于听证会的日子逐渐逼近，所以拉维迪尔拖延了时间。他通过电话与参与该案的几位律师一起举行了一次临时听证会，然后发布一项暂时状态命令，这样一来，希克斯就有二十四小时的时间不得离开家。他试图搞懂相关的法律和科学。他承认："我那天晚上几乎没怎么睡。"

隔天早上，拉维迪尔再次召集律师并告诉他们：在他看来，州政府并没有尽到责任，因此他不能允许州政府的隔离请求。在拉维迪尔的判决中，他决定加上几段评论，指出希克斯善良且富有同情心地照顾埃博拉病患，却没有获得应有的感激，而且法庭完全理解最初迫使她进行隔离的歇斯底里不一定合理。"然而，不论这种恐惧是否理性，它的确存在，也是真实的，"拉维迪尔写道，"被告身为医疗专业人员，现在需要展现出她对人性有完全的理解。她应该根据这种理解来引导自己正确行事。"

"呃，我的做法或许有点超出职权范围了，"拉维迪尔读了他的评论之后说，"但我这么做是希望卡西·希克斯会得到两个信息：是的，你赢了，而且你可以离开家。但如果你够聪明的话，就待在家里吧。"拉维迪尔停顿了一下，然后说出结局："她待在家里了。"

"我觉得他的判决非常有说服力又考虑周到，"希克斯说，"我很感激，因为我知道他当时承受了很大的压力。我想对他而言，要做出他认为依法是正确的事，是需要勇气的。"

时至今日，希克斯和拉维迪尔都从未见过面，甚至没交谈过。"当时完全是我的律师、缅因州卫生部门在和他对话，我从未听过他的声音，"希克斯说，"也从来没有机会当面感谢他。"

希克斯一直很健康且没有症状，但对牵涉其中的人来说，这整个事件带来了大的代价。"做出裁定的几个月后，我依然会收到死亡威胁，"拉维迪尔说，"也受到很多政治上的不良影响。"勒佩吉州长曾将保护缅因州民不受卡西·希克斯的伤害当作他竞选连任的口号，他特别不高兴。"我们不知道我们对埃博拉病毒有什么不了解的地方，"他说，"但麻烦是落在［法官的］头上，不是我的头上。"

希克斯也收到了恐吓信。"我收到过一封信，信纸是正常纸张的四倍大，上面写着：'你这个自大的婊子，你让护理蒙上恶名。'"她回忆说："还有一封信上写着：'我希望你染上埃博拉死掉。'"她说，当地很多人都支持她，有陌生人在他们家门前放日用品，泰德在护理学课程上认识的一些同学也会带零食过来。"比如我说我只需要一罐啤酒，"希克斯说，"他们就会带给我六罐。"

尽管如此，她和泰德还是在之后不久搬离了缅因州。希克斯说："那间房子对我们来说已经充满太多负面回忆。"而且泰德也退出了护理学项目，当学校屈服于不科学的歇斯底里，坚持要他远离校园时，他感到很失望。学生生活与发展副院长雷·芬尼（Ray Phinney）一年后告诉缅因州公共电台："我真希望自己当时能以更冷静的态度沟通。"

除了卡西·希克斯的检疫对个人生活的冲击之外，这项政策还造成了无国界医生所说的"寒蝉效应"，使该组织难以招募到他们亟需的志愿者去帮忙照料西非的埃博拉病患。为期一个月的志愿者合约会因为二十一天的隔离规定而需要延长至将近两倍，医生与护理师也不愿意相关污名加诸家人身上。

希克斯的初衷是，她能够通过质疑自己的隔离来避免这种结果。"我的个性就是必要时会坚持自己的主张，"她向我们解释，"我当时想到我的某些同事可能没那么果断，如果别的医护人员来当志愿者，却必须经历这种事，那就太可怕了。"

然而，以长期来看，希克斯或许达成了她的目标。一年后，在新泽西州美国公民自由联盟的支援下，她控告克里斯·克里斯蒂非法监禁。这个案子以和解告终，但希克斯并没有争取金钱赔偿，而是以实施新泽西州检疫者的新"权利法案"作为协议的条件：这项权利法案是一套详细的流程，说明各种相关信息，从如何取得温度读数到隔离者在法庭上质疑拘留合理性的权利都涵盖在内。随之产生的文件类似于马丁·赛特隆更新的联邦检疫法规，但更明确地说明了公卫官员在做出医学上适当的决定、告知个人权利、显示较低限制的方法已经失败或不合适等状况时，应该遵循什么步骤。

"我是公卫护理师，所以我知道有时隔离是必要的，"希克斯说，"但当我们进行检疫时，我们必须做得很好，也必须把隔离者当成一个拥有家庭、生活和其他事物的人。"她告诉我们，如果那些原则不是以书面形式订立，政治人物就会滥用他们的检疫和隔离权力，无论是出于无知、恶意，或纯粹是为了看起来对疾病抱持强硬态度而已。"我们很容易相信自己的直觉，觉得就待在家三周吧，别抱怨了，"希克斯说，"但烂政策的负面后果是很严重的。"

第五章

在一起孤独

美国第一座建造超过一世纪的联邦隔离设施是内布拉斯加州奥马哈的一间改装停车库。"大家很不高兴，"美国国家检疫中心的医学主任泰德·西斯拉克（Ted Cieslak）说，"因为很难找停车位。"我们在 2019 年 5 月的一个阴雨天造访时，主要工事已经结束，但墙上的紫外线反射漆依然在风干中，那是一片舒缓的浅灰色及蓝绿色。我们必须戴上安全帽，因为电工、水管工、暖通空调工程师还在处理最后的细节。这二十个房间都各自配备书桌、衣柜，还有装设洗手台与淋浴间的配套浴室。如果不是因为有沿着墙壁往上延伸 5 厘米的乙烯树脂地板（这是为了更有效地消毒）以及每个房间外的独立控制箱（屏幕上显示"负压已解除"），我们根本就像在伊克诺旅店一样。

西斯拉克赞同地说："这里更像是饭店而不是医院。"他是一位直率又风趣的流行病学家，时常哈哈大笑。西斯拉克在军队服务三十年后来到内布拉斯加大学医学中心，他原本任职于马里兰州迪特里克堡（Fort Detrick）的美国陆军传染病医学研究院。他在那里负责美国首批生物防护病房之一："牢房"（the Slammer），其英文名称的由来是病房的钢门在关闭时会发出"砰"的不祥声响。"幸运的是，我们从来不需要将它当作隔离设施来使用，"西斯拉克说，"不过多年来，我们的确接收过二十一个隔离者。"这些不幸的人不知何故接触到病原——可能是在一只感染埃博拉病毒的猴子设法将他们的防护服撕开一个洞时，但还不确定是否感染。

"你可以想象那种心理焦虑，"西斯拉克说，"这些人才刚接触到可怕的病毒，接着马上就被送进'牢房'隔离，他们不知道自己是否能再见到家人，因为如果他们真的生病了，就会一直关在里面。"他解释，这就是过去针对这类高等级病原的隔离范例，也是在理查德·普雷斯顿（Richard Preston）的《埃博拉浩劫》（*The Hot Zone*）里臭名昭彰的经历。普雷斯顿写道，在"牢房"里的人"从第二周开始就会逐渐退缩，出现临床忧郁状况"，有些人"变得焦躁怕人"，有些人愤怒又疑神疑鬼，以至于"必须一直在手臂上打点滴，施打抗焦虑药物安定（Valium），好阻止他们捶打墙壁"。"最终一切往往会被无聊取代，"西斯拉克告诉我们，"接受隔离是非常无聊的，因为你觉得自己很健康，却没办法出去呼吸新鲜空气、喝杯啤酒或是做任何你想做的事。"

遗憾的是，在这座新落成的美国国家检疫中心，啤酒依然不会是可供选择的项目，整个园区都是禁酒的。除此之外，正如西斯拉克所说的，他们已经很努力"改善环境"了。病房配备无线网络、平板电视、小冰箱，甚至还有健身脚踏车。然而，病房的窗户无法打开，门也没有锁。如果隔离者出现症状，穿戴个人防护装备的工作人员必须能进入房间，将病患移送到大学医院及其

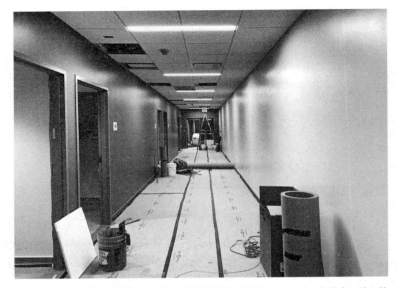

图 13　当时正在内布拉斯加州奥马哈建设的美国国家检疫中心内的一条走廊。墙上的白色控制箱会调节每间隔离室的内部气压（杰夫·马纳夫摄）

高级生物防护病房，而且高级生物防护病房就在街道对面，十分便利。

　　在美国国家检疫中心于 2020 年 1 月开张之前，美国疾病控制与预防中心在机场和陆上边境通道设有检疫站，以便筛检入境旅客的传染病风险。该中心也拥有命令这些人接受隔离的法定权力。它缺的是安置这些人的地方。自 1950 年代开始，随着航空旅游逐渐兴起，经由海上抵达的国际旅客数量锐减，传染病的威胁似乎也消退了，所以维持日益老旧的检疫站似乎是一项不必要的开支。美国政府保留了隔离的权力，却将大部分的行使权留给州和地方当局。

　　自那时起，某些前联邦检疫站就成为热门的观光景点，例如
纽约港的埃利斯岛及旧金山湾的天使岛，这些地方能让游客体验
移民先祖在即将抵达应许之地时，被短暂延迟的期待与乐观心
情。其他检疫站则没有那么出名：巴尔的摩的检疫站如今是检疫
路卫生掩埋场的所在地，那是一个超级基金站点；而在南卡罗来
纳州查尔斯顿的沙利文岛上，曾用于隔离非洲奴隶的四座建筑
早已消失无踪。西半球现存最古老的检疫站位于费城。历史学
家戴维·巴恩斯（David Barnes）是争取保存该检疫站的领军人
物，当我们跟他一起参观倾颓瓦解却仍然优雅的柱廊正面时，他
解释说，这间检疫站在 1895 年关闭之后，曾被重新用来当作邮
局、赡养院、费城运动家棒球队（现在是奥克兰运动家队）的训
练场、航空学校。

　　在世界各地，同样的故事不断上演。"宽敞"的马赛检疫站
曾给约翰·霍华德留下深刻的印象，但在 1850 年代，为了建造
具有更深码头的新商业港口，它被悄无声息地拆除了。宏伟的
马耳他检疫站于 1949 年成为一间普通医院，并于 1970 年代关
闭，然后在接下来数十年内，它在充当一间犬收容所的同时，也
逐渐沦为如今的废墟。即使在持续对生物安全保有热情的澳大利
亚，庞大的悉尼北岬角检疫站最后也在 1984 年停止营运，然后
在 2006 年作为水疗饭店重新开张。它偏远的位置使其成为远离
都市的完美地点。

　　自 1980 年代起，美国的医疗保健就停止在治疗期间为病患
提供住宿，这是称为去机构化的大范围转变的一部分。路易斯安
那州卡维尔（Carville）的国家麻风病院于 1999 年关闭，它曾将

麻风病患者监禁终生；各州建造的数十间结核病疗养院曾被认为提供了有益健康的气候，这些疗养院也被重新利用或关闭。医学的进步代表了这些慢性传染病已经能够治愈，而对于注重利润最大化的医院管理者而言，门诊照护是一种远远更具成本效益的选项。在新千禧年开始时，即使是"牢房"的未来也岌岌可危。它当时即将迈入第四十个年头，却从未用于隔离这个最初目的，也变得既昂贵又难以维护。西斯拉克说："为我们制造大部分设备的人是一个人经营商店的，他已经过世了。"有一段时间，美国似乎没有地方来隔离具有传染性或可能具有传染性的人。

然后，随着接下来几年的一系列恐慌，包括"911"、炭疽攻击、SARS，使美国重新将注意力集中在国内容易受到病原侵袭的问题上，过去几十年对公卫基础设施的撤资开始看起来像是个错误。

"在炭疽攻击之后，国会做了应对，"西斯拉克告诉我们，"他们拨了一大堆钱。"美国大多数州都将意外得到的生物防御款项用于购买药物及疫苗，内布拉斯加州则决定建造一间高级生物防护病房。在西斯拉克之前担任医学主任的菲尔·史密斯（Phil Smith）博士发觉，美国缺乏隔离和治疗传染性、高病原性疾病患者的地方，于是他设法说服州立法机关与地方紧急服务机构：奥马哈就是适合设置生物防护病房的地方。

"当时有很多地方的态度是，不准在我的后院建造这种病房，不准把埃博拉带过来，"西斯拉克说，"但奥马哈消防局接受了，如今这变成一枚荣誉勋章，他们成为运送高危险性传染病患者的专家了。"

当第一批埃博拉病患于 2014 年抵达内布拉斯加州时，史密斯的远见被证实是正确的。不过，鉴于在塞拉利昂、利比里亚、刚果民主共和国担任志愿者的大量美国医护人员，以及伴随他们返国而来的轩然大波，美国卫生与公共服务部认为，美国的防疫能力依然不够强大。他们投入了更多资金，包括 2016 年 1 月拨给内布拉斯加大学医学中心的 1980 万美元，用来建造美国唯一的联邦检疫设施，地点正好就在美国中部。

"我们跟东西两岸的距离大致相等，"西斯拉克指出，"菲尔·史密斯在他的提案中将这件事当作把检疫设施设置在奥马哈的合理理由。"检疫站的地点以前被限制在边界及边缘——理想情况下，应该在离岸位置，跟本土保持安全距离。但 21 世纪的检疫站已经搬迁到中心地带。美国国家检疫中心没有利用距离来化解逃逸病原的威胁，而是依赖暖通空调、个人防护装备及数字门禁卡的帮助。

随着我们继续参观这座新建筑，我们上升到一层设有可视化与训练设施的楼层，里面还有一个全像投影的泰德·西斯拉克。我们询问真实版本的西斯拉克，二十张床位是否足以应对整个国家的隔离需求。"在没有任何联邦检疫设施的情况下，我们就已经撑这么久了，所以，如果要说我们需要更多设施，我会有点犹豫"，他在我们于 2019 年的谈话中回答道，"我的直觉是，是的，已经足够了。"他解释，世界上没有那么多具有传染性、无法治愈，而且在引起症状前就可能传播的致命疾病来证明隔离的合理性。

根据他截至当时为止的经验（即同时管理一两个可能接触到

埃博拉病毒等病原的人），新的隔离病房是很理想的。"如果超出这个范围，如果我们有几百人需要隔离，就太迟了，"西斯拉克说，"到时我们就要面对大流行了。"

* * *

2020 年 1 月 31 日，就在美国国家检疫中心被认证为可运作的几天后，美国疾病控制与预防中心的马丁·赛特隆签署了数十年来第一项联邦检疫令，授权强制拘留及观察数百名搭乘美国国务院的班机从中国武汉返回的美国公民。几周后，又有四百名登上邮轮"钻石公主号"的美国人从这艘充满冠状病毒的船撤离，接受强制拘留及观察。

赛特隆在新年假期与家人在新罕布什尔州度假时，听说了这种新病毒。在接下来几周他愈来愈担忧。他也从自己对过往疫情的研究中意识到一种致命的趋势——以一厢情愿为基础的应对策略。

"如果你察觉疫情规模有多大，如果你真的察觉无症状传播是一种驱动因子，那么情况绝对是非常严重，"赛特隆在大流行发生几个月后告诉我们，"一般来说，人们宁愿把这种问题束之高阁，将注意力集中在小事上。"

尽管如此，他还是停下来仔细考虑是否要下令强制隔离。赛特隆说："这是一百多年来美国联邦当局最大规模的人口检疫。"但他判断，隔离是合理的措施，能够争取一些时间。紧急遣返航班几乎是连夜安排的，公卫人员没有时间评估每个人的接触风险或症状史。作为联邦法规现代化进程的一分子，赛特隆特地内建了一个安全阀：所有隔离决策都必须在七十二小时后接受强制审查。"最初的计划是从武汉遣返，在美国花七十二小时评估这些人，然后我们再来看看真正要面对的是什么，"赛特隆解释，"或许很多人本来可以回家；或许除了大规模的军事式隔离之外，还有其他能降低风险的选项。"

到了这时，赛特隆与他的许多同事都相对肯定，大流行已经不可避免了。他告诉我们："我们不指望能在中国或其他任何国家把这种疾病隔离起来。"1 月 20 日，美国第一个本土新冠疫情病例在西雅图确诊，而到了 2 月下旬，美国证实已经发生小区传播。尽管如此，在早期不明朗的局势中，即使是赛特隆也很难克服心理障碍，他们无法放弃使用入境审查与隔离来预防病毒在美国扎根，也无法通过关闭学校、强制配戴口罩、封锁等策略来着重于减少病毒在小区的传播。可以理解的是，政治领袖更不愿意做出这样的转变。

令赛特隆感到相当遗憾的是，在政治压力下，他仔细考虑的隔离计划连七十二小时都不到就被弃之不用了。"突然之间，"他告诉我们，"我们就深陷一场大规模的联邦防疫行动中。"在 2 月初，数千名看似健康的人在赛特隆的签署下遭到拘留，使他晚上无法安然入眠。"在这种情况下，我们如何遵守我们自己的管制标准，也就是维护公平并使用限制最少的手段来实现公共卫生目标？"他问道，"这些都是非常非常棘手的困境。"

从武汉起飞的第一趟航班载了一百九十五人，使美国国家检疫中心全新的二十张床位显得极度不足。那趟航班之后很快又有好几趟航班。数百名最终从中国撤离的男女老少必须被安置在美国各地的军事后备基地来度过检疫期。然而，当搭乘"钻石公主号"的十五名美国人检测出新冠疫情阳性，需要安置场所时，他们就成为美国国家检疫中心的第一批住客了。严格来说，这不是隔离，因为我们已经知道这些乘客感染了病毒，但在证明安全之前，该中心似乎是最适合隔离他们的场所。

当我们与泰德·西斯拉克及其同事瑞秋·路卡杜（Rachel Lookadoo）交谈时，他们表示从各方面来看，这座设施的首次亮相很顺利。路卡杜负责内布拉斯加大学医学中心的法律与公卫整备工作。"接受隔离的人都很棒——他们非常配合，也非常友善。"西斯拉克说，"如果是我，我一天内就发疯了，但他们都适应得很好。"其中有一对夫妇正值新婚燕尔；西斯拉克告诉我们，他们被允许住在同一间房间，那间房间从此以后就被称为检疫中心的蜜月套房。除此之外，这群人彼此之间的唯一互动就是每日一小时的"全员大会"通话，由担任检疫中心行为健康顾问的心理学家戴维·凯兹（David Cates）负责进行。"每天他都会为他们提供一种新的应对策略，并与他们讨论这种策略，"西斯拉克说，"而且他们可以上亚马逊网站，所以他们几乎可以订购他们想要的任何东西。"

内布拉斯加州的团队在设计这座隔离设施时没考虑到的一个问题是，因为该设施位于地面，所以媒体人员能避开警卫，走近大楼，然后通过窗户窥视里面。西斯拉克说："起初，我们担心这会侵害个人隐私。"结果证明，隔离中心至少有两位住客都很欢迎这种关注，他们是一对在加州圣塔克拉利塔（Santa Clarita）拥有一家无线电台的已婚夫妇。到了最后，隐私受到侵害的反而是隔离中心的工作人员。"当时我们有一场迷你媒体活动，因为媒体就在这个人的窗边，而他通过窗户用 iPad 向他自己的无线电台放送广播，"西斯拉克一边回忆一边苦笑着说，"我的书签里依然有他们的电台，有时我会在准备工作时收听。"

整体而言，杰莉·瑟拉堤－戈德曼（Jeri Seratti-Goldman）与她的丈夫卡尔（Carl）给予了该中心大致正面的报道。杰莉在一支从她的隔离室广播的影片中抱怨缺乏零食、新鲜空气及人际接触，并报告说"他们每天只会进入房间三次来提供食物和检查体温，我觉得很寂寞"。尽管如此，她仍然告诉观众："我把这件事当作一份礼物。我利用这段时间来反思自己的生活。我甚至开始制作成人涂色本，这真是太棒了。"

如果要获得释放，接受隔离的人必须连续三次检测出冠状病毒阴性。对某些人而言，这需要好几周时间。与此同时，随着时序进入 3 月，美国大部分地区开始就地避难，而重灾区纽约市的冠状病毒感染率也快速接近武汉当地的感染率。"我总觉得我陷入骑虎难下的窘境。"西斯拉克说，"我相信这些人都更愿意居家隔离，但只要我们发现他们，就觉得不能让他们离开。"虽然他们的同胞正在家中集体隔离，但西斯拉克不能从该中心合法释放潜在感染者，然后将他们送到租车公司。"他们有些怨言，"西斯拉克说，"但我们都在努力边做边修正。"

正如路卡杜指出的，美国疾病控制与预防中心当时正在实施刚更新不久（这归功于赛特隆）却从未经过测试的法规。西斯拉克不知道如果他照顾的隔离者拒绝进行另一次鼻腔拭子检查，他该怎么办；路卡杜同样不确定到底该由谁来支付这群人昂贵且非自愿的医疗拘留费用。"法规规定美国疾病控制与预防中心可能会付钱，但他们不一定会付钱，"路卡杜指出，"我认为有很多领域显然事先都没有好好确认，这就是其中之一。"

或许最明显也最重要的是，美国疾病控制与预防中心更新后的法规以及这座全新的内布拉斯加州隔离中心所设想的是小规模隔离。两者在设计时显然都考虑到上一场大流行，也就是埃博拉病毒的疫情。待在联邦隔离设施或许缺乏零食和新鲜空气，但作为剥夺一些热爱搭乘邮轮的美国人行动自由的补偿，政府也提供了食物、医疗照护、赔偿金和工作保障权。隔离是有效的——对十五人而言是如此。

到了3月底，对生活在某种形式的封锁之下的2.45亿美国人兑现这些承诺，无疑更加昂贵且在后勤上更具挑战性——这无疑就是为什么尽管这些限制的设计宗旨同样是出于共同利益而剥夺个人的行动自由，政府也没有在隔离令提出这些限制的原因。由数十名训练有素的工作人员管理的联邦隔离精致体验，以及由食物银行、小区团体、邻居为数十万无法承担就地避难的美国人提供的临时支持，两者之间的对比是非常悬殊的。

"尤其是我们发现，受新冠疫情影响最大的族群往往就是最脆弱的族群。"路卡杜说，"确保他们的权利是很重要的。"西斯拉克还补充说："如果有人的家里有其他人可能容易染上病毒，那么把他送回家隔离是一个很大的问题。"

在田纳西州纳什维尔（Nashville）与威斯康星州马什菲尔德（Marshfield）追踪家庭情况的研究人员表示，如果一名家庭成员感染新冠疫情并在家中隔离，平均有超过一半的同居者会被感染。对于多代家庭一起住在狭小房屋及公寓的群体而言，这种后果是很恐怖的。有个女儿最后埋葬了父母及丈夫，同时还要照顾孩子，而她自己也正在从新冠肺炎中康复。有一名男子的父亲和两个儿子都死于新冠疫情，自己也在医院里呼吸困难。在采取封锁措施的国家，家庭传播估计占所有新冠疫情新病例的70%——对病毒的公共控制是以家庭悲剧为代价来达成的。

"我不知道有没有简单的答案，"西斯拉克说，"很显然，我们不能只靠建造大型检疫设施来应对这一切。"他顿了顿，为这个想法感到震惊。"虽然我想，其实我们是可以这么做的。"

* * *

当美国的领导人在紧急状况下需要迅速建造某样东西时，他们会呼叫美国陆军工程兵团。2020年3月，纽约州长安德鲁·古莫发觉该州的新冠疫情病例呈指数级激增，即将在几周内耗尽医院病床，于是他向第54任总工程师塔德·塞莫尼特（Todd Semonite）中将寻求协助。塞莫尼特与他的下属在从华盛顿特区飞往奥巴尼（Albany）的飞机上想出了一个有五页篇幅的概念，那是一种标准化设计，能将美国各地的现有建筑类型转变成不完全是医院但足够近似医院的建筑。这些"替代性照护设施"有两种主要形式，塞莫尼特将其称为"小房间"与"大房间"。

他告诉我们："小房间会是大学宿舍或高速公路旁的饭店，比如费尔菲尔德旅馆。"在这种情况下，令人麻木且单调到似曾相识的美国建筑环境却显露出一种意外的好处，使陆军工程兵团开发了一种含有八样成分的配方，能万无一失地翻修这些千篇一律的饭店。"有个非常简单的例子是撤掉地毯。"塞莫尼特说，"医护人员讨厌地毯，因为它很难清洁和消毒。"稍微复杂的改造涉及接入饭店的暖通空调系统，以建立用于控制感染的负压环境。"我们真的有走进万豪饭店的一间客房来查看暖通空调系统，"塞莫尼特告诉我们，"事实证明，你其实能欺骗空调来让气压变低，这样就能把病毒留在房间里了。"

"大房间"的改造，即会议中心、室内田径运动场、篮球场，甚至马场的改造，则需要更多创意。事实上，在改造骑马设施时，他们需要清除超过935立方米的泥土。"我不太了解马。"塞莫尼特说，"信不信由你，那里的泥土是一种特殊的泥土，不会伤到它们的蹄，而且这种泥土显然非常昂贵，所以我们把一大片塑料布放在后面，然后把所有泥土倒在塑料布上。之后就能把泥土放回去。"

在纽约的贾维茨会议中心，塞莫尼特与他的团队在长长的走廊上布置了一排排小隔间，规划病患、工作人员、材料在设施中的流动，借此维持清洁与脏污之间的屏障。"我们必须搞清楚：当救护车停下来时，它们要去哪里？"他说，"我们整理了一本关于垃圾清除、食物和脏衣服的指导手册。"每座设施都需要一处安全区域来储存及分配药物，每个隔间都需要一条氧气管线来以防万一。"护理师承受的压力令人难以置信。他们会拿着电话，让家属可以在亲朋好友的最后几分钟跟他们说话，"塞莫尼特告诉我们，"所以我们建造了一处我觉得相当漂亮的接待区，就像航空公司的贵宾休息室一样，里面有又大又松软的椅子和沙发，墙上还有电视，诸如此类的设施。"

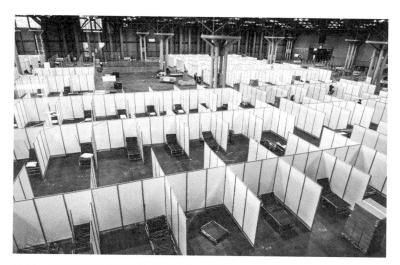

图 14　在新冠疫情大流行期间，纽约市的贾维茨（Jacob K. Javits）会议中心被美国陆军工程兵团改造为替代性照护设施［照片由联邦紧急事务管理总署威尔西（K. C. Wilsey）拍摄，由陆军工程兵团提供］

在美国暴发新冠疫情的最初几个月，美国陆军工程兵团对1100座设施进行了"现场评估"，其中74座建造了一共31000个床位，其中有38座是由兵团建造的，还有36座是由地方当局利用兵团的模板建造的。其中许多床位都没投入使用，部分原因是不正当的经济问题。"很显然，医院在病患住院时会赚更多钱，"塞莫尼特解释，"当时状况变得很棘手，我不是说有人很贪婪，但如果将他们送到我们的其中一座设施，结果应该会更好。但有些地方却决定将病患都留在医院，即使这代表一间病房会塞两三个人。"

在英国，军队也负责将体育馆及会议中心改造成所谓的"南丁格尔医院"，也就是以弗洛伦斯·南丁格尔（Florence Nightingale）来命名的医院。这位在维多利亚时代极具开创性的护理师因为将该职业现代化而备受赞誉。因为英国的医疗保健经过国有化，所以避免了这种在美国出现的特殊问题。尽管如此，即使在英国，有些设施内的床位也鲜少使用，有些设施则因为缺乏护理人员而将病患拒之门外，导致批评者指责这些设施华而不实。据估计，设置这些设施的成本不到三亿美元，但每个月的营运成本平均约为四百万美元。有些人说这些钱原本可以用在更好的地方。

这类高速再利用与对其后续费用的不满，就跟检疫本身一样古老。历史学家克劳肖援引了热那亚修士安特罗（Antero）神父的证词，这位修士在 1657 年对该市检疫站的描述显示，修道院和军事建筑都在鼠疫暴发期间被征用，以安置病患与接受观察的人。根据安特罗的说法，临时建筑也建在城墙之外，包括每间可容纳一百多人的棚屋和小屋。这些建筑是暂时性设施，会在疫情结束之后彻底烧毁，借此进行消毒。克劳肖写道："这个系统是出了名地昂贵。"但在大部分情况下，它又被认为是必要的。正如与安特罗同时代的摩德纳公爵（Duke of Modena）图书馆管理员卢多维科·安东尼奥·穆拉托里所说的，瘟疫与战争"都是'国家事务'，而国家会投资这两者的防御工事"。

"在军队里，我们重视后备资源，"塞莫尼特表示赞同，他说，"我们总是希望确保我们有额外资源，这样如果最坏的情况发生了，我们也能够处理。"塞莫尼特提到了陆军工程兵团在纽约市以北的威彻斯特（Westchester）改造的一座篮球场，它在新冠疫情之后的命运会是如何呢？那里的检疫设备与氧气管线会被直接保留、储存，并由纳税人支付每年一次的维修费用，使它能在未来以极小的时间和成本重新启用吗？"我们必须从中吸取教训，并搞清楚什么样的储备能力是一个国家负担得起的，"他说，"下一次，我们不能再说：老天，我们早该知道这件事会发生。"

事实上，美国公共卫生协会执行长乔治·本杰明（Georges Benjamin）博士告诉我们，这种二次利用应该从一开始就规划到美国的建筑环境里。"顺带一提，检疫隔离只是这些需求的其中一种，"本杰明补充说，"作为整体公卫准备工作的一部分，我们必须考虑如何安置因为飓风、洪水、龙卷风或大规模传染病疫情而需要帮助的民众。"

如果建筑师在设计新的体育场馆、会议中心、体育设施时考虑到感染控制、厕所设施、电源插座及其他需求，那么这些建筑在紧急情况下就能更便宜、更快速地改造，危机解除之后也更容易恢复原始功能。"我可以告诉你，我们必须做很多工作来修理及清洁新奥尔良超级巨蛋，"本杰明在描述2005年卡崔娜飓风留下的问题时说，"但如果你在建造它的时候就让它在紧急情况下可以发挥更大作用，你受到的损害就会比较少。"此外，本杰明也告诉我们，这类设施的双重用途价值应该成为更能吸引公民领袖的投资。根据克劳肖的说法，这就像是在16世纪的意大利，提供临时瘟疫医院也被视为"统治者展现高尚美德的一种机会"。

在中国武汉，阎志就扮演了文艺复兴王子的角色。阎志被母校武汉大学形容为"企业家中的诗人，诗人中的企业家"，他起初是一名广告主管，后来创办了自己的购物中心开发公司卓尔智联集团。在过去十年内，他不仅编纂了一本中国诗歌选集，还在

《福布斯》全球富豪榜上占有一席之地。

阎志就像一位热那亚公爵一般，当疫情大流行袭击他的家乡时，他挺身而出，利用公司资源将一座会议中心、一座展览馆、一座体育馆改造成武汉的三座临时医院，并在湖北省其他地方设立好几座临时医院。这些建筑被称为方舱医院。概念类似美国陆军工程兵团的替代性照护设施或英国的南丁格尔医院，但在设计及使用上都带有明显的中国特色。

武汉最初的应对非常忙乱，后来他们封锁整座城市，并宣布了一项遏制疫病大流行的大胆新计划："武汉抗击冠状病毒疫情的第一枪已经打响！"从2月初开始，地方官员挨家挨户测量体温及询问症状。任何疑似感染病毒或已知与新冠疫情病患有过接触的人，都被送往方舱医院。他们在那里进行检测：结果为阴性的人会被送回家就地避难，度过该市严格的七十六日封锁；结果为阳性但只有轻微或无症状的人则留在方舱医院，集体接受监测与隔绝。

如果病患的症状恶化，他们会被转移到该市的一般医院。与此同时，这些原本相对健康的人被关在方舱医院，他们在确认康复之前无法离开，甚至无法见到朋友及家人。这些设施经过细心布置来防止交叉感染，而且每个人都戴着口罩。尽管如此，想出方舱医院这个概念的医生王辰却强调，方舱医院的设计是"一个小区"，原本孤立的病患能在院内"相互支持并参与社交活动"。照片显示病患在间隔两米的情况下一起跳广场舞以及庆生；阎志编写的手册成为方舱医院建设与运作的免费指南，其中包含污水处理与消毒程序的部分，以及一张"丰富患者的文化生活"及

"增强患者战胜病毒的信心和勇气"的建议清单。

阎志在给同行作家的短信里写道："我们将要安装多台电视、设图书角、设充电岛、设快餐角，保证每个患者每天取得一个苹果或香蕉，尽量让患者感到温暖。"

当然，中国医生普遍认为方舱医院体系使他们能够控制这场大流行。根据武汉与哈佛大学的生物统计学家发表的资料，武汉的新病例数在 1 月 24 日攀升到高峰，然后在制定集中检疫之后迅速下降，到了 2 月 6 日，病毒再生率降到 1 以下（换句话说，每个感染者平均将病毒传给不到一人）。在 2020 年底，当局的报告指出，武汉自 5 月中旬之后就没有出现新的新冠疫情病例，而当欧洲与美国正在第二波及第三波疫情中苦苦挣扎时，武汉居民却能兴高采烈地参加音乐节和泳池派对、逛夜市、去电影院，全都没戴口罩。

正当塔德·塞莫尼特与他的团队在美国各地建造替代性照护设施时，有些公卫专家呼吁当局使用这些设施来收容所有阳性病例及其接触者，而不是只收容重症患者。

在 2020 年 4 月 7 日《纽约时报》发表的一篇专栏文章里，哈佛公卫学院前院长哈维·芬伯格（Harvey Fineberg）博士及其同事认为，使用"分散的指定设施来收容及监测患有轻症的隔离者和接受检疫的人"确实会"让我们必须忍受新的艰难挑战"。然而，他们补充说，这种方法也会在减少感染及死亡方面提供最好的结果，并使我们更快回到正常生活。

"我们在美国疾病控制与预防中心也有同样的讨论，"马丁·赛特隆叹息道，"技术上，依照中国人的方式来做会更合理。

从社会学、意识形态的角度来看——粗犷管理的美国相对于中国的群体秩序与严格的政府控制——你只是看到人们对这些事情的两种接受方式。"同样的角力也在意大利上演。2020 年 3 月，中国医生参访代表团强调了方舱医院设施对于集中隔离与检疫的重要性；隔月，意大利国家卫生研究所的传染病主任乔凡尼·雷扎（Giovanni Rezza）告诉《纽约时报》："意大利政府并不认为集中管理的做法是'可行、可能、值得赞赏的'。"

塞莫尼特说："当我们在 4 月进行这些改造工作时，没人真正多加考虑过隔离的问题。"他告诉我们，军方内部很快制定了中国式政策，将所有检测出阳性的士兵（即使是无症状的也一样）关在一个特殊军营里进行监测及隔绝。"这样一来，我们就能对他们进行集中管理和控制，"他说，"但政府并没有真的要求我们为城市建造任何隔离设施。"

塞莫尼特继续说，这类设施比较容易改造。他的工程师思维立即进入解决问题的模式。"或许会有两三种不同类型——如果有人原本就罹患疾病，而且已经超过特定年龄，那么他们的隔离室看起来或许会有点不一样，"他仿佛预料到赛特隆提到的粗犷个人主义对集中管理的抵制，大声问道，"我想真正的问题是：真的有办法用分散的方式来做这件事吗？"

2020 年 3 月，塞莫尼特曾要求他的研发团队调查，是否可以将 PODS 等可携式移动货柜改造成单独的防护隔离病房；后来他也思考设计与运输这些材料的可行性，以便将普通的美国卧室改造成隔离病房。他告诉我们："我只是想到什么就说什么，不过我们可以思考一下工具组的可行性。"然后他热情地描述五金行贩卖的那种塑料拉链门可以在住宅翻修期间密封粉尘。塞莫尼特说："改造卧室显然会比改造医院病房简单得多。"尽管如此，事实很快就证明，分散的做法导致了一些只通过工程会比较难解决的小问题。塞莫尼特承认："我们愈来愈担忧，我想全国都是如此，在军队也一样。"他将谈论的重点从建造隔离所的具体细节转移到隔离所的情绪影响："如果有人长时间处于这种状态，比如有人失业，有人担心生病，那会发生什么事呢？全国自杀率正在节节升高。"

＊＊＊

在 2020 年之前，要找到一个亲身经历过严苛检疫的人并不容易。1918—1919 年流感大流行与美国计划等最后几次大规模检疫的幸存者几乎都过世了。从那时起，有数十万人接受检疫：1950 年代初期在小儿麻痹症疫情期间的数千名儿童，当时疫苗尚未开发出来；2003 年在多伦多及台湾 SARS 疫情期间的数千人；过去十年内埃博拉疫情影响的都市小区和村庄。尽管如此，检疫仍然远远不是一种普遍经验。在 2019 年，只有少数不幸的人经历检疫的考验。

医生帕特里克·拉罗谢尔（Patrick LaRochelle）在刚果民主共和国的一间医院工作时，在没有戴手套的情况下无意间治疗了一名埃博拉患者，因此加入了这群不幸的人。拉罗谢尔是一位长相讨喜、戴着眼镜的年轻医生，他和妻子都是虔诚的基督徒，并选择作为某个传教组织的一分子，在刚果民主共和国服务。

在 2018 年 12 月下旬的那个重大日子，当拉罗谢尔即将结束轮班并准备回家时，他听说有一名妇女的血氧浓度很低，子宫里还有个死胎，刚被转移到加护病房。在西南方 64 公里处的邻近城镇，埃博拉病例一直在增加，不过，尽管拉罗谢尔的医院在过去一个月内都处于高度警戒状态，却尚未出现感染病患。他承认说："我们当时出现了所谓的警戒倦怠。"拉罗谢尔拿出听诊器，听了她的心音及肺音，然后询问病患来自哪里。病患的答案是一座埃博拉病例开始成倍增加的村庄，这令他注意到病患的眼睛也发红了，而护理师试图放置静脉导管的部位也开始渗血。她在两小时后去世了，血液检查证实她感染了埃博拉病毒。

拉罗谢尔说："我已经记不清接下来发生什么事了。"他给我们看了一张令人心碎的照片。在照片中，他的妻子和两个年幼的孩子从两米远的地方假装拥抱他，他们张开双臂，仿佛要扑进他怀中。鉴于当地的局势并不稳定，拉罗谢尔很快就与家人分隔，美国国务院也很快让他撤离刚果民主共和国。当时，新的美国国家检疫中心还在建造中，所以，泰德·西斯拉克与内布拉斯加大学医疗团队接到了一个任务，就是在他们的生物防护病房安置及监测拉罗谢尔两周。

虽然拉罗谢尔知道自己的接触情况不太可能导致感染，但他心中仍有一部分不禁怀疑，自己是否再也触碰不到妻儿了。尽管如此，但他告诉我们："身为一个有点内向的人，我在那段时间其实很平静也很放松。"在拉罗谢尔到来之前，护理师已经将他的妻子安娜用电子邮件寄来的照片印出来裱框，并在房间里放满小说和杂志。他利用这段空闲时间和室内的跑步机、健身脚踏车，十年来首次试图锻炼身体，但这个目标被那里的医生及护理师破坏了，因为他们会在路过时带奥马哈烤肉及饼干送给拉罗谢尔。

当我们询问拉罗谢尔隔离经验对他有什么影响时，他告诉我们，这让他更加意识到强制隔离会造成多大的心理创伤。不是因为他有这种感觉，相反地，他告诉我们，他发觉虽然美国人或许是最有可能抗议强制隔离的人民，但美国的个人主义也以几乎独一无二的方式帮助人们忍受甚至享受隔离的经验。毕竟，在不同的背景下，检疫也可以像是一场为期两周的 Netflix 狂欢。拉罗谢尔说，相比之下，他后来问他孩子的刚果保姆迪妮丝（Denise），如果她被隔离几天以确保她没有感染埃博拉，会有什么感觉。

他说："她脸上浮现出惊恐的表情。"他与迪妮丝交谈时发现，让她害怕的是想到要跟家人和小区分离，而不仅仅是限制自身自由来保护他们，甚至是感染埃博拉的可能性。

拉罗谢尔的刚果同事帕特里克·乌卡玛（Patrick Ucama）证实了这项评估结果。"将家人单独留在某个地方并不好，"乌卡玛告诉我们，"这是我们文化的基本理念之一。"他说，所以当他试图拘留疑似感染埃博拉的病患时，"我送去隔离的人，十个人里只有一个人接受，其他九个人都会拒绝隔离然后回家"。

乌卡玛的经验已经被西非和中非各地的公卫官员分享，并被视为疫情蔓延的重要因素之一。在 2014 年至 2015 年的塞拉利昂，估计有三分之一的病患会躲避接触追踪员，并拒绝向治疗中心汇报病情；整个地区有数十名检测出埃博拉阳性的病患逃离治疗中心，有时是在家人帮助下逃离的。由于西方医学无法提供治愈埃博拉的方法，所以比起在强制隔离中受苦，身边还围绕着穿戴防护服的陌生人，传统治疗师及居家照护似乎更具吸引力。拉罗谢尔告诉我们："我认为，看起来相对微不足道的事情可能会对人们产生巨大的影响，比如你穿的防护服。"

我们听到这段话时，就想起我们曾在一年前参访伦敦皇家慈善医院的高级隔离病房，那里的隔离设计很不一样。临床主任迈克·雅各布斯（Mike Jacobs）医生说："我们因为设置这个系统而被嘲笑，"当时他向我们展示该院的两个崔氏隔离箱（Trexler isolator）之一，"没有其他医院采用这种系统，但我们对它非常满意。"

在内布拉斯加州和其他发达国家的几乎所有地方，生物防护照护的做法都是将病患安置在负压病房，并让工作人员穿着多层的个人防护装备。相比之下，英国的埃博拉病患是被单独安置在负压透明塑料帐篷内；为了照顾病患，医生及护理师会套着聚氯乙烯墙壁上装置的半身防护服。这套系统是由美国印第安纳州的菲利浦·崔斯勒（Philip Trexler）于1950年代设计的，起初的设想是当作无菌环境，里面可以饲养无菌动物来进行医学研究。崔斯勒更喜欢别人称呼自己"崔斯"（Trex），他很快就梦想美国各地的医院手术室会安装他的隔离箱，以防术后细菌感染，但在1950年代及1960年代，新抗生素的激增似乎提供了更便宜也更容易的感染控制手段。后来，他在1966年进入英国皇家兽医学院，领导一项旨在为工业生产培育无病原猪的计划。当1970年代的非洲出现第一批埃博拉、拉沙热、马尔堡病毒出血热的病例

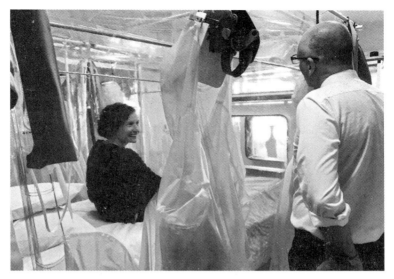

图 15　妮古拉·特莉坐在崔氏隔离箱内，隔着塑料墙跟麦克·雅各布斯医生说话（杰夫·马纳夫摄）

时，人们尝试使用改造的崔氏隔离箱来进行传染病隔离。于是它流行起来了。

　　当妮古拉爬进崔氏隔离箱来体验病患的视角时，麦克·雅各布斯示范了他提供照护的方法。他解释："首先，你会穿上这件空气外套来保持凉爽，它会向你吹冷空气。"然后他蹲下来，把手臂伸进防护服的袖子，把头伸进鼓起的类浴帘材料，好似在穿毛衣一样扭动它，使它落下来围住自己，接着他突然就现身在帐篷内，只不过完全包裹在一层塑料里。"你不是远离隔离箱，而是就在隔离箱里面，但显然又是在外面，如果你懂我的意思，"雅各布斯说，"你已经把自己套进里面了。"

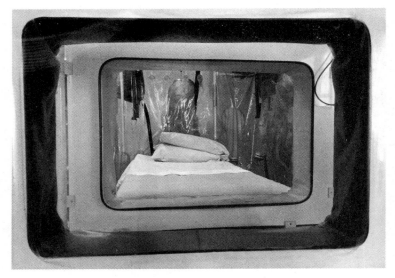

图 16　伦敦皇家慈善医院的崔氏隔离箱内部（杰夫·马纳夫摄）

　　崔氏系统的优点立即显现出来了，特别是在我们跟贝尔蒂纳托于威尼斯一起穿过个人防护装备之后。一层层塑料和泰维克防护服、头套、手套、靴子、围裙、面部保护装备需要整整十分钟才能正确穿脱，而且很快就会变得超级闷热，这就是为什么像卡西·希克斯这样的护理师在塞拉利昂治疗埃博拉病患时，一次只工作四十分钟。在皇家慈善医院的隔离病房，护理师一次轮班会工作十二小时，他们在调整起雾的护目镜或脱下泰维克防护服时，不会有意外感染的危险。事实上，雅各布斯说，任何人都可以在最少的指导下将自己"套进"隔离帐篷，这代表其他缺乏传染病训练的医疗专业人员甚至家人，都能安全地亲自探望病患。

　　雅各布斯告诉我们："我们非常清楚，对于像我们这样每两三年发生一个病例的低容量体系，使用不需要密集训练和保持训练的系统式生物防护解决方案时，维持安全照顾病患的能力变得容易多了。"崔氏隔离箱内的病患可以清楚地听到他的声音，更重要的是可以看到他的脸。虽然帐篷很宽敞且光线充足，但不难想象的是，在里面一段时间之后可能会出现幽闭恐惧症。"但我认为崔氏隔离箱的某些优势有点违反直觉，"雅各布斯说，"因为你必须权衡是使用崔氏隔离箱，还是穿戴会让你严重失去人性的个人防护装备。虽然病患被关在一个空间里，但其实崔氏隔离箱带来了远远更真实的人际接触，反而是如果有人一直穿着太空服进来，你又看不见他们的脸，这在某方面来说会更可怕。"

刚果的加护病房医生理查德·科扬（Richard Kojan）因为穿着个人防护装备治疗埃博拉病患而深感挫败，他在参访皇家慈善医院之后，最近设计出一种类似崔氏隔离箱的廉价临时帐篷，称为 CUBE 或生物安全紧急照护病房。2018 年 12 月，贝尼（Beni）设立了一间具有十八个 CUBE 的医疗中心，位于帕特里克·拉罗谢尔在刚果民主共和国的医院以南，几小时车程的距离。在美联社的一段影片中，一名医生套进半身防护服，俯身靠近一名患有埃博拉的妇女来帮她做超音波检查；隔壁还有一名丈夫探望生病的妻子，隔着塑料帘跟她微笑聊天。那名医生说："这种病房可以说是更有助于社交。"那名丈夫也同意，他说："当她看着我微笑时，我觉得我们又在一起了，而且她很快就会回家。"拉罗谢尔告诉我们："根据情况实验检疫方式和发挥创意是非常重要的。该怎么保护群体，同时提醒隔离者他们其实也是我们群体的一分子呢？"

有趣的是，崔氏隔离箱被改造使用的另一种情况是收容免疫不全的儿童，例如"泡泡男孩"戴维·维特（David Vetter），1976 年一部由约翰·特拉沃塔（John Travolta）主演的电视电影就是受到他的生平所启发。当维特于 12 岁过世时，他是第一个终生处于医疗隔离状态的人。他与世隔绝进行检疫，同时等待治疗上的突破。

研究人员发现，这种经历使他的空间和时间感严重扭曲。根据医学历史学家罗伯特·柯克（Robert Kirk）的说法，维特几乎不存在空间意识，而且"无限空间的概念让他感到困惑又恐惧"。与此同时，"由于时间决定了他周遭发生的所有活动，所以戴维发展出高度敏锐的时间感"。柯克写道："戴维是靠时间而非空间来学会如何适应世界。"

* * *

不意外的是，恐惧是对隔离的常见反应：对孤立的恐惧、对疾病的恐惧，最根本的就是对未知的恐惧。关于隔离的经历，留下来的历史证词很少，或许是因为其固有的、看似非英雄的被动性，隔离生活的强制空白往往会在回忆录和旅行记叙中略去不提。这些历史证词显示，一般而言，检疫一直是"一种最不受欢迎的制度"。这句话来自戴维·巴恩斯，他在记录费城检疫站的历史时，追踪了在这座建筑书写的信件及日记。他告诉我们："许多人谈到极端的无聊以及不耐烦，还有对生病的恐惧。"

历史学家亚历克斯·切斯－莱文森在关于地中海检疫的研究中引用了英国妇女格里菲斯（Griffith）太太的旅行回忆录。格里菲斯太太写道："直到现在，我才想到瘟疫。"她抱怨说，自己被马耳他检疫站收治一事产生了很讽刺的影响，使她"几乎害怕"生病。狄更斯在 1857 年的小说《小杜丽》（*Little Dorrit*）以马赛检疫所的场景作为开头，原本快乐的米格斯（Meagles）先生哀叹道："自从我来到这里之后，就一直患有瘟疫。我就像一个神志清醒却被关在疯人院的人。我无法忍受对这件事的怀疑，我每晚都会醒来，然后说：现在我明白了，它已经来了，我即将遇上它了。"

对于许多欧洲旅客而言，在检疫中度过的时间令人不安：突然之间，他们变成了外来者，因为出国旅行而变得过于危险及肮脏，进而无法回家，使他们重返文明社会的机会变得不确定又因情况而异。切斯－莱文森引用了东印度公司官员戴维·莱斯特·理查德森（David Lester Richardson）的检疫回忆录。理查德森写道，身处"如此明显和可疑的人群中，而且知道陌生人会害怕我们的触碰"，是一种非常"奇怪的感受"。

在 21 世纪，事实证明新冠疫情封锁最初也同样可怕。在武汉，有人将封锁令生效前后的那段时间形容为"可怕的五天"，当时"武汉大多数人都处于极度恐慌的状态"，而病毒就在城市中任意游走，"像妖魔一样随时随地出现，闹得大家惊恐不安"。

这种激烈的情绪几乎难以持续到检疫期结束，而且不久之后，这种经验通常会转变为忧伤情绪的小调集成曲：焦虑、寂寞、压力、悲伤，这一切都被无处不在又不可动摇的单调乏味所覆盖。正如加缪（Albert Camus）在小说《鼠疫》（*The Plague*）写的，在强制封锁数周后，"最初几个星期的愤怒抗逆已经被消沉替代了"。

在 2020 年，这种无聊和沮丧的情绪就表现在以下事实中：据报道，英国人在封锁期间有将近一半的清醒时间都在看 Netflix；美国的酒类销售量在大流行的最初三个月增加了 27%；世界各地有几百人在"无目的地航班"上花了数千美元。所谓的"无目的地航班"就是尽管有旅游禁令，仍为"那些想要展开翅膀的人"提供的环游旅程，途中还提供机上餐饮。

对于 1650 年代的热那亚隔离者而言，供他们缓解无聊的选项或许更不吸引人。根据克劳肖的说法，"安特罗神父建议，妇女可以通过缝纫及修补或制作衬衫、为婴儿包裹褓褛和教会装饰品、进行精神上的奉献来保持忙碌"。当然，这些活动非常类似于医疗拘留限制以外早已存在的娱乐选项。隔离的其中一个讽刺之处在于它会让人觉得日常生活是非自愿的，甚至是不可逃避的，因而变得难以忍受。

圣嘉禄·鲍荣茂（St. Charles Borromeo）在 16 世纪担任米兰大主教时劝诫信徒，他们不该期待享受隔离，而是应该回归隔离的理念根源。"每个人都应该准备好妥善利用这段时间，"他建议道，"并将隔离期的每一天视为大斋期（Lent）的神圣时光。"艺术家弗朗西斯·艾维（Francis Hervé）在 1830 年代奥地利与匈牙利卫生边界上的泽蒙［Zemun，当时称为塞姆林（Semlin）］接受隔离时写道，他的旅伴就缺乏这种精神支柱，在隔离期第一天写信，第二天清点自己的旅行花费。"但在第三天之后，他没有办法驱赶烦躁的情绪，而且不断嘟嘟囔囔抱怨，"艾维写道，"他会在 8 点钟上床来消磨一些时间，但那样的权宜之计也没有帮助，因为他发现自己这么早就寝是无法睡着的。"

"无聊只是一种信号。"在佛罗里达大学研究无聊这种情绪的心理学家艾琳·魏斯盖特（Erin Westgate）解释："它会警示我们，我们正在做的事没有意义，或是我们没有专注参与。"美国人在新冠疫情封锁期间对这种信号的应对方式千差万别，包括通过社交媒体狂刷负面消息，挑衅违规者和不戴口罩的人，不断打开冰箱门来提振精神，或者只是倒一杯饮料。（魏斯盖特的研究显示，酒精确实能有效压抑无聊的情绪，"至少暂时压抑"。）

其他人则发现了更高尚的应对策略，包括为邻居缝制口罩及运送食物、烘焙酸面团、学习语言、制作 Zoom 歌剧，或者单纯沉浸在大自然或自家周遭的美好事物中。历史上充满了这种令人羡慕的生产力案例，比如法国诗人兼政治家阿尔方斯·德·拉马丁（Alphonse de Lamartine）声称自己是在泽蒙隔离期间写下了备受赞誉的游记《东方之旅》（Voyage en Orient）的塞尔维亚部分；英国政治家本杰明·迪斯雷利（Benjamin Disraeli）也不遑多让，在 1830 年夏季关在马耳他检疫站期间创作了两本小说的草稿。在狄更斯的《小杜丽》中，米格斯先生最终怀念起他逗留在马赛检疫站的时光。"但是，上帝保佑我！"米格斯先生一边津津有味地搓着手一边喊道，"隔离是一件极其愉快的事，不是吗？你知道我常常希望自己能重返那里吗？我们这群人相处得很好呢。"

事实上，19 世纪见证了一种新文学次类型的短暂繁荣。在这种文学次类型中，检疫站悠闲又必然全球性的环境成为发现共通兴趣，甚至萌发恋情的场景。[1830 年发表在《纽约月刊》的甜蜜短篇故事《爱在隔离时》（"Love in a Lazzaret"）就是该文类的经典，来自美国北方的旅客德拉诺（Delano）对一位医疗拘留的同伴产生"最无法抵赖的症状"——这里指的是爱情，而不是霍乱。〕正如文学学者凯莉·贝齐奥（Kelly Bezio）所写的，"隔离叙事努力将所有民族的共同人性描绘成一种慰藉的来源"。可惜的是，这种关于隔离的统一与分离力量的观点非常罕见。

两个世纪之后，新冠疫情大流行促使以隔离为主题的情色作品兴起，其中包括涉及免洗消毒液、Zoom窥视症、被迫和陌生人一起隔离的色情故事。魏斯盖特的研究还包括了她所谓的"混蛋研究"（the jerk study），她会在这种研究中强迫受试者观看一部极其无聊的影片，然后让他们选择通过按钮来拿走别人的钱，理由只是为了有事可做。她的研究呈现出具有说服力的证据，显示如果无聊的人只拥有糟糕的选择，就会做出伤害自己或他人（或两者皆有）的行为。相反地，如果同一群无聊的人也可以选择给别人钱，那么几乎每个人都会照做。她说："不过，如果你没有给他们选择，他们就会四处张望然后说：'我没有事可做，所以我要做坏事了。'"

她继续说，从这项研究推断到隔离的单调乏味，显示当局或许不仅应该提前思考隔离的后勤问题，也应该思考隔离的体验，即隔离的原因，以及地点、内容、方式。"只是说'大家回家并待在家里'是不够的。"魏斯盖特说："你应该试图在隔离期为人们提供有意义的事来做。不一定要是快乐的，只要是丰富心灵的经验就好。"

＊＊＊

"我之前跟你们谈话时，觉得自己像个专家，"马丁·赛特隆
说，"但我现在发觉，我在隔离上还有很多需要学习的地方。"在
新冠疫情之前，赛特隆比我们认识的所有公卫官员都要花更多时
间在阅读、思考、讨论隔离上。对于隔离带来的挑战和伤害，应
该没人比他准备得更好。然而，当我们在新冠病毒大流行发生的
几个月后跟他交谈时，即使是他的笑声都显得苦涩极了。他告诉
我们："在美国人民分裂的选举年期间，试图在带有生存威胁的
实时环境下跟非专家一起使用一种过时又可怕的公卫工具，我根
本无法形容这有多困难。"

对于已经应用在升级检疫上的所有技术、法律、伦理、建筑
巧思而言，当我们需要尝试这些巧思来遏制 21 世纪第一场全球
大流行时，美国疾病控制与预防中心和美国各地的公卫当局大多
彻底失败了。新冠病毒并没有让这场挑战变得容易。正如赛特隆
所说的，新冠疫情的空气传播模式及无症状传染使它"既能快速
移动又具有潜伏性"。

众所周知的是，美国疾病控制与预防中心在尝试施行快速准
确的检测时失败了，这使病毒在小区中传播，以至于遏制疫情的
唯一选项是大规模检疫或封锁。以美国为首的各个国家之所以很
难控制新冠疫情传播，其中有许多原因很容易预测——事实上，
大多数原因公卫学者已经概述过了。二十年前，美国外交关系协
会的网络安全与全球健康专家戴维·菲德勒（David Fidler）详细
描述了美国容易受致命微生物侵袭的几种方式。他首先指出，当
公卫权力归属于地方层级时，联邦结构会以破碎又不协调的方式

应对大流行。菲德勒补充说，"着重在保障个人权利及限制政府权力的法律系统"也是隔离和其他保持社交距离措施注定失败的法律系统。"在这样的系统里，全体公民总是会警惕及怀疑政府侵犯自己的权利，这产生了一种不信任的氛围，会对抗政府遏制流行病的工作。"

菲德勒写道，美国数十年来一直忽视公卫基础建设。"人们忘记了，'法治'超越而且必须超越仅仅白纸黑字的条文。为公共利益行使的法律权力必须有资源、人员、训练、装备的支持，才能有效行使法律管辖权。"

尽管有马丁·赛特隆和卡西·希克斯的努力，有泰德·西斯拉克的美国国家检疫中心，以及无数的会议、模拟、桌上模拟演习，但在菲德勒的论文发表以后，这二十年来的变化仍然不够。美国疾病控制与预防中心的公卫法律计划主任马修·潘（Matthew Penn）证实了我们的猜测，也就是很少有专家考虑过隔离的所有步骤，甚至是任一步骤。"隔离能在哪里进行呢？"在2019年5月举行的全国大流行防范高峰会上，潘向一屋子的法官及法院官员反问。"人们会占据空间，他们会待在某些地方，但谈到规划、后勤时，隔离会怎么进行呢？我们的法律对这些事只字未提。"

潘显然热衷于解开地方、州、联邦判例法相互交织的奥秘，他花了二十分钟时间询问一个接一个尚无解答的问题，偶尔停顿一下来加强戏剧效果。他问道："不配合隔离的处罚是什么？"毕竟，接受隔离的人或许应该待在家里，但强制隔离又是另一回事了。"假设有个处于隔离令之下的人真的离开家了，"潘继续说，"会有罚款吗？会逮捕他吗？谁要逮捕他？我可以告诉你，法律有时候不会说明这些问题的解答。"

潘在加入美国疾病控制与预防中心之前，是南卡罗来纳州卫生部的专职律师。南卡罗来纳州确实有一条在 1954 年通过的法规，要求县治安官、警官和警员协助执行隔离令。潘说，当他在工作中与执法人员交谈时，他会询问他们对这条法规的看法。只有少数人听说过这条法规；大多数人表示他们不打算做这种事。潘说："我在南卡罗来纳州各地都会听到：我们不会干这种事的。"

对于听过潘演讲的人而言，美国各地的县治安官普遍拒绝在新冠疫情期间强制禁止大型集会一事并不意外。对于任何读过菲德勒论文的人而言，抵制公卫命令（比如拒绝戴口罩来保护自己与他人）似乎同样必定会错误地成为捍卫美国宪法自由的象征。

马丁·赛特隆评论道："令人惊讶的是，全球社会居然几乎无法应用已经被详细研究的历史案例，并切实运用这些教训。"他研究 1918 年流感大流行期间公卫介入措施的效用与时机，这项研究不仅塑造了美国应对大流行的指导手册，也建立了世界卫生组织应变架构的基础。韩国等其他国家则使用美国疾病控制与预防中心的计划，尽管他们付出了巨大的代价，却在很大程度上成功遏制了新冠疫情。

赛特隆告诉我们："我应该更关注 1918 年的政治情势和背景的，这样我就会察觉，某些成败因素会取决于领导能力、沟通及协调。"在新冠疫情期间，美国公卫应变措施几乎立即就被政治化，而这个国家对于科学专业的信任也早已被严重侵蚀。"我们训练了许多国家，告诉他们这些措施的推行方式及重要性，"赛特隆说，"结果就变成这样了：世界上其他成功遏制疫情的国家都在使用这种策略和美国政府的知识力量，但是，"他摇了摇头说，"我们自己的领导阶层却嗤之以鼻。"

赛特隆承认，另一个盲点在于把隔离与其他类似措施视为公卫工具，也就是在特定情况下延缓疾病蔓延的工具，而非将其视为一种必须实施并持续数月的生活经验。这是我们一再注意到的落差：在许多次大流行模拟时，我们看到参与者会实施隔离，然后就继续跳到下一个挑战，想当然地认为隔离会如预期般发挥作用。"我参与过的大多数活动都非常重视开头做了什么，然后快速跳到结尾阶段，"赛特隆说，"没人重视中间阶段，但那才是最困难的部分。"

他告诉我们，在现实中，能在新冠疫情这样的大流行期间控制传播和减少死亡的限制措施，必须比看似合理的时间更早实施，也必须比看似合理的程度更加严格，而且这些措施必须持续一段长到磨光所有人耐心的时间。

"我们美国就没有勇气去做这件事，"赛特隆深深叹了一口气，说道，"这真让我感到惭愧。"

第三部

动物、植物、矿物、外来物

第六章

边境生物学

大多数蜘蛛都是独行侠，但被演化生物学家诺瓦·品特－沃曼（Noa Pinter-Wollman）豢养在洛杉矶实验室中的蜘蛛则是例外。这些小型、浅棕色、表面毛茸茸的非洲群居型蜘蛛，生活在可容纳数百只个体、丝线错综的巢穴结构中。而群体中的亲属关系又更紧密地交织在一起，其中的处女蜘蛛"阿姨"（auntie），会牺牲自己作为下一代的食物来源。

和人类一样，群居型昆虫从共同生活中获得了无上好处：通过集体合作，品特－沃曼的蜘蛛能够捕捉比它们自己重上十倍的猎物，还能织出更密集、更坚固的网作为庇护与屏障，以躲避饥饿的鸟儿。然而，和人类社会一样，社会化的缺点，就是个体间的紧密也增加了感染传染病的风险，尤其如果环境潮湿，真菌病原体就得以在巢穴中迅速传播，不到几天就能消灭一整个族群。

在品特－沃曼的蜘蛛研究里，每只蜘蛛都会被涂上一点霓虹漆以方便辨识，她发现作为一个群体，蜘蛛们会根据染病风险来调整自身行为，在取得食物和避免感染之间精心打造一套平衡。比较勇猛的蜘蛛们在干燥的容器中，主导着贫瘠狩猎场上的一切；另一群谨慎的同伴则在潮湿环境中更占上风。换句话说，面对染病的风险，它们就像在进行一场"蜘蛛隔离"。

品特－沃曼做的研究非常少见，她从几十年前就开始关注那些并非人类，却过着社群生活中的生物，如蚂蚁、蜜蜂、白蚁、蜘蛛，包括它们是如何设计巢穴结构、如何调整行动，避免暴露于疾病之下的。

这项研究背后有一个常见的假设：几千年来，所有社会性物种都必定受制于这些棘手的权衡取舍，或许正因如此，社交距离和隔离的背后，蕴含了一些更深刻的演化法则。品特－沃曼的蜘蛛与中世纪威尼斯城的官员可以说是在同一条船上（更正确的说法是在同一个塑料箱里），那时候的官员不得不在东方贸易与黑死病的浩劫间权衡轻重，或者时间拉近一点，美国各州州长也在对经济重启展开谈判，同时又要拉平新冠疫情的染疫曲线。面对不确定却真实存在的风险，非洲群居型蜘蛛和政府官员的反应都会有些犹豫、拖延，甚至去限制某些行动，来尽力做到两全其美。

早期研究已经显示，某些受传染病影响的行为是不分物种的。当蜜蜂被它们最大的天敌瓦螨攻击后，通常不会马上返回巢中，而是会先自我隔离，避免把疾病传播给同巢的伙伴；同样地，当花园蚂蚁在找寻食物途中发现了致命的真菌孢子，它们便会拉长在外头逗留的时间，以和巢内伙伴保持距离。甚至连吸血蝙蝠也被发现会在生病时减少和其他蝙蝠同伴的互动。另一个稍微没那么相关的是，白蚁在疫情暴发时往往会出现蚕食幼虫的举动。经常与品特－沃曼合作的数学家兼流行病学家妮娜·费弗曼（Nina Fefferman）将白蚁食子的行为比拟为人类学校停课，是一种为了消弭那群最容易受感染、最有可能传播疫情者风险的做法。人类早就通过观察昆虫学到了几招，这并不令人意外。品特－沃曼就指出：蚂蚁可是比人类更资深的建筑工。她表示"这些结构早已通过了数千年的压力测试"。比如说，从蚂蚁通过瓶颈的方式我们可以学到，在人类建筑物的紧急出口前放置一根杆子，反而可以加快疏散速度，因为这能引导人流从两侧移动。

最近，费弗曼把品特－沃曼对昆虫社会中疾病传播的观察应用在人类世界。品特－沃曼解释道："在蜜蜂和收获蚁的世界中，工作运行是非常团体中心的。"蜜蜂的上半生由照顾女王蜂和幼虫展开，长大后便出外做工；而收获蚁直到临死前，都还在蚁群的垃圾堆里工作。品特－沃曼表示："这种分工方式，意味着最可能被感染的个体必须尽可能远离巢穴内部。"在昆虫的启发下，费弗曼发展出了一套以群体为基础的公式，供大公司重组劳动力，这种方式不仅能在疾病流行期间维持生产力，更能降低员工感染概率。

当然，品特－沃曼也马上提醒我们，我们仍不能完全确定昆虫演化出这些行为和社会结构，究竟是为了抵御病原体，还是另有目的，疾病控制只是附带效益。在疫情迫使她关闭实验室前，她原本正要着手研究另一个问题：蚂蚁之所以改变巢穴结构，是否为了要因地区状况制宜？在充斥病原体的环境中，蚂蚁是否会建造更小的通道来连接不同巢室、故意牺牲一定程度的觅食效率，以减缓疾病在巢穴中蔓延的速度？当然，我们知道在某些情况下，某些物种认为隔离行为根本不划算，比如刚果的猩猩成群生活，很可能会死于埃博拉病毒，但母猩猩和小猩猩一旦落单，反而更容易死于其他原因，所以它们不分开。对某些动物来说，隔离和隔绝比疾病本身更危险。

谈到埃博拉这类疾病，会发现能跨越物种的不只行为，病原体亦是。事实上，人畜共通传染病（zoonoses）或是从某些动物传到人类身上的疾病，造成了无数瘟疫，以及过去五十年出现的大多数传染病。从历史上看，科学家认为牛带来了麻疹，可能还有结核病。猪只可能是腮腺炎的最初宿主，甲壳类动物则是霍乱的源头。人类从绵羊或山羊等食草动物身上染上了炭疽病。另外，就像导致黑死病的鼠疫杆菌一样，天花病毒最初也源于啮齿动物。（即便在今天，这些被遗忘的疾病仍会从动物身上朝人类进攻，在 2019 年，新罕布什尔州一名女性在吸入了马利牛皮鼓皮上的孢子粉尘后，染上炭疽病并传染给了小区的打鼓圈，除此之外，人类每年都面临许多类似的瘟疫，也经常被接触到雪貂或土拨鼠尸体的宠物感染。）

许多人畜共通传染病都是通过病媒传播，像是蚊子、虱子或跳蚤，也有些通过空气或血液传染。就如同新冠肺炎，这种传染病大多来自野生动物，但像会引起脑炎的尼帕病毒或高致病性禽流感则会以家畜作为中间宿主。1918 年的大流感，是现代历史中除了新冠大流行外最严重的一次，它的源头是禽鸟类，虽然许多科学家相信是家猪扮演了病毒的"混合炉"，促进了病毒向人类的传播。某些人畜共通传染病无疑具备了掀起下一波全球大流行的必要条件，随着人类不断向未开发地区扩张、气候变迁导致物种分布改变，专家一致认为，新冠疫情只是人畜共通传染病大暴发的头一炮，且诚如我们已知道的，它们足以使生活完全停摆。

要想揭秘隔离背后的原理和其影响，不仅需要跨学科研究，更需要跨物种研究。正如我们所见，隔离不仅是卫生官员和医生的事，也是建筑师、人权律师、监狱改革者、邮政历史学者的事。是时候撒下更大的网了。对亚里士多德体系下的三大王国——动物、植物、矿物而言，隔离意味着什么？除此之外呢？

* * *

2002 年，美国海军海豹部队（SEALs）在阿富汗东部的地下建筑内大举搜索基地组织的网络和行动情报。时任参谋长联席会议主席的退休四星上将理查德·迈尔斯（Richard B. Myers）指出，美军在这次任务中取回了数十本笔记本和秘密文件。其中一张手写表格特别引人注目。表格中用铅笔写了满满五栏、列出十六种不同的病原体，以及它们的潜伏期、死亡率和传播途径。

第一项就是肺炎性鼠疫，这是一种因吸入导致黑死病的细菌所引起的疾病，死亡率介于 35%—100%。往下还有许多曾经暴发过、我们耳熟能详的疾病，例如霍乱和炭疽病。然而，迈尔斯留意到，名单上大多数的病原体都是针对动植物，如稻瘟病、口蹄疫、禽流感、猪瘟和麦类秆锈病。

美国的情报部门早已怀疑基地组织对生物武器感兴趣，而这些笔记坐实了这一想法，如迈尔斯所说："他们确实在这么干。"在那年，另一个情报来源指出，一群基地组织成员辗转从阿富汗逃到伊拉克东北部的山区，并在那儿用狗和山羊来测试各种病原体。

"据我所知，他们还没有到将这套搬上战场上，"迈尔斯告诉我们，"但从纽约世贸中心的事件可以发现，基地组织从未放弃这个念头，你不能视而不见地觉得此一时彼一时、觉得他们搞不好已经打消念头了。"他用沙哑的中低嗓音警告道："我认为还有其他机密档案，会让人发现事情并不简单，但我不知道，也说不清。"

以美国牲畜或农作物当作生化攻击目标，其可能性在国防圈中备受争议。一方面，这种攻击甚至在 1975 年《禁止生物武器公约》明文禁止之前，就已经非常罕见了。在二战期间的"素食行动"中，英国制造了五百万个带有炭疽孢子的"牛饼"，计划空投到德国牧场；美国则囤积了大量麦类秆锈病和稻瘟病库存，以瞄准苏联的小麦作物和日本的稻田。然而，只有日本人于 1940 年真正在蒙古使用过动植物的病原体。（这种不确定性点出了生物战的优点，或从不同角度看也可能是缺点：除非是实验室开发的新型病原体，否则很难证明疾病暴发到底是蓄意攻击，还是人类或大自然意外引起的。）

然而，尽管在全球都被禁止，许多生化战研究仍在进行中。2014 年，一台布满尘土的戴尔笔记本电脑在叙利亚北部伊斯兰国家组织的藏身处中被发现，它后来被《外交政策》杂志称为"末日笔电"，其中包含了生产和传播生物武器的详细说明，以及一条允许他们这么做的伊斯兰教敕令。美国国防高等研究计划署（DARPA）最近展开了一项名为"昆虫盟友"的计划，旨在创建一支昆虫大军，可以将定制的基因编程病毒注入农作物。计划经理布莱克·贝克斯汀（Blake Bextine）声称这个计划旨在协助保护国家的小麦和玉米，但显然这种科技也具有攻击性用途。在2010年，美国两党的防止大规模杀伤性武器扩散和恐怖主义委员会得出结论：美国遭到生化攻击的可能性，比被核武攻击的可能性还大得多，并将美国的准备状态评为 F 级。

正如迈尔斯所说，农业是一个"软肋"。美国对农场保护不足，要制造和部属相关病原体并不是特别困难或昂贵。（口蹄疫病毒很容易传播，生物恐怖分子可以将污染的卫生纸或抹布丢到田野中，消灭整个牛群。用约翰·霍华德的术语来说，纸和布就是"易受感染的物质"。）

美国农业高度集中，全国四分之三的蔬菜仅在三个州种植，而 2% 的饲养场要供应全国四分之三的牛肉。更重要的是，我们种植的大部分作物的基因都是相同的。四家公司销售了全球八成以上的种子，尽管它们各有不同的杂交品种，但许多种子都具有相同的 DNA。根据美国农业部的说法，在全国的荷斯坦牛中，四分之一的遗传物质只来自五头公牛，一头名叫契夫的种牛就贡献了当中的近 14%。单一栽培的作物格外容易受到疾病影响，统一的基因构成对害虫和病原体而言，就像一顿吃到饱的自助餐。

美国前卫生和公共服务部部长汤米·汤普森（Tommy Thompson）在 2004 年时说："我完全无法理解为什么恐怖分子还没攻击我们的食品供应，这真的易如反掌。"

* * *

"早在'911'之前我们就开始关注农业恐怖主义了。"前癌症研究员罗恩·特里温（Ron Trewyn）自夸道。他曾协助将美国新的堡垒式联邦生物安全实验室带到堪萨斯州的曼哈顿镇（"小苹果"是这个草原小镇的代名词）。1991 年，特里温担任堪萨斯州立大学的研究副校长，与当时的新进教职员南希·贾克斯和杰里·贾克斯共事，这两人曾担任军队兽医，而且在弗吉尼亚州雷斯顿的隔离设施中与猴子一起工作时，暴露于埃博拉病毒株中，这也为理查德·普雷斯顿（Richard Preston）的作品《血疫：埃博拉的故事》（*The Hot Zone*）带来了精彩的叙事张力。

我们与特里温初见于他在安德森大楼的地下室办公室，这原是一处哥德式城堡外观的应用农业大楼，伫立于学期末冷清的校园，朦胧的灰色天空中隐约透出城堡的钟楼。大平原上臭名昭著的夏季雷暴雨，使得办公室的有机玻璃加固窗户也开始漏水。"已经在请人处理了。"特里温指着新密封的窗笑道，渗入建筑物的水使得窗户周围的油漆被晕染开来。"我离题了。总之，其实杰里在为军队管理全球生物防御条约办公室，所以他知道有些人仍在研究生物武器，而且一些人把农业视为目标。这也让我们占得先机。"

想为牲畜诊断出致命疾病，并开发治疗方法和疫苗，研究人员需要在实验室中与动物合作。但是，从贾克斯夫妇的经验可知，不小心感染或泄漏疾病的风险也不是闹着玩的。尤其像口蹄疫这种极具传染性的疾病，未经农业部长书面许可，是不得将活病毒株带进美国境内的。唯一得到授权的只有梅花岛（Plum

Island）上的动物疾病中心，它建在一个面积和中央公园差不多大的低洼小岛上，距离康涅狄格州海岸约十二公里。（电影《沉默的羔羊》中的杀人狂汉尼拔·莱克特说要去那儿旅行，还喃喃自语道："听起来真迷人。"）

但梅花岛已在 1954 年开放，岛上的设备不仅老旧，甚至没通过处理最高管制等级病原体所需的认证：生物安全第四等级（BSL–4）。根据美国疾病控制与预防中心的说法，第四等级的微生物是"危险的、外来的、有高风险通过气雾传播感染"。它们通常可以感染动物和人类，并且没有已知的治疗方法和疫苗，例如埃博拉，以及近期出现的其他出血性传染病，如尼帕病毒和亨德拉病毒。目前世界上只有三处设施有能力处理生物安全第四等级的大型动物，这也意味着在疫情暴发期间，美国研究人员若需要空间进行实验，还不得不求助于加拿大、澳大利亚或德国的同行。

历经了"911"事件、炭疽病邮件攻击，以及迈尔斯在阿富汗和伊拉克北部的惊人发现之后，美国国土安全部终于表明：美国该建立自己的第四等级大型生物安全设施了。在进行全国性的新址探勘之前，他们一度考虑把梅花岛的设备大升级，但事实证明这个选项所费不赀，因为需要船运建材，而且长岛和康涅狄格州的居民也不太欢迎。当时，特里温和贾克斯夫妇已经在学校里建了一座第三等级的实验室。这座生物安全研究所于 2008 年开幕，预示了位于美国农业中心地带的堪萨斯州曼哈顿市，将顺理成章成为特里温和前参议员汤姆·达希尔（Tom Daschle）口中的"生物防御硅谷"。来年，国土安全部宣布：新的国家生物和农业防御设施（NBAF）将比邻而建。

不可否认，也有些声音质疑：将处理世界上最具破坏性的大型动物疾病实验室建在这里，可能并不明智，堪萨斯州乳牛与人的数量比为二比一，而全美十分之一的乳牛都在堪萨斯州曼哈顿的方圆 320 公里之内。一旦口蹄疫病毒意外泄漏，将会迅速感染附近各州的牛，也就是全美将近一半的牛，造成高达 500 亿美元的损失。在微生物学家罗讷德·阿特拉斯（Ronald Atlas）给美国国家科学院的报告中，国家生物和农业防御设施这项长达五十年的计划，发生泄漏的概率是骇人的 70%。

另一份美国政府责任署的报告也给出这样的结论，认为国土安全部没有足够证据断言口蹄疫能在美国本土被妥善控制。与此同时，得克萨斯州生物和农业防御联盟也立即提起诉讼，并附上一份长达五十页的投诉清单，因为他们心中首选的圣安东尼奥址只名列第二，他们抗议此次选址有政治意味。诉状 103 条中还补充：任何熟悉《绿野仙踪》的人，都应该知道堪萨斯州著名的危险龙卷风。（几个月后，该诉讼在无异议的情况下被驳回。）

作为响应，国土安全部对设计进行"强化"，以抵御已知强度最高的五级龙卷风，并委外进行另一项风险评估，判定病原体意外泄漏的可能性为 0.1%。2023 年开幕后，这项国家生物和农业防御设施将会以卓越的工程控制系统，来取代海洋的天然屏障——就如位于内布拉斯加州奥马哈市新设立的国家检疫部门一样。

放眼这片偌大的工地，似乎采用了大量混凝土。"都足够盖一条从这里到俄克拉荷马市的人行道了，"特里温说，"我想这大概有四万六千立方米，要倒上两年半。"这个厂址原本禁止进入，但我们在附近饭店喝咖啡时，遇上了建筑师尤金·科尔（Eugene Cole），他在领头设计美国疾病控制与预防中心的新兴传染病实验室之后，来到了国家生物和农业防御设施，他带我们参观了混凝土以外的部分，虽说这混凝土其实也具备高性能，它内建化学控制反应，会在凝固之后膨胀，不会留下接缝。

科尔是个声调温柔的南方人，也是生物传染防护设计这个小圈子的明日之星。他原本热衷动物福利而进入兽医学校，但后来意识到自己不想余生都泡在甲醛味里。他为美国疾病控制与预防中心设计的十八馆（Building 18）获得了多个奖项，也被《研究与发展》杂志的年度实验室专题中特别提及，令他高兴的是，此次国家生物和农业防御设施将获得领先能源与环境设计（LEED）认证，这在该领域可是难如登天的事。

对科尔来说，采光与社交空间几乎和技术规格一样重要。他形容个中挑战："我该怎么让这个空间被最优秀的研究人员青睐，同时还要抵抗龙卷风？"并说，"通常符合生物安全第四等级的场所都没有太多窗户。"

也就是说，"防护"无疑是国家生物和农业防御设施最主要的功能。科尔告诉我们他打算偷做的窗户既防爆又防撞，外头还有金属铁窗，以符合美国核能管理委员会对强风防御的指导方针。"但是，对龙卷风而言，压力才是最棘手的"，他说道。此次第四等级的房间采用"盒中盒"的原则打造，用外围的正压作为内部负压实验室的缓冲，确保空气可以一直被吸往建筑内部，而不会消散到大气中。

负压涡流可能在缓慢移动的风暴中心形成，如此似乎会对这个系统构成威胁，但科尔向我们保证，国家生物和农业防御设施会在机械核心处安装一个气压参考回路，这样它就不会因为外部气压突然下降而被甩出去。为求保险，科尔还做了他所说的"密封完整性测试"，通过制造一个封闭的负压气泡，来检查嵌入的管道系统和周围的混凝土在暴风雨状况下，是否会破裂或漏水（结果没有）。

正如他所描述的，第四等级生物安全实验室就像一个夹心蛋糕，研究各种细菌的实验室位于污水处理楼层的上方，在过滤层、机械层和通风用的"顶楼"下方。这些管道、电线和送风管都有各自独立的空间，但同时又要便于定期检测和维护。科尔指出，实际上这占了国家生物和农业防御设施的营运预算中最大的一部分，单单运营一个生物防御设施的成本，就远高于研究的花费。"很多时候，设计的重点都摆在科学上，"他说，"但这是一个天大的错误。"科尔和同事们在蜿蜒的管道中设计了一个通道，以便快速、轻易地进出，并结合了计算机化的维护管理系统，让维修人员能很快知道哪里出了问题。

实验室楼层的通道同样经过精心设计，人、动物和物品只能朝一个方向移动：从"冷"到"热"或从"干净"到"受污染"，先是经过熏蒸廊道、化学浸泡槽，到高压灭菌釜后排出，如果以人来打比方，就像是经过两次化学淋浴和一次一般淋浴，每个步骤都有独立的气闸。（梅花岛最为人诟病的一点就是，研究人员基本上必须共用淋浴，相邻廊道只用帘子隔开。"时代不同了"，科尔说。）

无论位于何处，第四等级的生物安全实验室基本上都差不多，然而就如同我们在皇家慈善医院隔离设施中看见的，英国有自己的一套防护文化。综观世界各地，研究人员在处理高级别病原体时，往往身着加压的月球装，但波顿当（Porton Down，英国最机密的国防科学与技术实验室）的研究人员则使用安装了手套箱的生物安全柜来存放老鼠这类小动物，而像猪这种大动物则会被关进崔氏隔离箱。"像一个大型生物泡泡"，科尔说，显然他不支持这种做法，因为研究人员必须"先爬进去再钻出来，看起来很像米其林宝宝，怪透了"。

除了扩建之外，国家生物和农业防御设施也为旁边的生物安全研究所升级。包括改进动物尸体的处理方法。"相关技术在不断发展中"，科尔说。旧有的设施中有一组组织消化器，可以将动物溶于碱性溶液中，只剩"骨头的踪影"，也就是去除所有有机物质，只留下骨骼和牙齿的磷酸钙轮廓。前者会被抽干和焚化，而后者（氨基酸和肽的皂化溶液）已经达到无菌状态，可以排放到下水道系统中。

唯一的问题是，溶液中仍然充斥着有机物，很容易超过污水处理厂的容量，因此在每次排放之前，研究团队必须先打电话给市政府，"看看他们是不是已经可以处理那些黏糊糊的溶液了"。这通常在深夜进行，曼哈顿的居民正在家熟睡，浑然不知动物的尸水流正悄悄流经城镇下水道。

然而，科尔指出，在国家生物和农业防御设施中"不会排放任何尸体物质"，相反地，设施中有两个热组织高压釜，"基本上就是一个装有桨的大压力锅"，他解释。由此得到的溶液经过一定程度的杀菌，可以作为安全的堆肥，但是出于谨慎考虑，溶液会先被装入 55 加仑的桶中焚化。科尔向我们描述大楼的并联过滤装置、双馈电系统、二级变电站和备用发电机，"一关接一关"，他说。

地板是最让科尔引以为傲的部分。国家生物和农业防御设施的地板不使用可能碎裂、剥落的乙烯基或瓷砖，而是使用一种化学涂层，这种化学物在分子水平上能与混凝土结合，形成防水层，方便反复消毒清洁。同时，为了确保牛、羊和猪不会滑倒，还需要在里面混合一些沙砾，但也不能多，以免让它们的蹄子磨损、不舒服。

由于从来没有人科学地测定合适的沙砾量是多少，所以科尔决定在地下室自己试做。他买了一台机器，用来测试鞋子在地毯上的防滑性，并说服堪萨斯州立兽医学校的尸检实验室捐给他一些动物蹄子。他解释："这就像你的脚趾甲一样，只是大了点。"科尔将一堆蹄子装到机械鞋楦（一个人脚形状的模）上，然后让它一遍又一遍踏地，他则在旁边测量地板材料的摩擦力和耐用性，以及蹄部磨损的状况。他笑着说："我妻子不太喜欢。"尽管如此，他十分满意最终的地板成果：易清理、适合动物的蹄子，还完全防滑。他已经发表了这项研究结果，希望它成为新的国际标准。"我们都有强迫症，"科尔笑着承认，"但如果要进行防护设计，本来就必须操心各种细节。"

* * *

尽管做了这些努力，"人为疏失"恐怕还是传染性物质从国家生物和农业防御设施泄漏的最大可能因素。综观历史，这正是隔离检疫所的罩门。"大家心知肚明，问题永远跟人有关。"特里温说。国家生物和农业防御设施持续培训、记录各种保存要求，采取两人同行的伙伴系统，也不允许工作人员把鸡带出，以防他们将跨物种的病原体带进家门。（疾病一旦成了禽流感就会引起高度关注，因为如此一来，病毒就能轻易跨越各种边界。）

在国家生物和农业防御设施工作的人都要接受背景调查和安检，以减少内部风险。这座建筑的设计是，若要深入收容空间，必须通过脸部辨识、密码检查等层层关卡。特里温告诉我们，在海豹部队的白帽安全团队的建议之下，他们已经将学校的纯种牛部门迁到离国家生物和农业防御设施更远的新址，这个部门专为学校提供养牛业的实习培训。特里温解释："一旦国家生物和农业防御设施启用，外界往往认为会有动物被毒死，但设施本身是无辜的，这只是人们的观感。"

在另一份报告中，国家研究委员会投诉国土安全部的风险评估是一份"对人为疏失的过于乐观、未经证实的估计"（国土安全部甚至没有量化恶意或蓄意行为的可能性）。的确，梅花岛有多次差点酿下大祸的记录，世界上其他类似设施也是如此。但特里温认为：即便冒着病原体意外泄漏的风险，也仍然值得一试，因为这些疾病最终可能还是都会进入美国，并造成同样无法估量的损害。他再一次以英国为例，指出在 2007 年，口蹄疫从珀布赖特研究所（Pirbright Institute）泄漏到萨里郡的乡村，幸好因为大雨和管道老化，病原体很快就被捕捉、控制住了。在第一起病例发生后的几个小时内，全国的畜牧活动马上暂停，病毒在仅感染了八个农场后的两个月内就被消灭。特里温总结：这套系统确实有效，尤其如果与六年前另一个事件相比，就可看出两次的结果截然不同。

那次事件暴发于2001年的英国诺森伯兰郡（Northumberland），当时疑似有人从亚洲非法进口了被污染的猪肉，并加进一批未妥善消毒的猪食中，遂引爆了持续近一年的全国性口蹄疫流行病，导致六百万头羊、猪和牛死亡，至少六十名农民自杀。士兵被派来协助扑杀受感染的牛群，英国的乡村沦为动物火葬场，推土机把僵硬的尸体铲成堆焚烧，旅游业损失了10%的收入。要计算传染病暴发下的损失，几乎和风险评估一样棘手。扑杀、处理生病动物是一回事，但即使还有一些牲畜幸免，也没地方可卖了，更遑论还有进出口限制。动物疾病虽不太可能导致饥荒，但国家供应中断可能会造成肉价飞涨，让消费者怨声四起。

在1902年，当时犹太牛肉（kosher beef）的价格从每磅12美分飙涨至18美分，纽约下东区的妇女就开始暴动了，许多人打破窗户，乱扔牛排。而在近几年，全世界有四分之一的猪死于非洲猪瘟，绝大部分美国人从没见识过如此致命的疫情大暴发。目前还没有疫苗，但国家生物和农业防御设施希望可以研发出解药，研究人员也正在研究如何改造猪的基因组以产生抗体。在中国，非洲猪瘟已经摧毁了至少四成的猪，猪肉价格翻了超过一倍。这可是大问题，毕竟猪肉制品之于中国的意义，不亚于汽油之于美国。

在疫情暴发期间，不法分子往往也会伺机而动。根据新华社2019年的报道，犯罪集团开始使用无人机将被污染的饲料空投到疫情尚未肆虐的农场，然后再主动以扑杀为由，低价收购这些家畜。尽管国内已经禁止猪肉和猪的流通，他们仍会将猪走私到受灾省份贩卖，因为当地猪肉价格更高。报道指出，有一个集团光是一天内，就在各省之间走私了多达四千头猪，贿赂检查人员并伪造检疫证书，让这些动物通过检查站。

为了应对，中国东北部的一户养猪人家安装了反无人机装置，可惜该装置会干扰飞往附近机场航班的导航系统。中国最大的猪商最近投资了一座十二层楼的生物安全猪舍，每层楼都有独立空调和消毒系统，以限制疾病传播，而工作人员就住在猪场附设的宿舍，每次进猪舍前都要先隔离两天，直到放假才能离开农场。湖南的一位农民说，在当地，猪已变得十分稀有，每当他运送牲畜去贩卖时，人们都会聚集到卡车旁围观，"还以为他们在看熊猫呢"。

* * *

已经有五十个国家证实有猪只感染非洲猪瘟，范围从菲律宾横跨至波兰。丹麦作为养猪大国，已开始在与德国的边界沿线建造野猪防护栏，以防止病毒进入。在澳大利亚，检疫犬在机场蹲点，筛查邮寄物品中的走私猪肉。病原体在接触面，甚至是大量加工和煮熟的肉品中，仍然可以存活数月。"只有一个国家彻底铲除了这种疾病"，澳大利亚农业部长告诉记者，他指的是捷克共和国成功在四年内根除非洲猪瘟的行动。"他们夜复一夜地派军队进入森林，射杀每一头野猪。"

对许多专家来说，问题不是非洲猪瘟是否会传到美国，而是何时会到。美国已建议养猪户在农场门口实施消毒程序、禁止国外游客进入，并检查农场工人的午餐盒中是否有违禁的培根三明治或热狗。2013 年时，猪流行性下痢病毒通过用来运输饲料、可重复使用的散装袋传入美国，造成美国超过一成的猪只死亡；堪萨斯州立大学的研究人员指出，非洲猪瘟病毒在运输饲料中的半衰期长达两周。

"病毒目前还没进入美国，这是好事"，迈尔斯将军说道。他在 2016 年搬到曼哈顿市，成了他母校堪萨斯州立大学的校长，"若有人觉得这不会对全球化的经济体造成影响，就太愚昧了"。

自从迈尔斯的部队在阿富汗洞穴中发现了基地组织的病原体列表后，就投入了大量研究资金，国家生物和农业防御设施也证实了这点，但他反而没花什么心力在地区计划上。特里温告诉我们，一位警长为了应对县内暴发的疫情，设计了一套消毒警戒防线图，将四十个路障的最佳摆放位置罗列出来，但他是个特例，不是常态。根据这套计划，疫区内的"所有有蹄动物都要扑杀"。

"我很希望各州的每一个县都这样做"，特里温说。迈尔斯附和道："虽然我们在知识上已有充分准备，但我不确定实务层面上是否也跟进了。我们真的准备好要扑杀数百万头猪了吗？"动物健康专家委婉地把它称之为"除群行动"，它可能带来排山倒海的后勤工作。在尼德兰猪瘟暴发期间，面对需要扑杀近 1100 万头猪的任务，政府采用了移动电刑装置，记者玛琳·麦肯纳（Maryn McKenna）描述得十分恐怖："一头猪大小的匣子，人们把动物赶上潮湿的金属板，电击它们的脑袋。"2015 年时，禽流感迫使爱荷华州必须扑杀 3800 万只鸡、鸭和火鸡，垃圾掩埋场因为害怕被附近农场投诉，拒绝接收动物尸体，任由禽类尸体在农场腐烂。爱荷华州西北部地区固体废弃物局局长在地方公共广播节目中表示："我从事垃圾掩埋业二十六年了，从来没有见过这样庞大的垃圾量，我希望不要再有下次了。"

农民有权为他们牺牲的牲畜争取赔偿，但却无法因为行动管控、检疫措施，或生产时间被浪费而获得补偿。到底谁应该替他们买单？州政府和联邦政府间的责任归属很模糊。"你要怎么阻断运输网络，以防生病的动物在美国各地移动、感染更多牲畜？"迈尔斯问道，"而且，我们有什么权力去挡下这一切？"

迈尔斯指出，在紧急情况下，国防部要为美国农业部（和其他联邦机构）执行任务。"地方当局通常很快就会不知所措，然后就打电话给国防部"，他说，但接下来就没有进一步的计划了。"我们其实演练过美国政府所有主要部门和机构求助的情形"，迈尔斯告诉我们，"人们了解状况后，接着就是打给国防部求助，通常演练就到这里结束。"

"很可笑，对吧？"他继续说，"就这样，而国防部从未演练要给出什么帮助，最重要的是沟通、是安全，还是直升机？到底是什么？"

* * *

"你拿着什么？"米切尔·维加（Mitch Vega）在几十辆十八轮车的轰鸣声中大喊道。卡车司机应了声"汽车零件"，并递给维加一个活页夹。维加迅速瞅了一眼，回道："收到！祝你有美好的一天。"他身着卡其色制服，外面搭了一件醒目的背心，而加州食品与农业部的棒球帽、飞行员墨镜和银色海象胡子让他的穿搭更加完整。"你好吗，小兄弟？"他向队伍的下一辆车喊道。"香肠肠衣"，维加悄悄对我们说，"我们不用管。"他用愉快、洪亮的声音向卡车司机挥手说道："祝你有美好的一天，兄弟！"

维加告诉我们他在附近长大，在加州的尼德尔斯（Needles）。"我曾搬到威斯康星州，结果不太顺利"，他告诉我们，"我挺喜欢这里的，每天都有惊喜。"这里唯一的缺点就是蜜蜂季，我们在 2 月初一个晴朗的蓝天前往尼德尔斯边境保护站，这时正好是蜜蜂季的高峰期。一向镇定的维加坦言，蜜蜂季"非常可怕，一共四个月，从 11 月开始毫不间断"。更可怕的是他对蜂蜇过敏，当天的活动主持人、站点经理米歇尔·雅各布森也是。

加州的农业产值高达 500 亿美元，美国有三分之二的水果和坚果都在加州生产，美国杏仁更是全部来自这里（加州在世界的杏仁供应量占比为惊人的 81%）。杏仁树在 2 月份开花，彼时大约会有 750 亿只蜜蜂光顾，被视为世界上最大的授粉盛宴。

这些蜜蜂很多是来自 40 号州际公路上的加州边境保护站，位于尼德尔斯以南数公里，靠近亚利桑那州界。这个四线道的检查点配有六名工作人员、两个垃圾箱、一座焚化炉、还有一间门口设有可乐贩卖机的单层楼办公室，它是十六个站点之一，共同负责把加州与美国其他地区的农业病虫害隔开。

"给你的，先生！"维加喊道，"玛氏巧克力。"他一边跟我们说话，一边指挥另一台半挂式卡车向前，卡车的轮毂在阳光下闪耀着。"我们需要的一切都从这里来，"维加耸了耸肩，"所以也会有些怪东西，像是尸检台设备。"

检查员每十五分钟轮班一次，下岗后，维加护送我们回到一

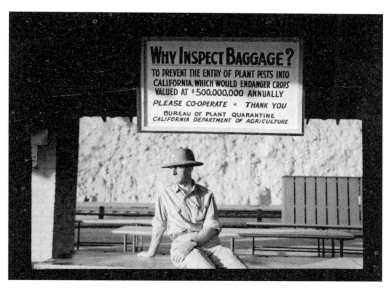

图 17　在加州和亚利桑那州边界的一处农业检疫站，多萝西娅·兰格（Dorothea Lange）摄于 1937 年（美国国会图书馆提供）

间低矮的建筑，里头有办公室、实验室、午餐室，还有许多堆满杂物的房间，里面有防蜂衣等穿戴设施。窗台上有几罐杀虫剂，台面上放着一堆表格，旁边有显微镜、砧板和一把刀、半个奇异果和一本三环活页夹，里头夹满了针对不同害虫的检疫令文件，每一份都装在塑料套中。

　　奇异果是少数不受检疫令限制的蔬果，但在当天稍早的一次随机抽查中，一个来自意大利的货柜中发现了一些有问题的虫子，那辆卡车被迫掉头。"比起记哪些东西需要检疫，去记哪些不用还更容易"，雅各布森说，她是一位五十多岁、乐观又务实的女检查员。"很多生菜和西红柿都不用检疫，"她说，"还有呢？"她想了一下，然后摇摇头："需要检疫的东西太多了。"

雅各布森和她的小团队要检查每一辆卡车上规定检疫的农产品和牲畜，其中也包括蜜蜂，再对其余物品进行随机抽查，同时还要尽力保持交通顺畅。我们的每一句话几乎都会被电子邮件、电话或对讲机通话的嗡嗡声打断，但雅各布森似乎毫不厌烦，即使她发现寄来的打印机碳粉错了，导致唯一的打印机在一年中最繁忙的一天停工。"我是个单亲妈妈，以前我要一边抚养孩子一边在花店工作，假日还要去帮一位女士经营除虫生意，"她告诉我们，"我上过大学，虽然这样还是不够，不过因为我有经验，所以可以担任季节性检查员，当时就先从这里做起。"

将近二十年后，雅各布森已经经营这个站点多年，每当她的团队阻止农业害虫进入加州时，她都骄傲不已。她告诉我们在2014年时，尼德尔斯的团队是第一个拦下亚洲柑橘木虱的加州边境站，这种小昆虫的外观就像一粒糙米，但挟带的疾病几乎能摧毁整个佛罗里达州的柑橘产业，七个果农中有五个的产业会被摧毁。一旦出现害虫，被感染的树木就会直接送进检查站后面的焚化炉，让加州价值70亿美元的柑橘产业躲过一劫。她说："当我们发现有异，而且这种异状是我们头一次发现时，我们都会很兴奋。"

每种新的害虫都会被加入检疫清单，接着就会有新的货品必须检查。有时候这挺容易理解的：酪梨上会发现酪梨介壳虫，不意外。但有些时候需要发挥一点创意，或站在害虫的角度思考。雅各布森告诉我们，她最初会想到要检查便携式容器（如 PODS 搬家货柜或小型集装箱），是因为当货柜被卸到房子的前院时，可能刚好就放在火蚁丘上。"我们有专门的'跳脱框架思考日'，用来发散想出新的害虫途径，"她解释道，"然后我们就会说：下次来检查那些东西吧。"

结果，他们在搬家货柜中发现的不是火蚁，而是另一种检疫害虫：吉卜赛蛾卵群。如今，加州边境保护局的工作人员都会定期检查搬家货柜，以及需要长时间放在户外的各种物品，如阳台家具、烤肉，甚至旧车。

* * *

自从 1869 年法国移民艾蒂安·利奥波德·特鲁夫洛（Étienne Léopold Trouvelot）蓄意引进吉卜赛蛾后，这种蛾便成了美国最古老也最具破坏性的植物害虫之一。特鲁夫洛想将欧洲的吉卜赛蛾与中国蚕杂交，以培育出更强壮的美国杂交种，从而带动国家丝绸产业。他在家中后院的孵化场铺上网子，但吉卜赛蛾很快就溜出去了，到了 1880 年代，他的家乡马萨诸塞州的梅德福市（Medford）已经四处都是这种蛾的踪影。一位居民迪尔告诉《波士顿邮报》："房子外面已经没有地方伸手时不碰到毛毛虫了。"

不久后，这片区域的每一棵树都变得光秃秃，树枝也像入冬一般没有半片叶子，即使当时正值盛夏。"夜深人静时，我们可以清楚地听到它们啃食的声音，"迪尔说，"听起来像是小雨在滴答作响。如果我们走过树下，就会惨遭毛毛虫雨的洗礼。"

特鲁夫洛后来成为哈佛的天文学家。火星和月球上都有以他名字命名的陨石坑。与此同时，在过去的一百五十年中，吉卜赛蛾继续以每年大约 20 公里的速度在美国蔓延。人们除了大量使用 DDT 和其他杀虫剂外，还砍伐了病虫警戒线内的所有树木，但仍然无法阻挡它们朝着威斯康星州西部和弗吉尼亚州南部蔓延。美国农业部估计截至 2014 年，吉卜赛蛾长驱直入，啃光了至少有五分之四个加州大的阔叶林。然而，多亏雅各布森和她的团队，这种飞蛾目前还没进入加州。

吉卜赛蛾的故事清楚地描绘了美国人最初对植物和动物的热情欢迎——1800 年代是社会适应性和植物探险家的鼎盛时期，他们致力于从世界各地进口动植物以丰富美国的景观，伴随而来的却是令人不快的下场，事实上许多外来物种破坏性反而大于用处。

加州是第一个试图限制外来物种进入的州：1881 年，接连在澳大利亚的苗株上发现吹绵蚧和红圆蚧以及在从中国来的树上发现梨圆蚧后，便建立了一套植物检验系统。"我们有天然屏障的保护——山脉、沙漠，而且许多农业害虫都不在当地"，雅各布森说道，展现了加州致力于保护果园和葡萄园的决心。几年前，在欧洲大陆估计九成的葡萄园都遭到一种美国蚜虫"根瘤芽虫"所感染，少数欧洲国家实施了检疫限制。然而就像霍乱一样，轮船发明后，突破了海洋所提供的自然屏障，让这种致命害虫得以在洲际航行中幸存下来。

尽管经历吉卜赛蛾的失序，联邦政府并未很快学到教训。首先是栗疫病，因 1990 年代初期进口日本栗子而引入。美国栗树在当时被树木栽培师誉为"完美的树"：高大、生长迅速、木材抗腐、直纹，非常适合建造小木屋、电线杆、铁路枕木，还能结出海量美味的坚果。但到了1940年，北美四亿棵栗树全部惨遭砍伐。

然而，压倒骆驼的最后一根稻草是1911年的樱花树事件：华盛顿特区潮汐湖畔（Tidal Basin）那些上镜、开满粉色花朵的树，实际上只是当初东京赠送的两千棵樱花树的赝品，真正的树早已在华盛顿纪念碑的广场上被成堆烧毁，因为美国农业部官员发现树木受到两种不同的植物害虫、一种植物病害，还有一种未知的飞蛾感染。这种外交失误造成的窘境，最终促使国会采取行动，在来年通过了第一部联邦植物检疫法。

话说回尼尔德斯站，其工作内容包括了对经济作物如水果、蔬菜，当然还有蜜蜂的检查和取样。"我们也在留意车辆，"雅各布森说道，"如果他们远道而来，我们会要求检查冰柜。"如果里头有酪梨或橙子，雅各布森和她的团队就会没收。她说："如果是露营车，我们也会要求看淋浴间，因为人们常把室内小植栽放在那儿，然后坐在户外露营。"由于电锯雕刻开始流行起来，雅各布森发现在随机抽查中越来越常出现木雕工艺品。"是很漂亮没错，但你会看到上面有虫蛀，甚至能用镊子夹出东西，"她说道。

雅各布森和她的团队彬彬有礼，令人愉快。在这个官员似乎已经把基本礼貌看作软弱或至少是可有可无的国家中，这不免令人感到惊讶。然而，如果水果或木柴在边境被没收，有些人心态就不怎么好了。仍然有人试图私带违禁品：雅各布森和我们分享，最近发现了一袋山核桃，核桃可能携带象鼻虫和胡桃实蝇。那位持有者拒绝交出，于是入境被拒；几小时后，他将山核桃藏在手提箱里再度闯关。"他说他不记得把核桃放那儿了，"雅各布森笑道。还有些人担心携带违禁品到了不理性的地步，沿着高速公路往检测站的一路上，能看到西瓜、香蕉、迷你胡萝卜散落一地，但其实这些都完全合法。"我们会收到许多粗鲁的批评和指教，但没关系，"雅克布森说，"这只是因为知识不足。"

一般而言，公众对植物病虫害的危险，以及根除所需耗费的庞大精力一无所知。以地中海果蝇为例，这是雅各布森和她的团队每次检查时都会发现的害虫之一。经济学家估计，一旦它们在加州落脚，恐会让该州的水果被幼虫破坏，导致每年损失超过十亿美元。

为了防止它们从墨西哥向北蔓延，美国政府资助了世界上最大的果蝇饲养设施：危地马拉的一处仓库每周可生产数十亿个雄性蛹，然后将其放入钴-60动力辐射器进行绝育，再将蛹染成荧光粉或荧光橘以供识别。这个方法是让雌果蝇和这些不孕雄性果蝇交配，进而有效地消灭整个群体。

自1996年以来，有数十亿只绝育果蝇最终来到洛杉矶，被装载到小型飞机上，并沿着机身底部伸出的滑道，以直线每英里32500只昆虫的速度释放。飞机的飞行路径低得不寻常——以绵长、平行的方式扫过盆地，仿佛穿梭于超市的走道间。以至于在2020年6月，该市发起"黑人的命也是命"抗议活动期间，一些活动人士还以为这些飞机正在秘密监控一切。

加州食品农业部表示，这项预防性计划每年耗资1600万美元，但将新增感染数降低了九成以上。（加州还在每平方英里都设置十个果蝇陷阱，并每周检查一次；当检查员发现粉红色或橙色的苍蝇时，就能放心地知道还没有新果蝇入侵。)

但考虑到其开销，这些监控措施最后恐怕都会宣告失败。被入侵和感染的物品也无可避免地有机会暗度陈仓。在尼尔德斯，雅各布森和她的团队都应付不来大批车流了，要监视整个美国边境是不可能的。目前只有 2% 的货柜在纽约港和新泽西港接受检查，光是要增加到 5%，每月就要多耗费 120 万美元。

而且比人类检疫更直观的是，植物检疫措施会受到腐败程度的影响，保鲜期和便利性一定会下降，最后全数被丢弃。检查、监测、预防和其他植物检疫措施所牺牲的时间和金钱成本，都是为了开发治疗方法，如杀虫剂和杀菌剂，并且盼望能培育出抗药性。

经过尼尔德斯的蜜蜂，是腐败物品检疫中的特例。当我们在狭小的办公室里与雅各布森交谈时，另一位检查员正将一张他在蜂群中发现的虫子的显微镜照片，发送到加州食品和农业部位于萨克拉门托（Sacramento）的鉴定部门。他在火蚁经常筑巢的蜂箱之间找到了这只虫；木蚁和白蚁在各种腐烂的木材中很常见。萨克拉门托的团队会在午休结束后，对虫进行鉴定，最重要的是要确认它是否属于"Q 级"——还未在该州落脚的害虫。

穿上防蜂衣，我们去参观了一辆停在车道上装满蜂窝、等待处置的拖车。在它旁边是来自佛罗里达州、路易斯安那州、得克萨斯州和南达科他州的其他蜜蜂卡车，嗡嗡声在车辆的轰鸣声中仍然不绝于耳。这些车全都因为带有检疫级别的害虫而被拦下，有几辆车经过高压清洗后，正在重新装载货物，准备当晚重新排队检查。

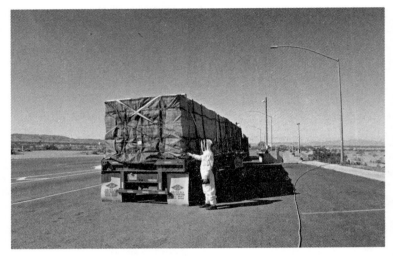

图 18 在靠近亚利桑那州界、加州尼尔德斯外的农业检疫站，正对蜜蜂进行检测（妮古拉·特莉摄）

"我们不是不让它们进来，"雅各布森说，"只要确定它们是干净地来。""干净"对于进入加州的蜜蜂而言，过去意味着没有瓦螨——一种两毫米长的迷你亚洲寄生螨，它在三十多年前进入美国，并被视为导致过去二十年美国蜜蜂数量骤减的凶手。据估计，从 2018 年秋季到 2019 年春季，仅仅一个冬天的时间，瓦螨就杀死了五百亿只蜜蜂，相当于全球总人口的七倍多。

回到 1988 年，也就是雅各布森开始在边境工作前的十几年，当时加州还没有这种害虫，来自佛罗里达州和南达科他州的蜜蜂也必须被隔离。此前一年，曾在从佛罗里达送往威斯康星州的一些蜂巢中，发现了美国首例记录案例。到了 1995 年，美国所有州都沦陷了。到了 2005 年，加州已经完全放弃抵抗瓦螨进入，转战红火蚁。

如今，养蜂人都将加州的杏仁授粉季节视为超级传播活动，瓦螨开始对主要的杀虫剂产生抗药性。幸运的是，研究人员表示他们即将培育出一种"卫生蜜蜂"，能够自行检测并清除蜂巢中的螨虫。检疫只是在外泄发生以及产品效用过期之前，争取一点时间罢了。

*　*　*

在英格兰有一个永远属于西非的小角落：位于伦敦外围雷丁（Reading）郊区的国际可可检疫中心。这个新建的温室是一个斥资一百五十万美元的专门设施，相当于一个奥林匹克游泳池的大小，也是全世界可可的缓冲区，让人类躲过失去巧克力的未来。这也是真正将非人类隔离在生物安全领域中的罕见例子。

在大多数情况下，当动物和蔬菜可能接触到传染病时，会被销毁而非隔离。在精算它们给目的地带来的风险以及它们在该地的价值后，结果对它们不大有利。牛、猪和鸡会被扑杀；植物、种子会被焚化，也有可能只需清洗干净。正如我们所发现的那样，生物安全仍然至关重要，这往往包括了全面控制，就像在堪萨斯州曼哈顿的新国家生物和农业防御设施；或受到监视和边境控管，就像在尼尔德斯那般。

在大多数情况下，只有伴侣动物和竞赛动物——宠物和马，加上偶尔去国外动物园巡演的大熊猫，才会被认为值得花时间和空间进行真正的检疫。即便如此，大多数国家现在也不太扣留持有最新健康护照并打过芯片的动物了；"方舟航厦"（ARK）是一个耗资 6500 万美元的新型豪华动物检疫设施，于 2017 年在约翰·肯尼迪国际机场开幕后，基本上一直处于闲置状态。到 2020 年 4 月，它被转用以处理疫苗生产的医用鸡蛋，才得以苟延残喘继续运作。只有澳大利亚特别固守非常严格的检疫要求，以至于原定在墨尔本奥运会上举行的马术比赛，被改到瑞典举办，而约翰尼·德普（Johnny Depp）走私的约克夏犬也面临被驱逐出境或杀死的命运。（这种严厉执法偶尔会酿成一些悲剧，比如 2017 年，当时巴黎国家自然历史博物馆出借了一系列稀有的植物切片和标本给昆士兰植物标本馆，其中一些可以追溯到 1700 年代：结果却被澳大利亚当局迅速焚毁，《纽约时报》把这起事件称为"检疫乌龙"。）

和动物一样，植物的"检疫"通常涉及禁止进口、检查或熏蒸。大多数植物材料没有价值或独特性，当然也没有专门的设施和时间来通过种植、筛选幼苗，确保其不具风险。

只有极少数的例外情形。位于伦敦西南部的邱园拥有最先进的检疫温室作为"植物接待所"，确保新来的植物不会危及世界上最大、最多样化的植物收藏。法国总统马克龙于 2018 年在白宫草坪上与特朗普一起种的那棵树——也就是来自第一次世界大战中战火猛烈的贝洛林苑（Belleau Wood）中的橡树树苗，旨在象征两国的历史友谊——在第二天就被挖出来了，并送往美国农业部位于马里兰州贝尔茨维尔的设施中隔离。

据报道，为了在纪念仪式上亮相，树苗的根被"包裹在特殊的塑料涂层中"，以免污染美国土壤。他们原定如果在两年的监测结束后确定这棵树没有病原体，就会取出并再次种植这棵树，但一位外交消息人士告诉法新社，早在 2019 年，当媒体报道两国领导人关系恶化之际，树苗就已经死了。

当然，在伦敦以西几英里的伯克郡通勤带上还有国际可可检疫中心。走进它的"多通道"——一个用聚乙烯覆盖的高科技温室，与我们造访时凉爽的 3 月天气形成了令人愉悦的对比。里头大约有四百种不同的可可作物，在一个由计算机控制的拟热带雨林环境中生长。

巧克力处于隔离金字塔的顶端，其受威胁的规模和市场价值，使得在寸土寸金的英国盖一座专门种植可可作物两年的温室，成了一件值得的事。虽然巧克力需求不断上升，中国和印度等新兴市场的消费率逐年翻倍，但市场供应却持续萎缩。社会和政治转变是一部分的问题，包括西非城市化进程加速，他们种植量占全球供应量的七成以上，但真正的挑战来自可可本身易患病虫害的体质。在植物中，可可特别不走运，也可能特别有吸引力，因为它似乎不管在哪儿种植都容易染上新的病虫害，同时还容易受到旧有病虫害的影响。一份 2020 年的国际可可产业贸易指南得出一项结论："攻击可可的已知疾病和害虫数量之多，让人不禁怀疑巧克力棒产量到底能有多少。"一条令人丧气的新闻头条指出，这场"巧克力末日"迫在眉睫。据迦纳的非营利组织指出，十多年后，一条好时巧克力棒可能会像鱼子酱一样稀有和昂贵。

时至今日，可可仍然在南美洲和中美洲的原产地中心种植，但世界上的大部分供应来自西非，并且越来越多来自东南亚。"这三个地区都有自己的病虫害"，戴着花呢纹眼镜的雷丁大学可可研究员保罗·哈德利（Paul Hadley）解释道。他列出了一系列不大中听的名字：可可细蛾、黑斑病、梢枯病、可可肿枝病毒、蔟叶病。"这些病虫害已经使可可潜在产量减少了大约三成，"他说，"最糟的就是任何一个疾病从一个可可种植区转移到另一个种植区。"的确，如果黑斑病和蔟叶病在摧残了南美洲的可可生产后，又转移到西非。"会产生骇人听闻的影响，"哈德利说，"到时也是巧克力的末日了。"

国际可可检疫中心的主要目标就是避免这种悲剧，该中心由财团资助，包括美国农业部、伦敦可可期货市场，以及玛氏等主要糖果公司。科特迪瓦、加纳和印度尼西亚的种植者和研究人员，都希望得到位于特立尼达拉（Trinidad）岛国际可可基因库中所储存的不同可可品种，以及哥斯达黎加、厄瓜多尔或巴西在培育计划中生产的一种备受青睐的新品种。但来自这些国家的样本，也很有可能成为无形的带原者。事实上，哈德利表示世界上95% 以上可可遗传物质的运输都要经过他的温室。

以可可为例，植物通常以接穗的形式运送：也就是将一条带有芽的短枝嫁接到幼苗上，从嫁接处可以长出具有母株基因的后代。在雷丁温室内，技术人员希瑟·莱克（Heather Lake）向我们展示了几天前从南美洲运来的货物：将三个芽嫁接到单独的幼苗上，每个幼苗都在自己的盆中，接着将这些新苗放入防虫笼，接下来几个月它们都将待在这间白色隔间，以防芽木上出现任何幼虫。在确认完全无虫后，幼苗要再生长九个月，直到它们成熟到能长出新芽。接着会将这些芽移植到另一根砧木上，这种砧木属于"指标"品种，一旦被感染就会产生明显症状。测试中的植物被排排陈列在环形温室的中心，并每周检查是否有染病迹象，而它们的母株仿佛焦虑的旁观者般，沿着隧道外围排列。两年后如果确定它们健康无虞，就可以销毁指标植株，而母株的接穗也可以安全地采收并送往目的地。

"这个过程十分漫长，"哈德利承认，"如果你跟我要某个特定品种，我们需要至少三年的时间才能真正把东西交到你手上。"虽然针对病毒性疾病的新分子测试，提供了一些加快速度的可能性，但植物病理学家宁愿尽可能避免风险。如莱克所说，最好是"万无一失的方法"。

同时，这里也尽一切努力确保植物在隔离期间能安全又快乐：进气风扇上的网子将英国的昆虫拒之门外，自动隔热帷幕和遮阳篷既能保温又能遮阳，模拟出雨林林下的条件，还有高科技水培系统，以两小时为周期进行滴灌。根据哈德利的说法，最主要的风险是人为破坏或电源故障：如果温度下降到五十三摄氏度以下超过一两分钟，植物就会死亡。在建造这些新的多隧道之前，隔离中的可可原先被安置在离主干道更近的一栋旧建筑中，有人偶尔会闯入，寻找可以偷的东西。如今新设施被墙围起，不只让哈德利晚上更好入眠，而且还有隔热层的作用，让原本昂贵无比的暖气费稍稍降低了。

尽管要将雷丁典型的小雨天气改造成适合可可的湿热，所需的能量不小，但正是这种热带和温带条件之间的差距让英格兰成为理想的可可隔离区。英国没有可可种植园，因此不构成感染威胁。而且无论如何，这些可可作物上的病虫害都适应了雨林条件，所以不太可能成功外泄到伯克郡乡间。善用欧洲或美国部分地区的"中间"气候，对这类高经济价值的热带作物进行检疫可说相当普遍：比利时种植香蕉，葡萄牙和佛罗里达州种植咖啡树，美国也在美国农业部位于马里兰州的温室中种植橡胶树。

"冬天在这里工作挺好的"，哈德利一边说，一边护送我们回到潮湿的幽暗之中，而保护全世界巧克力的那座温室，在他身后像灯塔一样发出光芒。

* * *

"只剩光秃秃的地跟泥土，"英国公务员罗杰·巴克利（Roger Buckley）说道，"当然，只有草消失了，但令人惊讶的是，原来土地是被这么多草给覆盖的。"

中黎病毒最初只会影响大米，然而这种主要作物的沦陷会酿成饥荒。中国科学家开发了化学治疗方法来控制这种疾病，他们选择了一种毒性更强的菌株：一种攻击范围扩大到所有草类、改良版的中黎病毒。导致最后小麦、黑麦、燕麦和大麦，甚至是肉牛和奶牛赖以维生的草皮都死光了，又因风本无情，将病毒的孢子传播到亚洲和欧洲。各地乡下开始设置路障，以阻止城市居民逃来剥夺剩余的农地，眼看着从澳大利亚和美国前来的救援船显然永远无法抵达，英国政府也倒台了。

这是山姆·尤德于 1957 年时，以笔名约翰·克里斯托弗（John Christopher）创作的小说《草的死亡》（*The Death of Grass*）的情节。对于科学家来说，这种主要作物臣服于植物世界版 X 病的情节，只是把实际可能发生的情况稍稍夸大而已。毕竟，单单十五种作物就供给了世界九成的食物。正如堪萨斯州立大学植物病理学家吉姆·斯塔克（Jim Stack）所说：我们与"饿"的距离只有一种病原体。

"有可能会发生吗？是的。但发生的可能性大吗？不大。"现任堪萨斯州立大学校长、退休将军理查德·迈尔斯补充道，"这么说吧，一旦小麦作物感染了一种病原体，它便会传播到世界各地，这就是吉姆所说的那种情形。"

在美国农业部位于明尼苏达州圣保罗市的谷物病害实验室，研究人员正在研究一种病原体，但仅从 12 月到 2 月底，他们才能替这个生物安全设施内置的技术壁垒添加一层热隔离层。此时地表上没有任何绿色植被，被冬季积雪隔绝，任何叛逆的孢子一旦逃跑便会死去。

为了进入这个双层玻璃温室，我们必须全身脱光；参观前的在线培训课还警告访客"必须裸体进入淋浴间、双手净空，除非你不想再把东西带出来"。我们分别走进男女淋浴间，只穿着泰维克蓝色连身衣、袜子和不同色的卡骆驰鞋（女访客为粉色，男访客为蓝色）。

实验室检疫官斯蒂芬妮·达尔（Stephanie Dahl）告诉我们，如果研究人员在穿着泰维克出任务时感到不舒服的话，可以偷带一些"不能说的秘密小物"进来，只是要带这些东西再次离开实验室的唯一方法就是要通过高压灭菌器。达尔解释说，卡骆驰橡胶鞋的发明是生物安全性的重大突破，因为其泡沫树脂的表面比起原本的帆布鞋更容易去污。不幸的是不够提供给每个研究人员一人一双，只能穿袜子共用。"大家一听到都不大开心，"她说，"这个设施非常棒，它做了很多很好的事情，但大家对于必须脱

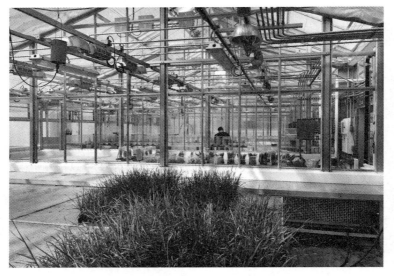

图 19　位于明尼苏达州圣保罗的美国农业部谷物病害实验室（妮古拉·特莉摄）

光这点十分介意。"

　　在实验室内，微小不间断的飕飕声证明了此处空气处理系统的强大。塑料条在每个通风口下方飘动，以供视觉辨认，充满孢子的空气朝着正确的方向吸入设施的中心，空气在排出前会先在那里进行过滤。小麦植物在露水室或雾化喷嘴下排成一排，还有些被随意堆放在通往焚化炉的手推车上。在一个金属托盘上，几十个微小、生病的标本在各自的玻璃纸袋中生长，仿佛被精心包装的韭菜；仔细观察会发现，不少茎的上头有明显的黄橙色脓包，这代表受到感染了。离这排不远处，一名技术人员正在一个个地拆开它们的"表亲"，每个都装在独立的有机玻璃立方隔间中。他用一种由得克萨斯州手工制作的精细工具刮了刮病灶，再

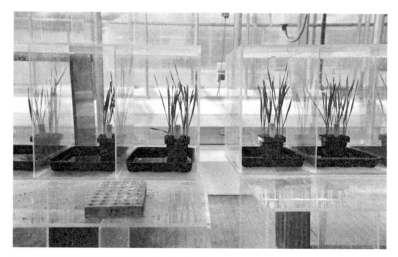

图 20　明尼苏达州谷物病害实验室中受感染的小麦植株（妮古拉·特莉摄）

熟练地将刮下来的生锈灰尘装入一个药丸大小的胶囊中。

　　这就是秆锈病，这种真菌会定期使一个地区的粮食收成减少一半以上，将金绿色的麦田变成一团黑，以及茎支离破碎、谷物干瘪的景象。作为我们最早驯化作物之一的克星，锈病在人类历史上留下了印记。它的孢子在中东地区坐拥三千年历史的考古遗址中被发现。在古罗马，4 月 25 日是一年一度的罗比古斯节（Robigalia）。在这个节日中，为了向锈病女神（Robigo）求情，人们会宰杀锈色动物祭祀，如狐狸、狗，甚至乳牛。公元 8 年奥维德（Ovid）在诗集《岁时记》（Fasti）中转录了牧师的祈祷："神圣的锈病女神，饶过克瑞斯的谷物吧；让丝滑的刀刃在土壤表层颤动；饶了我们吧，我祈祷，使你粗糙的手远离丰收。不伤害庄稼。伤害的力量已足矣。"然而锈病女神似乎对这些求饶无动于衷：历史气象记录显示，一连串的锈病使得收成锐减，可能导致了罗马帝国的衰亡。

有史以来第一部植物保护法中也谈及了锈病：1805 年，位于现今德国位置的绍姆堡－利佩公国下令清除所有的小檗灌木丛；一位德国消息人士提到，1660 年法国鲁昂市（Rouen）通过了一项更早的反小檗法。

小檗是一种坚固、多刺的灌木，其鲜艳的粉红色浆果酸甜可口，在小麦收割后和新季作物播种之前容易感染锈病。起初它被有意引入美国作为树篱，但是在美国参加第一次世界大战之前，1916 年的一场锈病大暴发，摧毁了国内约四成的小麦作物，于是美国农业部认为小檗的时代已经结束。如今位于明尼苏达大学的谷物病害实验室发起了彻底根除小檗的运动，招募学童和童子军分发传单，并协助追踪后院和公园中的小檗，还雇用劳工团队挖除小檗灌木丛，然后在土地上撒盐，以防止其再次生长。

美国的粮仓州成功消灭了小檗，更重要的是，洛克菲勒基金会和墨西哥政府在 1950 年代进行了巨额投资培育抗锈病品种，到了 20 世纪下半叶，锈病已经不再是问题了。墨西哥的项目负责人诺曼·布劳格（Norman Borlaug）还因这项贡献获得诺贝尔和平奖，而无数场饥荒也得以避免。

然而到了今日，谷物病害实验室的植物病理学家金岳（Jin Yue）指出："放眼望去，小檗又再度卷土重来了。"金的同事莱斯·萨博（Les Szabo）也补充，一种抗性基因的效果通常只能在田野间维持五年，而后锈病的变异会让它逐渐无用武之地。在 1950 年代，布劳格在他的墨西哥品种中，堆栈了不同种的抗性基因，试着制造持久的抗体。"问题是后来搞砸了"，萨博说道，"他们只会说，好吧，某个失效了，但我们还有这些，一直到最后一个基因也失效。"

萨博解释，工业农业的现代单一栽培在不经意间诱导了锈病突变的发生，因为每片田地种植的小麦品种都大相径庭，形成了一个强制进化的漏斗，使锈病能够突破小麦的基因防护罩。在过去二十年里，出现了几种菌株。一种致命的锈病"Ug99"，其最初的变种病毒于 1999 年在乌干达发现并记载，随后蔓延到了肯尼亚。位于乌干达边境的纳罗克小麦种植区损失了八成的收成。它马不停蹄地继续传播和突变，远至西西里岛和伊朗的小麦都遭到摧残。

谷物病害实验室是北美少数获准使用 Ug99 的实验室之一，假设这种新的超级锈病和它的后代最终会进入美国，最有可能的方式就是借着国际旅客的裤子。（他们分享：锈病在 1970 年代时，就是以这种方式首次踏上澳大利亚这块净土。）

锈病菌孢子很容易附着在衣服和纸上，因此这两种物品向来都不能带出谷物病害实验室。我们与研究人员交谈时所做的笔记都被扫描、通过电子邮件发送给我们，而纸本都必须销毁。泰维克连身衣和卡骆驰鞋丢至加热区，清洁后再利用，接着穿过气闸进入淋浴间全身淋浴，再从另一头出来，换回我们平常的衣服。

这些精心设计的预防措施能将锈病的足迹限制于实验室中，然而在外面，就没有隔离措施来阻止甚至减缓它的行动。1940年代和 1950 年代，研究人员将涂有凡士林的载玻片安装在木条上，并将它们伸出飞机窗户，以绘制"禾柄锈菌（puccinia graminis）路径"，禾柄锈菌是锈病的学名，即一条能将孢子从墨西哥到得克萨斯州、堪萨斯州，一路运到加拿大的空中高速公路。"一个脓疱一天就能产生一万个孢子"，萨博说，"一片麦田中的每株植物可能都有数百个脓包，一旦你在田里发现它，就为时已晚了。"

"当我们要使用或移动锈菌菌种时，我们会采取隔离措施，"金补充道，"冬天时我们会以非常严格的检疫措施进行隔离筛检，但它本身并不是一种可检疫的疾病。"因此，当他们设法开发抗性品种时，唯一要做的就是观望和等待。为了建立一套早期警戒系统，金和他的同事在美国南部边境，如得克萨斯州和亚利桑那州以及大平原各州的周围设立了"前哨站"。他告诉我们，这些只是种植在普通田地中的一些特殊指示品种，"主要由培育员照料"。他谈到，过去的前哨站系统比现在要大得多，因为当时还能有偿请农民来种植和监测，但后来计划的资金耗尽了。这些"公共健康矿坑中的金丝雀"虽然昂贵但很有效。澳大利亚大陆是唯一没有瓦螨的地方，因为有前哨蜂巢驻扎在港口周围，提醒着生物安全官员当心任何意外引进的物种。在加州，139 群哨兵鸡在全州的鸡舍里站岗；如果白来亨鸡被感染了西尼罗河脑炎病毒或圣路易斯脑炎病毒的蚊子叮咬，它们会产生抗体，让当地公共卫生机构察觉疾病的存在。

面对麦类秆锈病，这些前哨站可以提供相当的警示效果，无论是要改种不同的作物，或至少备好杀菌剂来试图挽救一些收成。在美国和欧洲，农民通常负担得起处理田地的化学品。（虽然它们对于大多生物是有毒的，还经常会流入小溪或河流。）"在一些国家，特别是贫困的农民，是买不起杀菌剂的，"金说道，"一般而言，小麦不仅是他们的粮食作物，更是经济作物，而锈病席卷会将其彻底摧毁。"

堪萨斯州立大学的吉姆·斯塔克提醒这才是真正的威胁。目前，美国还足够富庶，或许还没有植物病原体能让国家进入饥荒状态。然而，世界上有很多地方一旦出现 Ug99 这样的疾病，不仅会摧毁原本可以养活数百万人口的粮食产业，还会让农民身无分文，无法生存，更别说购买下一季的种子了。

"饥饿的人是快乐不起来的。"迈尔斯说道。他还警告，在当今这个高度连通的世界中，饥荒和动乱的影响不太可能仅限于局部地区。斯塔克告诉我们还有另一个问题，虽然至少在美国，"我们与饿的距离"或许不会真的只相隔一种病原体，但我们从来就不只是与单一具威胁性的病原体单挑。在 21 世纪，贸易和旅行的速度和数量呈现指数级增长。这种增长以前所未有的速度，使地球上的植物病虫害、病原体，以及人类疾病重新分布。斯塔克指出，总的来说，它们可能与一种超级病原体所产生的影响相当。

在过去的二十五年中，各国的外来物种数量急剧增加，这与 1995 年世界贸易组织成立后的全球贸易增长有关（世贸组织还明文规定，要各国采取最低限度的隔离措施）。研究人员发现，光是根据新引进的外来蜘蛛的检测增加率，就能推算出欧洲国家 GDP 的增长。

与此同时，全球贸易的货柜化开辟了一条新的偷渡途径：这些满是缝隙的瓦楞箱为偷渡的植物和害虫提供了完美的栖身之所。在澳大利亚布里斯班港，昆虫学家对三千个箱子进行调查，发现了一千多只活体昆虫，其中许多还是可检疫的害虫。换句话说，这比澳大利亚平均一天的货柜进口量还多。

当然也有外来种不仅不会构成威胁，而且甚至被认为是不可或缺的：北美的小麦既属于外来作物，同时也是主粮。在美国，已知的本地植物有至少一万七千种，而引进的至少有五千种，不禁让我们思考，在这片已经有四分之一的作物是外来种的土地上，是否真的有必要为了防止进一步的生物污染而采取检疫措施？毕竟这些新的外来种大多数也无法存活，即使活下来也不见得会造成损害。

不幸的是，正如我们所见，那些少数会构成威胁的物种可能酿成严重的灾害。农业病虫害导致巨大的经济损失、饥荒和粮食危机；一些牲畜病原体还具有跨物种和感染人类的能力。外来植物、动物、微生物和昆虫也会破坏整个生态系统。它们与本地物种竞争食物，或与它们杂交来消灭本地物种，生物学家称此现象叫"基因流"。这些转变会产生连锁反应，可能改变土地的火灾风险、授粉潜力和水文。

停止贸易通常不是被认可的应对方法，即使放缓贸易速度也会遇到阻碍。当我们脱下蜜蜂防护服准备离开尼尔德斯站时，雅各布森正在派维加去开通第三条车道，以保持交通畅通。尽管我们遇到的每个人都乐意奉献，也有聪明才智，但隔离检疫与其说是解决方案，不如说是权宜之计，有其局限性，失败也无可避免。但结局是福是祸，没人能保证。

* * *

"雪佛龙公司可能不爱这种称号，但巴洛岛（Barrow Island）真的是一个金牌隔离所。"植物病理学家西蒙·麦卡迪（Simon McKirdy）告诉我们。澳大利亚作为一个岛屿大陆，被孤立了大约三千五百万年，坐拥非凡的生物多样性：其八成以上的动植物在其他地方都见不到。八千年前，巴洛岛从澳大利亚西北部分离，这里栖息着数十种现已从澳大利亚大陆上灭绝或濒临灭绝的物种，以及一些在地球上绝无仅有的物种：一种两米长、奔跑速度媲美乌塞恩·博尔特（Usain Bolt）的斑点蜥蜴，一种老鼠大小的袋鼠，和看起来像一条巨型蚯蚓、有喙的盲蛇。

"这可能是澳大利亚周围最原始的岛屿，因此它与澳大利亚的过去最为接近，"麦卡迪说道，"这是世界上少数几个都还没有各种常见的入侵者染指的岛屿之一。你知道的，像是常见的家鼠、褐家鼠。"

巴洛岛还拥有数兆立方英尺的石油和天然气，总部位于加州的能源公司雪佛龙，已经等不及要开采这里的石油和天然气了。澳大利亚政府同意让雪佛龙继续推进一项世界上最大的天然气钻井平台、名字不大吉利的"蛇发女妖"（Gorgon）计划，前提是必须保持岛上生态系的完整性。

这听起来就像是造成灾难的因素，但麦卡迪告诉我们，事实恰恰相反：雪佛龙有足够的金钱实施隔离检疫。"因为再怎么说，他们都要花费七百亿美元来建造工厂，所以他们投入了足够的资源来开发它"，麦卡迪说，他与雪佛龙共同创建了一套全面的检疫管理系统，并声称迄今为止，这套系统已将所有外来物种都拒之岛外。

这项计划涵盖的范围令人难以置信：各种细节被巨细靡遗地涵括在清单、步骤和指南中。麦卡迪指出"要把东西带上岛能通过十三种途径"，其中包括人们的行李箱和直升机递送等。"每条途径都有相应的手续"，一系列严谨又烦琐的分级干预措施，用以拦截通过这些途径到来的各种东西。例如，所有运往岛上的新鲜食品在发货前都要清洗、包装和检查，并在到达时再次检查。同样，任何邮件在寄到岛上之前都要先通过人工检查员、探测犬和X光的检查。

"一开始大家都认为风险最大的是货柜，"麦卡迪说，"标准的货柜中往往堆了大量垃圾。所以在早期，他们基本上会说，不，我们不能用这个。"为此，雪佛龙自己制造了一批货柜，底部有一层密封底座，没有通风口，还有一层全钢地板，而不是标准的木地板。此次重新设计并没有太大开销或使容量减少。麦卡迪认为，这个设计应该推广至全球，以减少现在在世界各地传播的大量偷渡害虫。

理完货柜后，最容易泄漏的途径终究还是人。正如麦卡迪所说，"人本性难移"。雪佛龙聘请了自己的检查员，对所有前往岛上寻找昆虫、新鲜水果、蔬菜、种子和土壤的人进行筛查。为了确保检查是有效的，麦卡迪与一家游戏公司合作开发了一款生物安全仿真器"隔离英雄"，会根据玩家从每位乘客身上、物品中找到的隔离风险物品数，来对玩家进行评分。

麦卡迪打开他的笔记本电脑，启动"隔离英雄：机场模块"，然后检查了第一位乘客。露西是一个戴着太阳镜、身着短裤、笑容满面的红发女郎，她拿着一条违规的士力架巧克力，帆布鞋上有一根卡其色的杂草刺。在模块的最后，屏幕上出现"干得好，你下班了"，并显示麦卡迪最终的得分，以及命中区、遗漏的隔离风险物品和所花费的时间。

"检查员能相互竞争，而且真的能看到成效。"麦卡迪说道。他告诉我们，中国检疫机构已与开发这款游戏的澳大利亚设计师合作，要替中国自己的检查员也开发一个版本。

这还能协助扫荡少数成功闯关的入侵者，比如偶尔出现的蟑螂和蒲公英。麦卡迪敲打着桌面计算机，向我们展示了一部自动机器人的影片，这个机器人最初是为农场开发的，帮助翻动岛上的红色土壤。"我们正在与雪佛龙一同测试它，"他说，"它一旦识别出杂草，喷嘴就会启动并开始喷洒。"麦卡迪打算对机器人进行调整，让它也建立一套地理坐标参考警报，我们很快就能想见，一支可识别锈病的全球定位机器人大军漫游在美国麦田中的光景，取代了金岳有局限性、维护成本高昂的前哨站。

同样地，雪佛龙的检疫团队在岛上各处放置了七十个声传感器，把搜集到的资料传入人工智能系统，该系统会监听特定的外来亚洲壁虎的鸣叫声，以防它以某种方式溜进岛上。麦卡迪补充说："我们还在努力研发一种能用脚印、尾巴印和重量来识别动物的触控面板。""我们想从检测系统中排除那些缓慢又耗费人力的部分。"

雪佛龙作为世界上最富有的公司之一，负担得起超乎想象的隔离花费，但麦卡迪认为，它的投资可以为所有人带来红利。与美国疾病控制与预防中心的马丁·赛隆（Martin Cetron）想的一样，麦卡迪想了解隔离是否真的有效，他利用雪佛龙的资金进行了详细的经济和科学分析，以确定哪些措施最有效。"统计给了我们信心，我们在做的事情能带来最好的结果，"他说道，"对我来说这很重要，而且以前从来没人这样投资过。"

他希望，这能让预算有限的政府把时间和金钱投注在更好的地方。"比如，政府可能会瞄一眼货柜，然后说数量太多、太难处理了"，他说道，"但现实就是，你必须在货柜端投入心血，妥善处理。"

另一个教训是尼尔德斯检查站的雅各布森偶然发现的想法，这还多亏了 PODS 货柜：考虑传播途径比锁定特定害虫更重要。"随着气候变迁，我们该怎么预测未来的一切？"麦卡迪说，"我们的系统必须有弹性，如此一来无论受到什么打击，都能随机应变。"

但或许最要紧的是，巴洛岛已经证明检疫是可行的。它可以将病虫害拒之门外，同时不会影响贸易收益。当我们问及雪佛龙在生物安全上的大手笔投资，是否反让它成了亏钱界的佼佼者，麦卡迪说："噢，还真的是呢。"这个计划唯一的优点就是为企业争取到了环境信誉。

事实上，政府不必自己背负生物安全的重担，巴洛岛已经证明了企业可以合理地承担商业和贸易产生的成本及其收益。"但实际上，这关乎每个人的参与"，麦卡迪说，"如果我们都尽自己的一分力量，就有最大机会获得正面的结果。"

第七章

一百万年的隔离

我们在一片震耳欲聋声中下降到地球内部，电梯的机械声回响于电梯井的混凝土墙之间。因为听不太清，我们也没多说话，直到鲍比·圣约翰开始大喊："我们可以快点敲盐了！"圣约翰是一位和蔼可亲的发言人，身穿条纹马球衫，安全帽上贴着绿湾包装工队的贴纸，担任我们深入矿坑冒险的向导。几秒钟后，周围的墙壁从工业混凝土变成了裸露的水晶，我们开始敲穿古代海洋所留下 915 米厚的地下盐矿。在下降 800 米进入地球后，环境声响发生了巨大的变化。我们又可以听到彼此说话了。

核废料隔离试验厂（WIPP）是世界上第一个（直至本书英文版印刷时也是唯一一个）用于进行核废料的永久、深层地质处置的服役设施。它位于新墨西哥沙漠的地下 655 米处，在卡尔斯巴德（Carlsbad）以东约 48 公里，靠近得克萨斯州边界上一块被能源部称为"撤退之地"的地底下。

这个名字援引了 1992 年土地撤回法案（Land Withdrawal Act），该法案将一个由新墨西哥州管辖的 41 平方公里的区域，转由美国能源部和环境保护局长期监督。随着抽油机在不违反设施安全协议的前提下，名正言顺地往"撤退之地"的边缘逼近，"撤退之地"的轮廓——一块完美的方形土地，核废料隔离试验厂就坐镇在正中央，在卫星影像中变得一年比一年清晰。

核废料隔离试验厂周围的区域仿佛一个地下仙境。卡尔斯巴德洞窟国家公园就在附近，当中景点包括卡尔斯巴德洞窟内的钟乳石洞，以及神秘的莱楚盖拉（Lechuguilla）洞穴。

这里曾经是深度在世界上排前几名的洞穴，也是一系列罕见微生物的栖息地，深深吸引了那些探索着地球极端环境生命的研究人员。无论是因为洞穴、天坑、钾盐矿、压裂井，还是放射性废物的掩埋，这个区域与地下来往密切。

尽管核废料隔离试验厂不是检疫设施，从名字就可以看出它是一个"隔离"场所。对于渴望看到极端隔离工程控制措施运作的游客来说，它可能是地球上终极的目的地。这是一个坟场，将具有潜在危险的物质进行至少一万年的隔离——一座放射性的坟墓。正如灾难研究领域的学者彼得·C. 范威克（Peter C. van Wyck）所说，当中包含了"想挣脱束缚的废弃物"，真是令人难忘的措辞。

尽管如此，埋在核废料隔离试验厂的物质不是旧原子弹的弹头或已经拆除的反应炉核心。而是存放了约翰·霍华德那个年代所谓的"敏感物质"。或者，正如圣约翰向我们解释的那样，"衣服、工具、破布、厨余、碎片、土壤、固化污泥和砾石"，全都被少量的铈和其他人造放射性元素污染。

这些比铀重的放射性元素被称为"超铀元素"，字面意思即"超越铀"。该元素也属人造，并非由自然过程，而是人类工业活

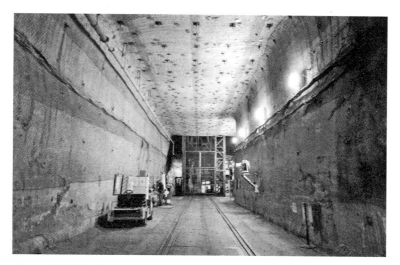

图 21 位于新墨西哥州卡尔斯巴德郊外的美国能源部核废料隔离试验厂（WIPP），电梯将工人和游客送入一个由 2.5 亿年历史的盐层雕砌而成的大厅。只需乘坐电梯几分钟，便能到达地底 655 米深（妮古拉·特莉摄）

动创造的，特别出现在国家核武库的开发、维护和测试过程中，这些物质注定要送往核废料隔离试验厂。"超铀核废料的放射性比乏核燃料低约一千倍，产生的热量也少得多。"威廉·艾利和罗斯玛丽·艾利在《烫手山芋》（*Too Hot to Touch*）中写道："只要储存在正确容器中，大多数超铀废料都可以处理。核废料的寿命才是关键。"

在这种特殊的隔离架构中，时间问题比空间更棘手，甚至可能无法克服。埋在核废料隔离试验厂的大部分物质对生物体仍然有害，隔离期也不是传统的四十天，而是至少一万年，有些甚至要数百万年，对于希望设计一种有效隔离形式的人而言，是一项艰巨的挑战。事实上，要安全处置超铀废物所需的时间跨度之大，以至于芬兰一处名为昂卡洛（Onkalo）的深层地质处置库（预计在 2020 年代竣工并开始接收核废料），它的建筑师们必须考虑到未来冰河时代的潮起潮落。在昂卡洛的放射性有效负荷量达到安全之前，整个北欧或许早已被埋在数英里高的冰川下了，可能还不仅一次，而是很多次。

在内华达州的类似设施尤卡山（Yucca）用于掩埋乏核燃料，奥巴马政府于 2011 年 4 月停止金援，尽管未来监管机构可能从新批准，但联邦政府规定的核废料收容期限高达一百万年。一百万年前，地球上还不存在智人，一百万年后，当尤卡山存放的东西终于被证实能安全暴露于生物之中，届时也难以预测人类是否还会存在，更不用说美国监管机构了。要想在如此巨大的时间跨度内，构建一个空间系统来隔离一切，这种野心似乎太不切实际，以至于本该理性的工程报告和分析，顿时变得与科幻小说无异。

有一次，我们在亚利桑那州凤凰城参加核废料会议，一位与会者对长期管控的复杂性感到十分忧心，数十亿美元的支出，需要思考攸关数百代人的未来，还必须设计出能够抵抗地震、洪水和放射性的全新材料，于是他站起来问，为什么我们不能把这些宝贵的时间和金钱用于治疗癌症？这样问题就解决了。这个人建议：我们可以给自己接种疫苗，暴露在乏燃料棒中愉快地度过一生。（唉，要对抗辐射中毒的生理效应，可不仅仅是治疗癌症的问题。）

事实上，世界各地的核废料现在都处于一种奇怪的净化过程。受污染的土壤被保存在日本福岛核电站废墟附近的"临时"储存库里，仰赖着数万个防水袋；在华盛顿州的汉福德（Hanford），液态高放射性废物在巨大、易泄漏的地下储存槽中等待永久处置，其中一些储存槽已有近六十年的历史。目前用于核废料隔离试验厂的大部分物质都贮藏在地面上的木桶中，随时会受到腐蚀、自然灾害和恐怖攻击的影响。没有任何政府、任何可信赖的核子工程师相信这是安全或持久的。像核废料隔离试验厂这样的设施或许是一种解方：建造一座精密的坟场，以一劳永逸地解决人为的放射性问题。我们完成了四分钟的地底之旅，走出电梯，进入一条炙热、昏暗的走廊，走廊里有通风管道，两边的盐晶墙上挂满了电线。我们的脚走在布满盐的地上嘎吱作响，发出靴子走在新雪上的声音，我们的嘴唇尝到了一丝咸味。巨大的工业设备使得空气中弥漫着阵阵柴油废气味，气味在盏盏头灯交错以及前方倒车警告的哔哔声中逐渐消散。

在离电梯井大约150米的地方，岔出了另一条走廊，它的盐墙上布满灰尘，通向一条又一条长得完全相同的走廊，如同迷宫，而这些廊道被称作"水平巷道"（drifts）。沿着巷道下去会连接到八个"控制台"，它们目前只有六个被完整挖出了，每个控制台内包含了七个"房间"。保守一点地说，核废料隔离试验厂非常大。所谓的北部实验区（占试验厂其余部分的四分之一）已被预留用于科学研究，包括地下植物的生长研究。目前预估到2033年，该设施容纳的核废料会多到能填满一百多个篮球场，届时核废料隔离试验厂将宣告"满池"。从此以后，这座矿坑将被密封，与地球表面隔离，直到永远。

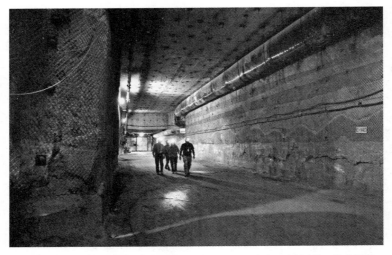

图 22　走在核废料隔离试验厂中被称为"水平巷道"的走廊里（妮古拉·特莉摄）

　　我们周围那些早在 1980 年代就被盐封的墙壁和天花板已经开始下陷，以一种戏剧性的速度，它们曾经笔直的线条如今凹凸不平，必须仰赖钢网、岩栓和土钉才能防止倒塌。众所周知，这个下陷数是每年 13 厘米。核废料隔离试验厂的首席科学家罗杰·尼尔森（Roger Nelson）告诉我们"岩石是从不停下脚步的"，为了应对即将出现的废弃物，新房间和控制台的挖掘正如火如荼进行中。"地下的深度、下陷率，再加上我们每年预估向核废料隔离试验厂运送数百万桶废料的速度，这一切都达到平衡，因此试验场仍然能保持开放，等到快要构成安全隐患，也差不多满池了。这是地质和废物接收率之间的平衡之举。"从这个意义上说，核废料隔离试验厂本身就是个自相矛盾的概念：一个

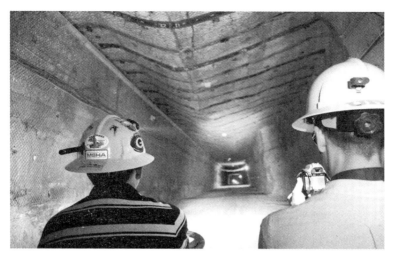

图 23　我们和鲍比·圣约翰一起朝深处前进。墙壁和天花板因地表的重量慢慢下陷。"这块岩石从不停下脚步",核废料隔离试验厂的首席科学家罗杰·尼尔森当天晚上这么告诉我们（妮古拉·特莉摄）

用于永久隔离的实时建筑。

违反常理的是，核废料隔离试验厂不稳定的地质，正是当初该站点获选的原因之一。在足够的压力下（每天每秒都被压在超过 610 米的地底下），盐的表现会有点像棉花糖，或者像尼尔森所形容的"一月的糖蜜"。它会膨胀、渗出和流动。在核废料隔离试验厂关闭了很久之后，在所有土针和钢网都失效很久之后，盐会像愈合的伤口一样开始汇聚，并在放射性废物容器周围坍塌，将它们碾碎成一个永恒的水晶坟墓。我们朝这些不祥、膨胀的盐靠近，并从安全帽上取下安全灯，把灯往墙上靠：光线穿透水晶群超过 30 厘米，散发出淡黄色的光芒，整个空间弥漫着一股空灵感，光线从半透明的墙中隐隐透出。

我们在走廊上前进，起初我们的衣服被一阵呼啸而过的微风吹乱，我们回想起入内看过的安全简报。里面提到地下空气系统被设计成空气只能单向流动：远离电梯井、进到"水平巷道"中。在那儿，空气会过滤、排放并循环再利用。这意味着在发生事故或辐射泄漏的情况下，我们还能顺风而行，找到离开核废料隔离试验厂的路，乘着地底下的风回到安全处。

为了以防万一，我们还准备了"自救器"——一种可携式呼吸器，能提供足够的氧气，以便在发生火灾时逃生，还有一个用于监测自己是否暴露于放射性物质的剂量计。测到的数值将在几周内邮寄给我们，但我们被告知不用担心，这只是例行的预防措施。语毕，我们走到一辆在侧室充电的电动高尔夫球车，跳上车后坐在圣约翰旁开始旅程，风吹拂过我们的背，仿佛正朝深海驶去。

* * *

我们从设施的主要向导，也是美国能源部地球物理学家亚伯拉罕·凡·卢克（Abraham Van Luik）那里得知，核废料隔离试验厂其实是一个示范设施。顾名思义，它是一个"试验"工厂，负责进行实验。1979 年，在成功提交十万页的环境计划后，核废料隔离试验厂的建设获得了国会批准，但在 1999 年 3 月接收第一批超铀废物之前，又先历经了二十年繁重的建设和机械准备。

当我们造访时，我们已经与凡·卢克保持了几年的联系。

（遗憾的是，凡·卢克于 2016 年去世，享年 71 岁，距我们上次
与他会面才过了几个月。）2009 年我们第一次相谈时，他还不在
核废料隔离试验厂，而是在内华达州西南部工作，帮助尤卡山中
更极端的核废料处理场进行概念化设计。尤卡山是由一座超级
死火山所形成的巨大地貌，位于拉斯维加斯西北 145 公里处，毗
邻神秘的内华达试验场，冷战期间这里一直在进行核武器试验。
2002 年，它被国会相中，成为各地核电厂放射性废物的国家储
存库，包括（但不限于）目前用以冷却热材料的巨大水池中耗尽
的乏燃料棒。如果这些水完全蒸发，燃料棒可能着火，释放出致
命的放射性烟羽。如果没有长期解决方案，这种情况恐会在未来
数千年中的任何时刻发生。要将这种极危险的废物运送到设施地
点，需经过漫长且繁杂的检疫后勤作业：通过铁路和公路穿越数
十个中间州，当地政客们对此当然缺乏兴趣。

在 2001 年 8 月发布的一份名为"最坏情况设想核运输事故"
的报告中，美国能源部聘请的顾问简述了运输高放射性废物（如
乏燃料棒）往尤卡山时，可能发生的少数"潜在严重事故状况"。
在其分析中，"最严重事故设想"中最糟的情形就是在拉斯维加
斯市中心附近的高速公路发生碰撞事故，包括卡车和铁路可能的
意外。

倘若意外发生，放射性烟羽桶几乎肯定会污染城市的大片地
区。至少 13.8 万人将立即受到影响，该市主要的国际会议和酒
店设施，都可能沦为放射性物质的储藏槽。"如果不关闭通风系
统，"作者写道，"放射性微粒会进入酒店和其他建筑物内，污染
地毯、家具和床。"更糟糕的是，即便通风系统已经关闭，但速

度太慢的话（报告中的运算模型指出在被放射性烟羽包围以前，附近酒店只有91.3秒的反应时间），这些颗粒一样会被关进来，辐射到建筑物内部而难以挽救。落在城市土壤、植物和街道上的放射核种，也会发出定量的伽马射线，技术上称之为"地面照耀"（groundshine）。

放射性粒子很可能会通过汽车和卡车从拉斯维加斯扩散，该报告还建议关闭该市的国际机场，以"防止受污染人员的迁移"，他们可能会无意中将放射性粒子散布到全国和世界各地。报告警告道："有鉴于暴露人数众多，当地应急人员难以识别，更不用说要有效地隔离受污染的人了。"

最终，要拯救这座城市恐怕不太可能。作者计算，若采用一种被称为"海绵爆破"的去污技术，"机器要运转近两万五千年"才能重返安全。拉斯维加斯的大部分地区，每条大街小巷，可能都会被夷为平地。除了完全拆除这座城市外，作者提出了另一个替代方案，就是所谓的"永久隔离"，实际上意味着要把拉斯维加斯放生于沙漠之中。凡·卢克向我们保证，运送到核废料隔离试验厂的材料不会构成这类生存威胁。

然而，即使是低放射性废弃物（手套、长袍和可能暴露于辐射的实验室设备）对后勤的挑战也不容小觑。鲍比·圣约翰告诉我们，他的大部分时间都花在开发有潜力的新卡车运输路线、与民选官员和急救人员会面上。要获得核废料隔离试验厂的驾驶资格，候选人必须接受背景调查，并且在过去七年内未曾违反交通规则；司机以团队形式工作，如此一来，除非他们在途中遭遇恶劣天气警报，否则运送废物的脚步永不停息。

若有必要，能源部会支付道路升级的费用。圣约翰告诉我们，联邦资金最近要将美国国道 108 号公路卡尔斯巴德以西的路段从双线道改造成四线道公路。换句话说，如果你开车穿越新墨西哥州，可能不知不觉间就使用了这段因核废料隔离试验厂而存在的高速公路分流道。美国西部那些具神秘色彩的开阔大路，其实也是隐藏版的地质隔离基础建设的一部分。

在我们与凡·卢克的第一次谈话后不久，2009 年整个尤卡山工厂被美国能源部关闭，凡·卢克被调往新墨西哥州，加入核废料隔离试验厂。当我们在那里见到他本人时，他既和蔼又善良，这两种人格特质和一名从事核废物处理工作的联邦地球物理学家而言，似乎有点不搭，凡·卢克处处让人充满惊喜。例如在他的博客上，他经常写关于天主教神秘主义的文章，包括理智与直觉之间的拉扯。凡·卢克将这些视为人性中水火不容的面向，需要分别来看，一个埋藏在表面之下，好像处于隔离状态似的。"我甘心与这种内心的分裂共存，正因如此，我可以同时活在两个世界中，"凡·卢克写道。这种分界给了他作为地球物理学家的弹性空间，他的科学严谨性并没有受到对来世的信仰或与神的个人关系影响。

他恰好也是但丁《神曲》（*Divine Comedy*）的狂热粉丝，沉迷于但丁和他的缪斯女神比阿特丽斯之间那种"超然之爱"的描绘。在但丁的故事中，正是这种爱情，让诗人得以从地狱的恐怖中脱身，来到炼狱的岩石坡，灵魂将在那里等待，直到证明自身价值后，才能在天堂中获得自由。

地下世界的这种隐喻在全球核废料工业中屡见不鲜，就像人类神话中充斥着锁在地下的怪物故事一样。例如，比利时"HADES"地下研究设施的名字源于希腊语中的"冥界"。这里的"HADES"原是"高活性处置试验场"（High Activity Disposal Experimental Site）的英文缩写。另一方面，HADES 由"欧洲放射性废弃物泥岩环境处置地下研究设施"（EURYDICE）所经营，该财团以欧律狄刻（Eurydice）来命名，她的丈夫俄耳甫斯（Orpheus）试图将她从地狱中解救却没能成功。（神奇的是，"欧洲放射性废弃物泥岩环境处置地下研究设施"的英文缩写恰巧就是"EURYDICE"。）

最后也很有趣的是，欧洲核工业中用来装临时或过渡时期废弃物的容器被称作"卡斯托尔"（CASTOR）；而用于永久处置的容器则被命名为"波鲁克斯"（Pollux），可惜这次并不是首字母缩写。卡斯托尔和波鲁克斯是希腊神话中的孪生兄弟。卡斯托尔是有寿命的（或说是会死的），而波鲁克斯是不朽的（或说是永恒的）。在这对孪生兄弟的故事中，面对一旦卡斯托尔死了就将永远分别的光景，兄弟俩转而与宙斯达成协议：他们将共享这份不朽，用剩余的时光流转于奥林匹斯山与冥界，或说是天堂与地狱之间。

作为美国能源部发言人，凡·卢克撇开神秘色彩，坚持对不同地质障碍的优缺点进行技术讨论，并描述了现在使用机器人填放储存库的每个步骤。如我们所见，远程处理系统被用来处理放射性最强的废弃物，人类几乎完全被从这套精心设计的分类编制程序中排除，直到废物被放入地下盐墓。

就像过去约翰·霍华德梦想设计出完美的检疫站一样，

凡·卢克也有一幅核废料隔离设施的理想蓝图。"我理想中的储存库位置会随着时间而改变，"他解释道，"当我在水晶岩，比如花岗岩上工作时，觉得水晶岩就是极好的。"如我们在核废料隔离试验厂看到的那样，凡·卢克稍稍抱怨了下，然而他也承认："我已经与欧洲国家和日本合作长达二十五年，了解他们对不同储存库位置的研究，我渐渐觉得黏土石或许会是理想的媒介。"

凡·卢克强调，尤卡山和核废料隔离设施只是人类处理核废料的两个特定例子，其他国家仍在实验其他策略与地质条件。例如，中国最近跨出了建设国内永久性处置场的第一步，在甘肃省北山附近的沙漠深处、戈壁沙漠的中心，挖掘了一个类似核废料隔离设施的实验测试设施。（北山邻近丝绸之路，这里是古时马可波罗和其他商人行经的贸易路线，当中一些人将染上黑死病的跳蚤带到欧洲，从而催生出第一个隔离建筑。）

与此同时，有一些工程师主张根本不该建造储存库，而是应把密封的核废料胶囊沉入海洋底部的泥浆之中；另一些人正在考虑用一种称作"玻璃化冷冻"的程序，将核废料锁进巨大、无法穿透的玻璃砖内，玻璃砖的大小与货柜箱一样；还有一些人想用能消耗辐射的微生物来将掩埋的废弃物转化为危险性较低、更稳定的形式。业界的乐观派认为，核废料根本不是废料，而是一种尚未开发的能源，有朝一日可能会为义肢医疗设备以及宇宙飞船中的超长寿命电池提供燃料。就目前而言，如今核活动所种下的，既是一道难解的题，也是一个将笼罩我们未来万千后代的挑战，凡·卢克的肩上扛着这样一个沉重的责任。

* * *

我们进入地下深处处置世界冒险，目的是希望观赏这些任重道远的隔离基础设施，在地质时间尺度上是如何运行的，进而从新构建我们对隔离的理解。尽管我们来到核废料隔离试验厂是为了了解人类收容能力的最大极限，但我们马上就意识到：与隔离一样，纯论隔离的"技术"壁垒反而不是最艰巨的障碍。

要成功地将危险事物与世界其他地方隔离，关键是要把"分离"的必要性传达给其他人。警告人们正处于危险之中，并确保他们信赖你，这是进行任何隔离和检疫的基本原则。这在新冠疫情期间更是不证自明，当时美国死亡人数高得可怕，很大程度是因为许多美国人根本不相信医学专家警告新冠病毒是一种威胁的说法，一些美国人甚至不相信这是真实的病毒。试着回想一下，纵观整个隔离历史，当特定房屋出现污染的警告信号，总会有贪婪的人或投机主义者解读成盗窃目标：不该避开这些房屋，而是应该闯进去。

当危机处于人们难以遥想的未来时，问题就变得无解。"有关如何警告后代，目前没有一套国际标准。"凡·卢克告诉我们。尽管如此，不论是核废料隔离试验厂、芬兰的昂卡洛，以及尤卡山（如果它重新开放）等地方，都有道德责任传达其内容物对生活在数万年甚至数十万年后的人类有多么危险。

从历史背景来看，埃及图坦卡门国王陵墓的内殿在被打开、里头宝物被搬走之前，只维持了三千多年完好无损。相比之下，核废料隔离试验厂需要至少维持比这多三倍的安宁，才能达到联邦监管目标。事实上，目前历史学家认为一切的人类文明都发生在过去一万到一万二千年之间；核废料隔离试验厂需要同样长的时间，才勉强能让其内容物达到最低限度的安全。

凡·卢克用四个类别向我们形容了其中的困境。"警告讯息必须存在、被发现，并被理解"，他说，"它也必须被相信，这是最难的部分。"要阻止未来的考古学家或工业打捞人员闯入核废料隔离试验厂，厂址的警告标志一定得经久耐用：这些标志必须能够在物理上存活数千年而不会被侵蚀或生锈。这也推动了针对耐腐蚀金属合金在内的高级工业材料实验。最终，被能源部称作"原始花岗岩"（pristine granite）、重达 65 吨的大石块被选中作为核废料隔离试验厂的碑材。在核废料隔离试验厂最终批准申请的附录中，美国能源部夸口道，"这种花岗岩的耐风化和侵蚀特性，比建造巨石阵所使用的岩石类型（硅化砂岩和白云石）更优良"。

凡·卢克接着说道，这些耐用的警告标志也必须"能够定位"。我们不能冒险让它消失在某个时空中，就像死海古卷（Dead Sea Scrolls）那样，等着被某个游牧民族意外发现。核废料隔离试验厂对此给出的保证就是未来土堤的建设：10 米高，30 米宽，需要 74.5 万立方米的建材，这个巨大的人造地景将会环绕整个核废料隔离试验厂址，从而有助于标记。土堤的另一个好处是能作为挡风坡，保护里头的花岗岩石碑不受侵蚀。

这些耐用、容易定位的花岗岩警告标志还必须在数万年内保持"清晰"与"可读"。举例来说，它们不能重蹈线形文字 A 的覆辙，这是一种大约公元 1800 年前的古代米诺斯文字系统，至今仍未破译。

在 1984 年 4 月的一篇名为"跨越一万年的沟通渠道"的论

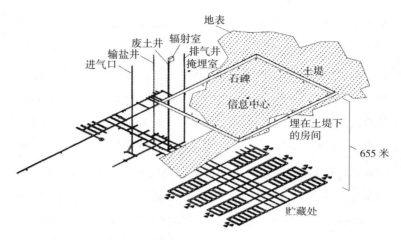

图 24　如图所示，在核废料隔离试验厂收到最后一批核废料后（目前预估是 2033 年），它将被一个巨大的土堤和大型花岗岩标志石阵给围绕

　　文中，托马斯·西比奥克（Thomas A. Sebeok）提出了许多解决方案，以因应可读性这项长远的挑战。西比奥克写道，最终目标是"设计一种方法，警告后代不要在该地点采矿或钻探，除非他们能清楚意识到自己行为的后果"。尽管这篇文章只是由美国能源部委托的一个名叫"人类干扰工作小组"所编写的众多类似论文之一，但西比奥克的论文早已被思辨设计界视为邪门歪道。

　　在美国能源部研究小组提出的许多想法中，有几个似乎欠考虑、显得轻率。其中一项建议是在核废料隔离试验厂上方建造一个"荆棘造景"——15 米高的、布满尖刺的混凝土造型。这个设计假设了人们如果看到这样巨大的、具侵略性的形状，会感到威胁并吓得落荒而逃。另一个则是呼吁对家猫进行基因改造，以产生一种新物种"辐射猫"，它们的皮肤在有辐射的情况下会变色，甚至发出荧光。这个提议背后的概念是，在几千年后，人们若是经过这片以前被称作"新墨西哥州"的土地，会注意到他们的猫变色了，他们就能知道辐射从这个被遗忘已久的地下储存库中外泄了。等到他们的猫不再发光，就代表抵达安全的地方。

另一个同样令人摇头的提议是，在整个核废料隔离试验厂地区仿制一幅灵感来自挪威现代主义画家蒙克的《呐喊》的插画。虽然这幅画作为冰箱贴广受欢迎，后来还被麦考利·克金在 1990 年《小鬼当家》（*Home Alone*）的电影海报中搞笑致敬，但能源部符号学家认为《呐喊》代表了这样一种恐怖的元素，即使几千年后生活在这儿的人们也会避之唯恐不及，宁愿不要盯着这幅作品的恐怖轮廓。

然后不知为何，楼越来越歪了。在参加凤凰城的核废料会议时，我们惊讶地听到美国能源部的员工提出了一个警告后代的想法：核废料隔离试验厂应该建立一个巨细靡遗的遗产网站，不论身在世界哪个角落都能通过智能手机造访，当中有完整的描述、影像和计划。它会成为一座世界信息图书馆。这个男人似乎压根儿没思考过在五千年后，智能手机、无线网络，更不用说互联网，可能早已不复存在。

西比奥克本人提议建立一套"原子神父"制度，"一个由知识渊博的物理学家、放射病专家、人类学家、语言学家、心理学家、符号学家，以及可能需要的任何其他专业领域组成的委员会"。这些"原子神父"将通过仪式叙事以及西比奥克所说的"民俗装置"来守护关于核废料隔离试验厂的记忆。西比奥克建议，应该每隔三个世代就要设计一出新的神话和传说来强调放射性的恐怖，且这种做法至少持续一万年。"本质上来讲"，他写道，"原子神父"要培养一种跨时代的"迷信"氛围，致使人们"永远避开某个地区"。无疑地，光从基督教的历史观就知道这样的计划站不住脚：在过去两千多年里，因为教义诠释所引发的教派分裂、异端、宗教法庭、宗教改革，甚至邪教，对于一个至少需要花上一万年才能变得安全的暗黑物质而言，俨然是个不祥之兆。

凡·卢克告诉我们，最困难的挑战是，无论这些警告最终采取何种形式，它们都必须保有"可信度"。后代子孙必须相信美国能源部的说法，也就是核废料是危险的，他们真的不该挖掘，严肃认真对待这一点。这里经常提到的一个例子就是埃及法老墓外所发现的铭文，指示侵入者不要侵犯这些神圣的墓地，否则后果不堪设想，但马上就被欧洲考古学家无视了。当时，这些警告被认为只是古老的迷信而被置之不理，那么，当未来的人类看到21世纪的地理学家说"此处埋藏着巨大的危险、不要挖开"的警语，又将做何感想？西比奥克对民间传说毫不掩饰的依赖只能证明一件事，就是这类警告在未来只会被视为某种恐怖的异端信仰。

美国能源部当前的理念是：与其试图吓跑人们，还不如向后代传达储存库的内容既危险又无用。美国能源部自己提议的警告讯息（未来可能会刻在花岗岩纪念碑上）的其中一条指出："这不是一个荣耀的地方。这里不纪念丰功伟业，也没有任何有价值的东西。"正如凡·卢克提到的，所有储存物都必定包含了大量当今被认为价值不菲的科学和工业材料，尽管使用起来十分危险。事实上，虽然核废料隔离试验厂的名字强调了它作为"隔离实验"的角色，但"废物"的概念也激起人们的好奇心。设计者曾经设想过的一项技术问题是，埋在核废料隔离试验厂的东西，或许有朝一日会被当作值钱的抢手货。因此未来的人类为了挖宝，会不惜深入虎穴。

我们想起了黑死病期间关于埋葬潜在传染性尸体的卫生法规。威尼斯官员要求将瘟疫受害者安置于地下墓穴，而不是地上的陵墓，因为土壤和泥土是能防止未来暴发的额外保护层。历史学家克劳肖写道，与核废料隔离试验厂相同，这些墓地"在卫生部门认为放得够久以前不会被打扰"，以确保安全无虞。"医生们指出，要想打开坟墓，就跟在阿维狄乌斯·卡西乌斯（Avidius Cassius）时代打开阿波罗神殿的金棺材无异，当时士兵们想找到宝藏，却反而释放出瘟疫毒气而命丧黄泉。"即便至今，皇家慈善医院的迈克·雅各布斯告诉我们，埃博拉受害者的尸体在离开隔离室之前，仍会被密封在特制的锌制棺材中，以防悼念者因试图打开而释放传染病。

在核废料隔离试验厂的技术申请文件中，清楚地描述了有人有意或"蓄意"取物的情况。蓄意闯入的情况被认为几乎无可避免。事实上它很有可能发生，以至于工程师尼尔·查普曼（Neil Chapman）和查尔斯·麦康比（Charles McCombie）在他们关于放射性废物地质处置的"原则和标准"守则中提到，核废料隔离试验厂、尤卡山、昂卡洛这类设施都免不了会被破坏。"一个有趣的发现是，古人所留下的任何非凡之作，一旦被发现就注定不得安宁"，查普曼和麦康比写道，并下结论："这个地下储存库真正展示长期收容能力的可能性应该很低。"

我们费尽千辛万苦处理这些物质，最终在几个世纪或几千年后，这些被小心翼翼掩埋的东西，却反而积累了相当的价值，足以让我们的后代又把它们全数挖出，这是多么讽刺的一件事。1986 年切尔诺贝利核电站爆炸的后续十分发人深省。切尔诺贝利附近的乌克兰城市普里皮亚季（Pripyat）遭到遗弃，整个地区被认为辐射太强不宜人居，自此之后这里就被称为"封锁区"。然而，在几年之内，封锁区内的废弃建筑物，举凡旧学校、工厂、办公室，甚至民宅，已有近六百万吨有价值但具放射性的金属被掠夺，据悉这些金属已全数卖往欧洲各地的废品零售商。[2012 年 1 月，彭博社报道称，美国零售连锁店 3B 家居（Bed Bath & Beyond）无意间贩卖了具放射性的金属纸巾盒，引发了"核安全官员和公司高层对受污染废金属日益严重的全球威胁"的警觉。]只要经济诱因持续存在，检疫隔离就几乎无法执行。提到凡·卢克喜爱的《神曲》，一段有名的警告铭文就在脑海中浮现。《神曲》第一部地狱篇中，但丁描写了一段刻在通往地狱深处的石门上的小语。铭文警告："入此门者当放弃一切希望"——跨入这扇门的人，放弃一切希望吧！毫无疑问，未来的挖掘队或工业钻井队，也会一派轻松地对这些警语一笑置之，发动钻机继续深入地球。

* * *

我们开着敞篷高尔夫球车前行，车头灯穿不透地下的漆黑，我们行经一扇扇气动门，门将矿井的各个部分密封起来。在每扇门前，鲍比·圣约翰都得停下来，并伸手抓住一根悬空的管子，像拉空气喇叭那样地拉下管子，我们面前那扇巨大、怪异、尺寸适合运土设备的门，发出像星际大战黑武士呼吸时的嘶嘶声，逐渐敞开。

穿过几扇门后，沿着深不见底的走廊走了许久，最终我们抵达了所谓的"废弃物面"：在这等待着核废料的是缓慢而粗鲁的拥抱。圣约翰把推车停在一侧，我们跳下车仔细观察，紧张地反复检查彼此的安全证件，确认我们的剂量计还在身上。

前方不到十米处，一条及腰的黄色链子从走廊的一侧接到另一侧，后方是一面堆满工业用桶和特制木桶的墙。它们被随意地堆放在那里，就像储藏室中被遗忘的物品一样。我们看到成堆的金属桶用保鲜膜包裹在一起。黄色封锁条上悬挂着一个小标志"注意：辐射区域"。回想先前的各种恐怖传说，眼前这个奇怪的景象不免有点虎头蛇尾。不细看还以为这些随意堆放的桶和保鲜膜裹着的包裹是要装载到飞机上的货物呢。（我们很快就会看到，其他更高风险的废物居然是被放进圆柱形空心管中，再水平嵌入墙中；将废弃物包裹丢进去的过程，有点类似将子弹装入左轮手枪，再用小盖子密封。）

尽管链子后面成堆集装箱的景象，与我们幻想中可怕的发光体相去甚远，但这种期望与现实的落差，引发我们对风险和危险应该是什么模样的探讨。放射性就像病毒一样，肉眼无法看见。我们想起了17世纪斯普利特的隔离守卫，在检疫站工作一整天后看到一条漂亮的围巾，把它带回家送给妻子，没想到却在这座城市引发了一场瘟疫。

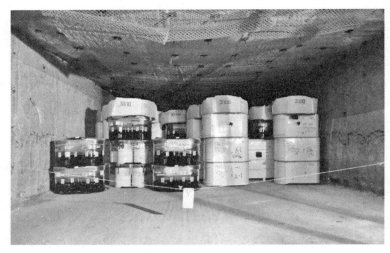

图 25　工业用桶和特制木桶位于挂有辐射警告标志的黄色链子后面。此处就是"废弃物面"（妮古拉·特莉摄）

　　返回电梯井需要一段时间，沿着宽阔、缓慢坍塌的走廊行驶，周围充满了机械通风冷冽的喧嚣声。回到这安全的风中后，我们坐了下来，怀着敬畏和一丝震惊，试着打量这片无人之境。

　　收容、隔离和检疫场所，无论是动物疾病实验室、植物研究设施、地下核废料储存库还是紧急医疗病房，都是我们试图去建构、理解未知的产物。核废料隔离试验厂、尤卡山、国家生物和农业防御设施，甚至约翰·霍华德理想的检疫所，都是在对风险、建筑形式进行一连串抽象争论后，所得出的结果。"危险的临界值"在此演变成空间与哲学的探讨。我们那天参观的那个如洞穴般凄凉的空间，实际上是为了寻求一万年的安稳所不可避免的副产物。一处又一处控制台、一间又一间房间，核废料隔离试验厂仿佛生于黑暗之中，随着我们对潜在暴露的恐惧而渐渐长大。

　　核废料隔离试验厂给我们上的一课似乎是：假如我们想创立并资助一项"确保一双可能被微量辐射污染的实验室手套在接下来的一万年里，无论如何都不会对生物体造成伤害"的联邦计划，那么为此设计、建造一套庞大的运输、包装和埋葬系统都是合理的，虽然这种仪式十分折磨人。

　　我们沿着一条精心标记的单向道，参观伦敦的皇家慈善医院，这是为了确保没有任何受感染的东西会回到安全区。雅各布斯告诉我们，虽然许多人看到这些为了"高级隔离病房"精心设计的预防措施，可能会觉得矫枉过正，但这反映了不同的计算方式。"这里的原则，"他说，"不是风险评估，而是后果评估。这是非常非常重要的区别。的确，埃博拉等疾病对英国的风险非常低，但一旦出现，后果将不堪设想。"

　　任何零风险的建设都需要考虑工业事故、自然灾害到蓄意破坏行为等无尽的突发事件：举凡可能发生什么、如何发生、何时发生、是否能够避免、应该做些什么等，有千百万个环环相扣的不确定因子。这也包括了所谓的"低概率高影响"事件，比如拉斯维加斯高速公路上的核火灾。虽然我们几乎能笃定这种事情不会发生，但倘若发生了，我们便会失去拉斯维加斯。

　　不论是物质（如核废料）、病毒（如埃博拉），甚至是真菌（如麦类秆锈病），如果有人要你百分之百地隔离某些东西，甚至要长达数千年，应运而生的必定是一个又一个系统、一次又一次面对挑战的权宜之计。你需要修建防御壁垒，需要随时可上阵的替代方案，这些方案可能会挑战人类的想象力，且毋庸置疑会对资金不够充裕的国家造成预算上的重担。

因此，尽管核废料隔离试验厂采取了所有预防措施，但可笑的是，整件事差点被"猫砂"给搅坏了。在2014年的情人节，核废料隔离试验厂地下发生了一起"辐射外泄事件"，当时一个装满从洛斯阿拉莫斯国家实验室运来的超铀废物桶炸了一部分。这个编号68660的桶子用了错误的包装。工作人员没有使用黏土基底填料（其成分具有阻挡辐射的有益作用），而是用了一种有机的、"小麦基底的吸收剂"填料。根据美国能源部2015年4月发布的事故报告，这个看似微不足道的决定产生了可怕的后果，一系列化学反应致使"桶子受压、桶子锁环故障、桶盖移位"。简言之，这次爆炸估计造成了五亿美元的损失。

放射性元素镅（半衰期为432年）和钚（半衰期为24100年）意外从设施强大的空气处理设备外泄，后来在"撤退之地"以外仍能检测出放射性元素。跟所有隔离和检疫的例子相同，最初的破口是这么微不足道且平凡，你几乎很难想象事情究竟是怎么发生的。尽管如此，后来一位退休的核化学家协助解开了桶子内部的谜团，并且坦言这类事件很可能再度发生。他指出，有将近七百个桶子都埋在核废料隔离试验厂之中，且都是用同样的有机"猫砂"包装的。为什么目前只有一个桶子爆炸？我们不知道。

* * *

访问完核废料隔离试验厂的几周后，能源部寄来了两个信封：我们的剂量计结果出炉了。我们既担心又兴奋地在厨房拆信。幸好，我们并没有暴露在辐射中。

第八章

所有星球，所有时空

"你今天所见的一切，可以说是绝无仅有。"美国航天局
（NASA）的戴维·塞德尔（David Seidel）告诉我们。"这是个千
载难逢的机会，"喷气推进实验室（JPL）主任迈克尔·沃特金斯
（Michael Watkins）随声附和。我们身处太空舱组装设施实验室，
它位于玫瑰碗（Rose Bowl）体育场以北数公里，在加州帕萨迪
纳市郊外的山上。

这场特殊冒险从"洁净室"展开，在那里，美国航天局最新
的火星探测器毅力号（Perseverance）于严格的无菌条件下被组
装，并等着运送到卡纳维拉尔角（Cape Canaveral）。我们这趟造
访要从一封长长的电子邮件说起，这封信列出极为详细的规则：
禁止任何香水、古龙水、化妆品或耳环，不能穿法兰绒、羊毛或
磨损的衣服，甚至连指甲也要保持平整，不能是锯齿状。

在短暂的欢迎之后，我们的手机和笔记本都被没收，门口的
高科技地垫以真空吸尘器吸过我们的鞋底。更衣室准备了擦脸
巾、无菌的连身"兔子装"、泰维克短靴、斗篷、手套和口罩，
此外还提供一面镜子让我们欣赏最后的模样。最后我们被送进空

气淋浴室——一个装有喷嘴、约电梯大小的房间，压缩空气从四面八方向我们喷射，替我们去除身上最后一丁点儿微粒。然后我们被送进一个铺着白地板、砌有白墙的房间。房间里充满身穿白衣的工程师。

火星车是一辆 SUV 大小的白色鲁布·戈德堡（Rube Goldberg）卡丁车，封锁在红色围栏后面。要进入毅力号，就一定要保持洁癖，这一部分是为了保护敏感的光学和电子设备。挥发性化学物质、落下的纤维，甚至人类皮肤屑都可能对精致的电路造成损害，或落在二十三个相机镜头的其中之一上。但最主要目的其实是要进行"行星隔离"——防止地球的生命进入火星。"我不敢说这是人类有史以来创造过最无菌的物体，"一位工程师说，"但它非常干净。"

太空探索和魔鬼达成的条件是：我们无法在不带上极少量、微小的地球生命的情况下，去寻找外星生命。这个过程被称为"正向污染"，但即使不能预防，至少也应最大限度地减少污染，这是美国航天局行星保护官的终极任务。根据前任保护官凯瑟琳·康利（Catherine Conley）的说法，这可是美国航天局第二好的职位。康利（也可以叫她卡西）从事这份工作已有数十年，从2006 年到 2018 年，后来交棒给莉萨·普拉特（Lisa Pratt）。根据康利的说法，过去最好的职位是宇宙总监，但可惜该职位在机构重组时被撤掉了。

"行星隔离"可以追溯到 1950 年代，当时的火箭技术显然很快地就能首次将外层空间置于人类触手可及的范围内。在理想中，我们用来探索宇宙的机器人太空飞行器应该是无菌的。（根据定义，人类算是污染物。）但出于技术和经济原因，现实并非如此。然而，在天体之间传播生命物质的后果是一连串零碎的、未知中的未知数：我们不知道哪些形式的地球生命可以在太空旅行中幸存下来、它们之中又有哪些会在外星条件下蓬勃发展、太阳系之外是否可能有其他生命存在，而地球生命是否可能对它们造成伤害（或反之亦然）。

面对如此极端的不确定性，但又不甘于永远宅在家，航空员和许多前人一样，已经转为把隔离当作一种缓冲，让他们能尽责地探索太空，又不会危及地球或无意中污染宇宙。在这种情况下，隔离是一套精心设计的技术，旨在降低这种不确定性，同时最大限度地减少因探索而意外导致的、无可挽回的破坏风险。若说动植物安全所揭露的是检疫的严格计算，当中生命的价值往往低于经济需求；矿物的检疫则体现了对彻底控制的不切实际的追求，从而衍生出超现实主义的巨型建筑；而行星隔离就是一种不可能的风险建构艺术——数据不存在，但风险却是货真价实的。

* * *

正如国际行星保护政策中所说，负责保护"所有行星，所有时空"的那位女性，就在美国航天局内的一个小办公室里工作，这是华盛顿特区一座矮小、不起眼的建筑，往北走几个街区，在美国植物园和国家航空航天博物馆之间，最近又多了另一座美洲印第安人国家博物馆。该馆的成立是为了响应一个有争议的启示，即国家自然历史博物馆内收藏了近两万名美洲原住民的骨骸。这些被强行收集起来作为殖民战利品的遗骸警示着人们，两个长期隔绝的生物圈一旦有了交集，所付出的代价往往大于收获："这是人类历史上对生命最严重的破坏，"地理学家乔治·洛维尔（W. George Lovell）说。

当今，世界上只有寥寥几位行星保护官：欧洲航天局（ESA）和日本宇宙航空研究开发机构（JAXA）中各有一名。然而，行星隔离的概念起源于美国，一大部分是为了因应首次接触的灾难性影响。

在欧洲探险家1491年首次造访之前，我们无法知道当时有多少人生活在美洲，但历史学家估计，接下来的一个世纪左右，这片新大陆上每十个人中就有九人死亡，他们大多死于传染病。另一方面是因为当时美洲几乎没有适合驯化的动物（也就是说人畜共通传染病从动物转移至人身上的机会少得多），因此在哥伦布交换中，病原体基本上是单方面传入。（梅毒原本被认为起源于美国，如今被认为可能在哥伦布时期前就已存在欧洲、亚洲和非洲，只是形式略有不同。）在征服者们踏足南美洲和中美洲的主要城市，如库斯科（现在的秘鲁）和特奥蒂瓦坎（墨西哥）之前，他们带来的微生物早就先一步抵达，并在人与人之间传播，酿成了大规模的死亡，以及饥荒和社会体系的崩解。

由于之前没有接触过天花、麻疹、流感、斑疹伤寒和白喉病，美洲原住民对这些常见的旧世界疾病毫无免疫力，加上从来也不曾有过隔离的概念，由此引发的流行病，其破坏性和规模令人震惊。西班牙修士贝尔纳迪诺·德·萨阿贡（Bernardino de Sahagún）所抄写下的纳瓦特尔语（Nahuatl）证词中，以一种忧愁而临床的语调叙述道："人们身上布满脓包，酿成极度的凄凉感。许多人因此死去，也有很多人饿死。饥荒肆虐，没有人有余力照顾别人了。"

1957 年，随着苏联成功发射人造卫星，冷战期间的太空军事化逐渐升温，一些科学家开始担心地球生物与可能存在于太阳系某处的任何生命形式的相遇，恐怕注定要落个两败俱伤。1958 年，在美国航天局成立前，斯坦福微生物学家约书亚·莱德伯格（Joshua Lederberg）已经开始拟定一项国际协议，以防止地球生命污染外星环境，或被外星生命污染。他写道："我们比哥伦布更占上风的原因，是因为我们有蛋糕吃。"他认为行星隔离对于"有序、谨慎和合理地扩展宇宙边界"十分重要。[莱德伯格也刚好在 1992 年撰写了一份具有里程碑意义的关于人类新传染病的报告。美国疾病控制与预防中心的马丁·赛特隆（Martin Cetron）赞扬这份报告激起了他对这个领域的兴趣。]

倘若地球人消灭了外星生命，莱德伯格的担忧似乎主要在于可能导致的科学损失，而不是悲剧的伦理层面。他主张："假使火星上有太多陆栖细菌，将会摧毁我们了解人类自身生命本质的宝贵机会。"

其他人则认为人类有道德责任去避免对银河系的其他地方造成破坏。以《纳尼亚传奇》闻名的 C. S. 刘易斯（C. S. Lewis）曾经写了一部以太空为主题的三部曲，书中表达了一种绝望想法：充满缺陷、罪孽深重的人类"已经让孕育他的星球完全堕落了"，现在即将"克服由上帝创下的隔离规定，即浩瀚的天文距离"，并"往更大的地方播种"。莱德伯格在科学界的盟友之一、年轻的天文学家卡尔·萨根（Carl Sagan）也写道，如果火星上有生命，人类就必须离开这个星球。他主张"火星是属于火星人的，即使他们只是微生物"。

为响应莱德伯格和萨根的号召，国际科学理事会这个致力于促进科学发展的国际合作非政府组织，成立了太空研究委员会，时至今日仍致力于为地外生命探索制定基本规则。在冷战期间，要让苏联和美国的研究人员达成协议并不容易，尤其太空竞赛与军事主导权间的关系仍纠缠不清。太空研究委员会最终同意了莱德伯格的立场，这与其说是保护星球本身，不如说是为了科学研究。

康利是一个身材矮小、古怪的女人，经常把头发梳成嬉皮长辫，她更偏向刘易斯的立场。"我不大喜欢人类"，她告诉我们，我们坐在她的办公室里，外面渐渐暗了下来。"我认为我们把这个星球搞得一团糟，我们不配再拥有一个。不过这只是我的个人成见，我会小心不把这种成见带入工作中。"

康利最初能得到这份工作，要从她将一些小虫送上哥伦比亚号的轨道，研究微重力之下肌肉萎缩的事说起。这些小虫竟然在宇宙飞船灾难性的爆炸后存活了下来，阴错阳差证明了多细胞生命可能在陨石撞击下幸存，因此也可能借着陨石在星际间传播。这引起了当时的行星保护官约翰·拉梅尔（John Rummel）的注意。拉梅尔邀请康利到华盛顿实习一年，尔后他逐渐淡出，让她继承行星保护官的角色。在她塞满书的书架上，破旧的《给笨蛋的 UNIX 教学》（*UNIX for Dummies*）复印件与成堆的《天体生物学》（*Astrobiology Magazine*）杂志间放着她的保护官徽章，上面写着"007 号行星保护官康利"。其实康利是第六个接任这份职位的人，但拉梅尔连任了两次，所以这样也说得通。"我试着在这份颇具挑战性的工作中保有幽默感"，她解释道。

作为一名科学家，康利对人类可能在宇宙其他地方发现的事物非常好奇。"我对生命的演化很感兴趣。"但她更致力于确保人们在提出任何问题以前，不做出会阻止我们探索答案的傻事。"要防止正向污染最有效的方法其实很简单，就是不要去，"她说，"但既然决定要出发了，那么在还没有掌握任何信息的情况下，就不应该做出会让我们更难获得信息的事情。"

早在 1960 年代，当科学界正在讨论该采取哪种行星保护形式时，美国航天局的工程师面临两个相互冲突的要求：对内，美国航天局管理阶层坚持从机构送入太空的所有东西都必须完全无菌，然而在国家电视台上，肯尼迪承诺美国会在本世纪末将一个人类以及他身上的数兆个细菌送上月球。在完全没底的情况下，太空研究委员会犹豫不决，最终决定进行一系列复杂运算，计算出行星隔离可承受的风险，把活体微生物被带上着陆器并登陆行星的概率，除以它将在那里存活下来的粗估可能性，由此算出各个航天国家之间能分配到的全球污染额度。

为了在公式中填入参数，美国航天局开始研究食品加工业，以及德特里克堡军队生物武器实验室中使用的不同灭菌技术的杀菌率。科学家们使用一种特别耐寒的细菌孢子进行一连串测试，在销毁它们之前，先对宇宙飞船的组件进行了熏蒸、光照和烘烤，看看有多少虫子在裂缝以及螺钉与螺栓的螺纹中幸存。他们保证可以充分清洁宇宙飞船，至少在一万次的着陆之中，只会有一个活体微生物偷渡成功。这套公式的前半部是以 1960 年代灭菌技术的条件作为运算标准。

地球生命在特定太阳系天体上生存的可能性又更难定义了。有鉴于当时科学家们对地球以外知之甚少，康利告诉我们，这"很像是把将手指向空中，发出'嗯……'的声音。"最终，太空研究委员有些武断地建议，对于具有生物学意义的行星，在探索行星的过程中不小心种下地球生命的"可承受"风险概率不得超过千分之一。最终，"可承受"仅仅代表了工程师在不违反航天机构成员国额度的情况下，所能达成的最大数值。

总风险——千分之一的污染概率——最后会等比分配给各个航天国家，美国作为两大航天国之一，获得了总分配额的近一半。美国航天局日后的每一项行星任务，包括维京号探测器、拓荒者和命运多舛的火星极地着陆者号，都使用了这种幻想额度的一小部分。

然而，一旦牵涉到航天员，一切就要打掉重练了。太空研究委员会的宗旨仅涵盖了短暂的时间跨度，旨在趁着行星还具有"生物性意义"的期间内确保其不受污染（足够"外星"）。起初，这个时长被过度乐观地定为二十年。因为在那段一头栽进太空竞赛的日子里，科学家估计二十年内就能进行数十次火星任务，并彻底了解火星的本土生物学。后来这个日程不断推迟。

* * *

大雨滂沱，车子前方的路几乎看不清楚。我们来到得克萨斯州休斯敦参观美国航天局约翰逊航天中心园区中的 31 号楼。在这座两层、无窗、如地堡一般的建筑内，地外世界的地质样本被隔离在密封的容器中。包括美国航天局从阿波罗计划带回的月球岩石、创世纪任务回收的太阳风粒子以及机器人任务中带回的小行星碎片，打造出一份神秘而迷人的矿物档案。

在沿着墨西哥湾一带刮来的强烈风暴之下，我们跑过了被雨水浸湿的停车场，向美国航天局的严密安保报到。[2002 年，约翰逊航天中心里一位名叫塔德·罗伯茨（Thad Roberts）的实习生偷走了一组宝贵的月球岩石，并想将这些岩石卖给一名卧底的联邦调查局特工；虽然这些岩石最后被找回，但却也不可逆地被污染了。]获得许可后，我们与朱蒂斯·奥尔顿（Judith Allton）碰面，她是一位操着安静的得克萨斯州口音，满头银发、极度专注的女人，于 1974 年加入美国航天局，是多元策展团队中的一员，任职于天体材料研究和探索科学部门。美国航天局将她们形容为"策展界的女性开拓者"，负责保存和保护地球上最稀有的物质，尽管有些并不属于地球。

在博物馆学中，古老或易碎文物的维护艺术涉及对环境条件的严苛控制。温度、湿度和曝晒阳光等因素，都是过去遗留的物质能否在当今存活下来的关键。当精致的物质被从外星世界带到地球后，为其提供适当保存条件的挑战倍加艰巨。尤其是这些物质同样也可能对地球上的生命构成威胁，即便是看似微不足道的策展事故，也可能终结人类文明。

1960 年代初期，美国航天局仓促地兑现肯尼迪的登月承诺，开始在行星隔离议题中增加了"逆向污染"。卡尔·萨根为了确保太空探索者能够避免所谓的正向污染，或将地球生命带到地外世界，付出了相当的努力，他警告还有一种可能（尽管概率极小），即从月球返回地球的探险家，可能会被能在地球上"爆炸性繁殖"的细菌搭便车。科学家们担心，月球本土的有机物或许在其环境恶劣的家园中无害，但是"当被运送到地球上相对丰饶的环境时"，恐怕将势不可当地繁殖，大大超越地球上的生命，或者通过其新陈代谢永久改变地球的生物圈。

"破坏性外星物种进入地球生物圈，可能会酿成一场灾难"，逆向污染风险工作小组警告，"在地外生命的探索中，我想不到比这个更悲惨、更讽刺的后果了。"相比之下，美国航天局大部分的工程师认为，有鉴于月球表面极端恶劣的条件，月球上存在生命的可能性非常小，无须多虑。正如在奥尔顿之前担任月球岩石策展人的阿尔伯特·金（Elbert King）所主张的："如果你认真想设计一个无菌的表面，月球就是了。"

事实上，金是第一个主张要专门设计月球物质回收实验所的人之一，用以处理航天员带回的地质样本。但他纯粹只是为了保护月球岩石免受地球污染，以保有其科学价值。尽管如此，对于被火星运河、飞碟，以及在奥森·韦尔斯（Orson Welles）臭名昭著的、改编自 H. G. 韦尔斯（H. G. Wells）著作《世界大战》（*War of the Worlds*）的广播剧等媒体内容喂食之下的美国公众而言，阿波罗号航天员似乎真的有将外星病原体带回来的风险。在与太空科学委员会商讨后，美国副外科医生也承认"隔离只是一个粗糙的概念和方法"，尽管如此，这仍是保护地球免受外星生命侵害"必要的第一步"。

美国航天局目前面临着生物控制史上的特殊挑战。不像其他设施（如梅花岛的实验室）是要极尽所能保护外部世界免受内部物质的影响，这个月球物质回收实验所除了这点之外，还要由外往内思考，确保内容物不受外部世界干扰。这场临时会议呼吁不仅要进行双重隔离，还要设计全新的设施。

奥尔顿指出了在清洁度与控制方面的两难。奥尔解释道，要让物品能好好封存所涉及的技术，不仅与保持物品清洁不同，往往还南辕北辙，好比说仰赖负压或正压的区别。当时领导美国疾病控制与预防中心的詹姆斯·古达德（James Goddard）解释，由于美国航天局没有数据证明月球上不存在生命，因此采取最严格隔离标准合情合理，"即使实施需要花费 5000 万美元。"（算上通胀后，这个数字相当于现今近 4.2 亿美元。最终成本略高于 800 万美元，等同现在的 6500 多万美元。）事实上，古达德坚信，如果阿波罗号航天员要登陆美国，美国疾病控制与预防中心在尚未经过一段时间的检疫、证明他们无害之前，应该要拒绝他们进入，确保他们与整个世界进行了生物隔离。

遵照指示，美国航天局正着手设计一个月球物质回收实验所，让回来的阿波罗号航天员进行为期三周的隔离，并在测试他们是否染病的同时不会污染月球样本。此外，最重要的是这一设施同样也应该安排能进行科学研究的空间。奥尔顿告诉我们，虽然美国疾病控制与预防中心有最终监管权，但其他机构也有管辖权。"农业部就是其中之一，"奥尔顿说道，"他们担心粮食会被摧毁，包括鱼类和野生动物：他们不想杀死溪中的所有鱼类。他们构想出来的设施与那些想精确测量岩石块的人截然不同。"

虽然美国航天局的工程师半信半疑，仍旧赶在阿波罗 11 号回程以前及时建造并完成实验室的认证，此外他们还必须设计一个检疫物流链，将航天员、宇宙飞船和他们带回的地质样本在不违反检疫的状况下，从太平洋漂洋过海送到休斯敦。其中一项方案包括将清风牌房车改装成美国航天局的移动隔离设施：它的轮子被拆除，并安装过滤和空气处理系统来保持负压状态，还有对讲机系统、紧急供氧、废水容纳槽，并通过一扇净化闸门递送食物和月球岩石。清风公司的文宣上炫耀了车内"几项特殊的内装"，包括一个高科技微波炉和"能代替普通书柜的体检桌"。

1969 年 7 月 24 日，当载有尼尔·阿姆斯特朗（Neil Alden Armstrong）、巴兹·艾德林（Buzz Aldrin）和麦可·柯林斯（Michael Collins）的指挥舱降落在太平洋时，救生员赶紧打开逃生舱门，把特制生物隔离服交给航天员，在他们更衣的同时关闭舱门。随后救援人员将航天员从飞船上救出并登上救生筏，在他们被送往待命的航空母舰前，用碘替他们全身消毒，登上航母后他们还需通过一段负压隧道才能进入房车。尼克松总统在机上恭候他们，一旦任何泄漏意外发生，另一架待命的直升机会将他立即送离。这项应变计划把整艘船看作一个隔离单位，它将在海上独处好一段时间。

在航天员的拖车内，有医生威廉·卡本迪尔（William Carpentier）和当时新婚的工程师约翰·平崎（John Hirasaki），平崎在美国航天局的口述历史中回忆道，他看完迈克尔·克里顿（Michael Crichton）的《天外病菌》（The Andromeda Strain），这是一部关于致命的外星微生物大暴发的惊悚片。"你可以想见，"平崎说，"复杂的情绪涌上心头，这究竟是真的还是幻想？我们会不会有事？"

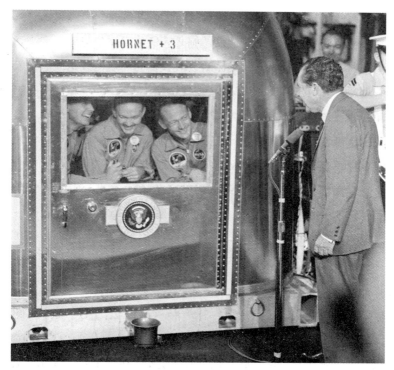

图 26　阿波罗 11 号的航天员从月球返回地球后，度过了三个星期的隔离。当时人们能看到他们在美国航天局的移动隔离设施大黄蜂航空母舰（USS Hornet）内，向美国总统尼克松打招呼、谈笑风生（照片由美国航天局提供）

　　尽管如此，铜墙铁壁内的气氛十分热络。航天员们靠在车窗上迎接尼克松，平崎负责卸下月球岩石样本，将密封的盒子真空包装在三层厚塑料中，然后送进传送闸门喷洒浓缩的高乐氏清洁剂（Clorox）。接着快马加鞭地送往休斯敦的月球物质回收实验所，在其衰变之前测量它们的放射性：负责拆开罐子的金形容月球岩石"就像后院烧烤架底部的木炭块"。

与此同时，移动检疫设施则乘着回收母舰驶回夏威夷，然后被一辆平板卡车沿着夹道迎接的好心人们拖回空军基地。平崎谈到，在里面的日子就像一场派对，航天员们热络地谈论他们的经历。"既热情又兴奋，"他说，"大家情绪都非常高昂。"里头有酒和食物，包括一份在新型微波炉中爆炸的班尼迪克蛋微波餐，以及热水淋浴间。"就像一个安乐窝，"多年后柯林斯回忆道，"船上有琴酒，有牛排。我本来还想再待久一点。"

三天后，机组人员抵达休斯敦，并转往月球物质回收实验所，该实验室立即被得克萨斯州哈里斯县的医疗官员宣布为官方隔离区。次日，《联邦公报》（*Federal Register*）宣布隔离将从1969 年 7 月 21 日的午夜 1 点持续到 8 月 11 日的午夜 1 点，"以防止地外生命污染地球"，低调地默认了得克萨斯州正面临外星疾病大流行的风险，无论概率有多小。官员事后透露，如果真的出现外星传染病，他们计划用一堆泥土和混凝土活埋实验室里的所有人，航天员和美国航天局的科学家都将壮烈牺牲。在实验室工作的技术人员都曾签署协议，一旦他们死去，他们的亲属是不能认领遗体的。

这种戏剧性情节最终并未发生。在接下来的十五天里，他们开始无聊了。航天员要接受全方位的医学检查和简报会议，在此期间，他们能打打乒乓球、看看电视、读读书。[柯林斯记得那时读完了斯坦贝克的小说《人鼠之间》（*Of Mice and Men*）。]阿姆斯特朗还吃了生日蛋糕，他在接受记者采访时说隔离"和想象中的一样好"。在实验室里，他们可以通过电话与家人交谈，但是为了向消毒邮件的邮政传统致敬，阿姆斯特朗展示了他在隔离

期间保留的信封，上头有每一位机组人员的签名。信封上盖有
"月球物质回收实验所隔离延误信件——得克萨斯州休斯敦"的
印章，这封信后来在拍卖会上以数万美元的价格拍出。

此时，在实验室的另一个封闭区域内，研究人员正锯开月球
原石的核心，在显微镜下检查并检测其辐射和气体排放，以寻找
月球历史和起源的线索，以及月球形成时太阳系的主要条件。而
较不具有科学价值的灰尘和岩石碎屑则被用于生物实验。要证明
月球物质安全无虞的协议是非常棘手的。少数科学家认为月球病
原体可能存在，却又无从找起。最终，月球物质回收实验所的工
作人员被交代要用月球物质与数十种不同的指示动植物"对战"，
并记录结果。

一组技术人员在真空的生物安全手套箱中展开作业，把月球
尘埃喂给蟑螂和家蝇，从贝壳上的孔洞注入，直接注射到无菌白
鼠的胃里，或将尘埃倒进养鱼虾的水中。美国农业部同意美国航
天局可以不必建造隔离大型动物所需设施，如果从老鼠或鱼身上
检测到任何疾病迹象，这些月球尘土就会被运到梅花岛，用那里
的动物来进行测试。

幸运的是，没有检测到长期的不良影响或"繁殖媒介"，尽
管在测试初期观察到粉红虾们发生了"激烈的打斗"，而且大多
数牡蛎都死了。（在阿波罗12号隔离期间，美国航天局在一份报
告中夸耀"所有牡蛎都很健康"。）同样地，从小麦到哈密瓜等
35种不同植物种子，被种植在铺了月球表岩屑的无菌培养基上，
技术人员还用月球粉尘刮了刮植物的叶子。这些植物不仅没有
死，长势还很喜人，于是研究人员得出结论：月球物质对地球作

物而言可能是很好的肥料。

事实证明，在真空的手套箱中作业才是难度最高的部分。因为巨大的压力差，手套本身必须制作得非常硬和笨重，使得处理岩石和注射老鼠这类精细作业变得十分困难。几天之后，一只手套被撕裂了，两名技术人员因为与暴露岩石接触，不得不跟太空员一起隔离。国家科学研究委员会的报告指出，在处理阿波罗12 号带回的岩石时，也曾发生类似的破口，当时在房间里的几名工作人员设法"在警卫（可能）回来之前溜出房间，以免遭到隔离"。

同一份报告中得到的结论是，基本上阿波罗隔离计划"应被判定为失败。虽然样本处理程序很复杂，但如果月球物质中含有致命的微生物，地球就会有两个地方受到感染：太平洋和得克萨斯州休斯敦"。甚至航天员也意识到，在很大程度上他们更像是在演一出"生物安全剧"，让人们看到他们接受隔离、乖乖遵守那些连美国航天局都认为麻烦又多余的规定。在他们历史性重返地球的五十周年，柯林斯和奥尔德林在美国公共广播电视公司（PBS）回忆了这段经历，柯林斯指出，指挥舱充满了月球尘埃，所以当他们返回地球、在太平洋打开舱门的那一刻，这些尘埃早就排放到地球大气中了。"我们只能一笑置之"，奥尔德林说，并补充当时救援小组用来消毒舱口的抹布还掉入了大海中。

事实上，美国疾病控制与预防中心已经预想到这些漏洞，并要求状况发生时需将舱体保持密封，用起重机拖上航空母舰，但美国航天局认为这种救援方法可能会危及航天员。最终他们的妥协办法是在舱内安装微型吸尘器，让航天员在回程中能把所有灰尘吸干净。结果效果不彰：与阿波罗 12 号机组人员一同隔离的工程师兰迪·斯通（Randy Stone）在口述历史中回忆道："灰尘多到难以置信。卸下飞船后我都灰头土脸了。"

在阿波罗 14 号任务后，一个由美国疾病控制与预防中心、美国农业部和内政部代表组成的委员会决定，未来执行月球任务不再需要隔离。为阿波罗 11、12、13 和 14 号任务所建造的四辆移动隔离清风房车就此退役。后来其中三台被收藏到了博物馆，还有一台逍遥法外，当时它转往美国农业部进行外勤，结果被搞丢了，后来意外地在亚拉巴马州的某个养鱼场出现。

美国航天局技术人员终于松了一口气，能够专注于保护岩石免受地球影响。他们的第一步是将这些月球碎片从难以操作的月球物质回收实验所，转移到一个新的样本储存与处理实验室。我们也访问了这里。"除了气体分析和辐射计数实验室，月球物质回收实验所这个摊子也被丢给生物学家和医生"，奥尔顿在一篇二十五年来天体材料回顾的文章中写道。圣安东尼奥布鲁克斯空军基地的一个空弹药库可以作为休斯敦发生灾难时的备用实验室：1976 年，在警察的护送下，14% 的样品被秘密转移到那里。

在我们踏入月球岩石档案馆之前，我们已经很熟悉消毒作业了：换上医院风格的工作服、脚穿上靴子以减少污垢和静电。房间小而明亮，头顶的轨道灯闪闪发光，屋内放满了发光的钢制和玻璃制箱子，箱子联机到安装在合成瓷砖地板上的电箱上。在另一头，一扇可以抵御火事和武器攻击的防盗金库门通向一个更隐秘的档案馆，里头保存着星尘和星际粒子；保险库十分安全，万一发生洪灾或飓风，收藏品仍然能被密封在里面毫发无伤。

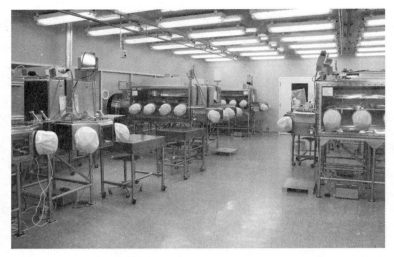

图 27　位于得克萨斯州休斯敦的林登·约翰逊航天中心 31 号楼存放了地外世界的样本，包括星际粒子和月球岩石（杰夫·马纳夫摄）

　　用来处理岩石的密封手套箱口被类似发网的白色保护套覆盖着，整个房间给人一种特别干净的感觉，像一间库存丰富的工业厨房。（这种相似性是有原因的，奥尔顿说：美国航天局正是用餐饮业切肉锯改造而成的机器来切片与制作新的外星样本。）几十块岩石被装在一排排箱子中，角砾岩、多孔状玄武岩和熔解玻璃。有些镶在小托盘上用以捕捉散落的颗粒，许多被密封后又装到铁氟龙袋中，有些甚至经过第三次密封。先是入罐，再入袋，然后再入不锈钢盒。盒子外面的标签说明了矿物来自哪个特殊任务：例如"AP-16"代表阿波罗 16 号。

　　棒球大小的光滑黑色岩石，粒状半透明的岩石，以及锯齿状的银色岩石，它们闪耀着光，几乎与装它们的箱子一样明亮。我们在一块 8 厘米长的灰褐色岩块前停了下来，上面覆盖着一层白色水晶。"这颗石头很特别，"奥尔顿压低声音说，"这就是起源石（Genesis Rock）。"它是在阿波罗 15 号任务期间收集的，那次任务是探索月球地质，并尽可能带原始地壳材料样本返回，供科学家们研究月球的形成时间。航天员戴维·斯科特（David Scott）和詹姆斯·艾尔文（James Irwin）被仔细嘱咐要寻找斜长岩——一种浅色、粗粒的岩石，是地球上已知最古老的岩石之一。

"艾尔文独自走着，感受在月球上的神圣时刻，"奥尔顿告诉我们，"他看到这块岩石坐落在一个小小的泥土堆上，巨大的晶体反射着阳光，他马上知道，'这就是我们此行的目标'。"这块岩石的年龄超过四十亿年，而且尽管它被加热和打击，但科学家们发现它有水的痕迹，这为月球形成的学说增添了一层神秘色彩。

奥尔顿回忆，1980 年代，当时被任命为浸信会牧师的艾尔文带着家人到样本储存与处理实验室来看这块岩石。奥尔顿说："他觉得上帝引领他到了那里。"奥尔顿是韦伯斯特长老会教堂的成员，该教堂自称是"航天员的教堂"。其最著名的教徒就是巴兹·艾德林，他将圣餐带上月球，还啜饮了小圣杯中的酒，如今该圣杯成了教堂的收藏。在美国航天局会议上发表的一篇简短论文中，奥尔顿表示圣餐能"强化航天员与家乡的联系"，给予他们一种与地球连接的仪式感。这种"与家的联系"的必要性，是跨越种种隔离壁垒的桥梁，隔离中的人都能感同身受。

"太空"的主题贯穿了整个韦伯斯特长老会教堂的建筑，包括描绘星云的彩色玻璃窗，以及两块嵌在窗框上于 1960 年代末

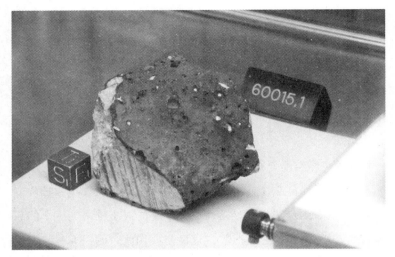

图 28　约翰逊航天中心的月球岩石收藏带出了一项非比寻常的策展挑战：　如何保存原始环境不存在于地球的物质（杰夫·马诺夫摄）

在墨西哥发现的陨石。另有一些陨石已被用作测试岩石，用来测试日后月球物质回收实验所的收容、处理和检测技术。

　　1970 年代中期，随着阿波罗计划进入尾声，第一个火星着陆器维京 1 号和维京 2 号发回的数据谱绘出了一幅比科学家盼望或想象中更严峻、更干燥的环境图，太阳系的其他角落似乎渐渐变得了无生气，大大降低了隔离的必要性。1976 年，美国航天局将行星隔离计划降级成行星保护办公室。到了 1984 年，太空研究委员会正式松绑宇宙飞船的消毒和清洁标准，淘汰了可承受风险概率的计算，用一套更简单的规则取而代之，即根据太阳系各个目的地的潜在生物活动来分类。"但是，"康利告诉我们，"事实证明我们可能太松懈了。"

症结点在于新规则仍是基于极为有限的知识。在"威胁"定义不够充分的状况下，想保护未知地景中想象的生命形式，这样写出来的行星保护标准无疑只是纸上谈兵。1990年代，美国航天局展开一系列旨在减少这种不确定性的研究计划。污染评估模型中的数据越正确，就越能精确地制定保护层级，从而节省资金、扩大科学范围的可能性。（以人类打比方，就像是应该根据强大的检测及接触者数据实施隔离，让大多数人能正常生活、得以持续经济活动，而不是不分青红皂白地进行封锁。）

在过去二十年，一系列任务逐渐补足我们对太阳系认知上的漏洞，收到了木星卫星"欧罗巴"（Europa）上可能发现咸水海洋，以及土卫二（土星的卫星之一）上有丰富分子能量来源的捷报。接连发送上火星的探测器和漫游车传回液态水和季节性甲烷云的迹象。"火星不停给我们带来惊喜，"康利说，"这些都是很棒的问题。"甚至连月球也变得比以往更有趣，最近的观察证实，在它两极和永久阴影区中形成的"冷阱"里存在水冰。

与此同时，许多由美国航天局资助的新研究，重新定义了我们对地球微生物非凡适应力的理解。在深洞、沙漠、海底热泉，甚至经过辐照的罐装绞肉中，研究人员都找到了可以在压溃压力、酷热和腐蚀性强碱下存活的微生物，无须阳光、水或任何典型的生命的热力学平衡。这些所谓的极端微生物似乎非常能适应火星的条件，尤其在地表之下。在我们访问核废料隔离试验厂前，我们顺道拜访了洞穴生物学家潘妮洛普·波士顿（Penelope Boston）位于新墨西哥州的家，波士顿当时在美国航天局的行星保护咨询委员会中任职。她第一次真正的洞穴体验是在附近的莱楚盖拉（Lechuguilla）洞穴，她在那里扭伤了脚踝、断了一根肋软骨、眼睛被感染到肿得闭不上，还发现了几种有机物。微生物特殊的新陈代谢、生命周期和化学特性，使它们很难被归类为生物。

"我觉得在火星地底下，最有可能发现生命，甚至是我们认为已灭绝的生命，"波士顿坐在沙发上告诉我们，四周摆放着太空主题的艺术和纪念品。波士顿解释道，在她职业生涯大部分时间里所研究的洞穴生物，存在于一个完全不同的时间尺度上，反映了一个几乎完全没有天敌，但能量来源也极其有限的生存环境。"我认为这就是个有机物的长期进化库，"波士顿说，"横跨了好几个地质时期，影子生物圈一直都受地下世界所主宰。火星上的环境似乎在寒冷的干旱与温和之间摇摆不定。"波士顿推测地底下的生命可能会休眠数千年，直到条件改善后才会重新苏醒。

波士顿的工作使得她不得不插手地球上的行星保护协议，以避免将地表生命引入她所探索的地底深处。美国航天局新的行星保护官员、生物地球化学家莉萨·普拉特也深知地下生命的惊人能耐：她早期研究的一个南非金矿底部，里头发现一种能在巨大压力下缓慢生长的细菌，并且仅靠放射性能量的副产物就能维生。

不幸的是，让许多这类极端微生物茁壮成长的另一个极端环境，就是我们参观过的毅力号飞船组装室，美国航天局即将派出这辆探测车出发寻找火星上的生命。十分讽刺且符合达尔文逻辑的是，美国航天局严格的清洁与净化过程，最终反倒无意间被不怕高温、极端干旱和贫营养性微生物给相中。因此在设施周围、探测车、隔热罩和下降梯的范围，布置了微生物学家凯苏里·凡卡特斯瓦兰（Kasthuri Venkateswaran）所说的"观测板"：一种用于建造宇宙飞船的 13 平方厘米的材料样品，他会定期擦拭以快速记录上面的细菌数。用美国航天局的行话来说，这些信息被称作"污染知识"：一份可能搭霸王车的细菌乘客名单。

凡卡特斯瓦兰（小名凡卡特）告诉我们，他的这份无尘室生物多样性清单反映了平凡中的不凡。"我不想看到新闻头条报道喷气推进实验室里有脏东西"，他警告我们，但随后承认，尽管采取了所有预防措施，在他的观测板上甚至还出现过理应只在狗内脏中发现的微生物，估计是从工程师的狗身上落下的。与此同时，2009 年，凡卡特在宇宙飞船表面发现了一种全新的、极度耐盐又耐酸的细菌，并以康利前往的行星保护官鲁梅尔之名，命名为"鲁梅尔芽孢杆菌属"（Rummeliibacillus）。2016 年，研究人员再度发现这种细菌，这次是在南极洲的土壤中。从无尘室中分离出来的其他新型有机物，也已在科罗拉多州钼矿坑以及印度洋底的海底热泉中出现踪影。

凡卡特的微生物普查有几个目的：将它们建档，并将数千株细菌储存在一个特殊冰柜中，若未来在火星带回的样本中发现生命，研究人员就能方便排除人为引进的可能性。他还将它们用作有机物模板，用来开发新的清洁和消毒技术。他解释："如果我们能够击败这些顽固分子，应该也能杀死其他东西了。"

最近，他开始将一些无法处理的有机物送往国际空间站（ISS）进行为期十八个月的实验，以测试它们是否能够在强烈的紫外线照射下熬过漫长旅程。一种名为"SAFR-032"（SAF 是太空组装区的英文缩写）的枯草芽孢杆菌（Bacillus subtilis）菌株在太空的真空中度假时，只有受损而没被杀死。凡卡特告诉我们，这意味着它一旦沉积在火星表面，就"有可能存活数百万年"。（他目前正在分析幸存样本，看看它们独特的抗紫外线生物化学是否适用于防晒霜。）

这么看来，地球上一些极端微生物如今也能当火星人了。美国航天局前首席科学家约翰·格伦斯菲尔德（John Grunsfeld）于 2015 年承认："我们已经知道火星上有生命，因为是我们送过去的。"这些微生物能否从休眠中苏醒并生长，是否如凡卡特所说，能够"将红色星球变绿"尚不清楚。美国航天局为了减少不确定性所设的研究计划，旨在累积必要的数据以建立一套更有效的行星隔离计划。然而，虽然这带给我们大量关于地球和太空的新知识，但它引发的问题似乎比解答更多。

"我必须说，我们对行星和天体生物学界很失望"，波士顿在访问结束后向我们承认，"我们可以把这些令人惊叹的仪器运到好奇号这样的探测车上送出去。我们能做这类美妙的轨道工作。但老实说，作为至少一半涉足地球科学领域的人，除非你能确实掌握这些仪器从火星带回的物理样本，否则很多事情你还是做不到。"毅力号（也作"波西"［Percy］）就如美国航天局最初所说的，在我们访问后的几个月就展开了火星之旅，也象征了减轻挫败感的第一步。当工程师指出用于寻找痕量有机化学的紫外线光谱仪，以及从阿曼（Oman）回收并由伦敦自然历史博物馆捐赠的一小块火星陨石，被安装在仪器的机械手臂上作为校准目标时，我们都惊愕不已。

我们在无尘室中，于一张特殊的、闪亮的蓝色纸上写下了哪些除臭技术人员被允许佩戴（米切姆无味除臭剂）的笔记，再用聚乙烯黏合，如此一来，棉絮和颗粒就不会脱落。在组装宇宙飞船中，普通的纸被视为污染物。然而我们真正想看的是一个由43根雪茄大小的金属管所组成的圆盘输送带，由毅力号钻探与收集的火星岩石最终都会储存于这些管子中。

后来发现，这些管子被放在附近一座建筑物中，等待最后的消毒：历经长时间高温烘烤，会损坏探测车上的其他仪器，但能成功消除任何陆地生物的化学痕迹。随后，它们将在填满惰性气体的真空下被分别运往卡纳维拉尔角（Cape Canaveral）。"在我们确定找到通往火箭顶部的方法之前，我们先不会安装管子，因为我们希望它们尽可能保持原始状态，"负责组装、测试和发射任务的营运经理戴维·格鲁尔（David Gruel）说，"这绝对是我们上火星时带过最干净的东西了。"

美国航天局凭一己之力取回了月球岩石，但要获得火星上的大石块，需要借助国际的力量。毅力号将从最有希望的地点钻取岩心，在管子内填满风化层和岩石后密封，然后将它们留在火星表面。为了了解这些样本将如何返回地球，我们参观了位于海牙和阿姆斯特丹之间尼德兰海岸的欧洲太空科技中心。十月一个晴朗的日子里，我们闪避开赶上班的自行车潮，穿过入口，前来会见欧洲航天局第一位（也是唯一一位）行星保护官格哈德·克米内克（Gerhard Kminek）。他在1980年代建造的哈比人般的木造屋中迎接我们，屋内有着流线型的墙壁、圆顶接缝和旋转楼梯。

到处都摆放着欧洲宇宙飞船的等比例模型，像是上个年代的模型船。克米内克领导火星样本回收工作组的收容设施和行星保护小组，除了担任太空研究委员会行星保护小组的主席外，他在圣地亚哥进行海洋学博士研究时，首次接触到毅力号管子的议题。"我们实验室测试了一些他们想用来清洁管子的程序"，他告诉我们。如今，克米内克每月都要花上几晚与加州的工程师开在线会议，研究如何将这些管子带回地球。

正如他在会议室白板上写下的纲要，这项计划要求美国航天局在 2020 年代后期展开一项样本回收登陆器任务，负责把欧洲航天局的探测车和小型火箭运送到火星表面。欧洲航天局将同时发射另一个"返地轨道器"。抵达火星后，欧洲航天局的探测车将取回毅力号收集的管子，并将它们装入火箭上白色的球状容器中；火箭会将白球发射到火星轨道上。然后，轨道器将在壮阔的行星阵中拦截这颗篮球大小、绕着红色星球打转的假月亮，并在返回地球之前自动将其装进轨道器内的生物防护系统。如果一切按计划进行，它将在 2030 年代初的某个时刻，以每小时 145 千米的速度撞击犹他州的沙漠，并保持完好如初。这场错综复杂的接力赛对于"断开锁链"而言是必要的，直到罐子被打开、内容物在严格的生物安全第四等级收容下被证明安全以前，美国航天局要确保暴露于火星生物圈中的任何东西都不会与地球生物圈接触。

"这没那么容易，"克米内克总结道，"所有研究都显示，在样本回来前十年就必须开始规划。否则是办不成的。"克米内克告诉我们，他和同事们已经从美国航天局对美国疾病控制与预防中心"针对阿波罗任务的隔离要求"睁一只眼闭一只眼的做法吸取了教训。他说："搞到最后，以公共卫生为首的多个监管机构都为他们的归来大开方便之门。""老实说，至今仍然如此，甚至更糟，因为任何火星取样任务都将是一项国际任务，你必须与来自不同国家的监管机构协调。"

因此，欧洲和美国的太空总署已经召集了无数的专家组成工作组和小组，以提前讨论任务的隔离要求：通过征求意见和建立共识，航天机构希望避免任何不幸或代价高昂的意外。事实上，当我们遇到堪萨斯州国家生物和农业防御设施的生物防护建筑师尤金·科尔时，他告诉我们美国航天局才刚邀请他分享对火星隔离的看法。(科尔的意见是直接将国际太空站视为某种形式的地外检疫所，明显有益安全，但其他专家认为，鉴于太空站设施有限，不大可能执行必要的复杂测试，来检测这些外星石头的安全性。)

"有些问题与技术或科学层面无关，而且往往很棘手。"克米内克说道。一个叫作"国际反火星样本取回委员会"的组织，打着"人民的行星保护环保意识组织"的招牌，主张有鉴于那些因人为疏失、机械故障、意外而丢失宇宙飞船的记录，还能认为火星样本取回任务的隔离措施绝对不出问题的这种假设未免太自大了。已故的卡尔·萨根在讨论中持续扮演重要角色：正如该小组的协调员、天体生物学家巴里·迪格雷戈里奥（Barry DiGregorio）向《新科学人》（*New Scientist*）杂志说明的那样，"萨根告诉美国航天局的喷气推进实验室，如果他们这么肯定能实现完美的火星样本取回任务，何不将炭疽杆菌装进他们的样板容器中，发射到太空后再送回地球试试？不用说，喷气推进实验室的人都吓坏了。"

老样子，有些人认为行星隔离矫枉过正了。越来越多科学家抱怨太空研究委员会的规则实施起来成本高昂，阻碍了科学探索。更糟糕的是，他们还说这些预防措施毫无意义：我们太阳系的行星很可能早就已经相互散播生命了，无论这些生物是通过没消毒干净的宇宙飞船，或是由陨石夹带来的都一样。

在一场让人想起 14 世纪威尼斯瘟疫的激烈辩论中，行星科学家对于生命是否会在发现条件有利的环境中个别出现，或者它是否早已通过小行星接触或彗星撞击而在太阳系传播存在分歧。后者的理论被称为"陨石胚种论"（lithophanspermia），让任何用以防止进一步传播的努力显得徒劳无功。最近，该理论还出现了新的支持证据。例如，凡卡特后来所发现的枯草芽孢杆菌 SAFR-032，这是一种无尘室细菌株，其抗紫外线能力可能未来将被用于防晒霜，它被发现深深嵌在从亚利桑那州图森郊外的索诺拉沙漠收集来的玄武岩中。当他对这些岩石进行弹道测试时，微生物轻松地在相当于流星撞击的加速度的冲击下成功存活。地球上已经发现了一百多颗火星陨石，有人认为，这意味着火星上的活生物很可能早就与陨石一并到来了。

根据陨石胚种论的思想，地球生命的确完全有可能起源于火星。正如英国物理学家保罗·戴维斯（Paul Davies）所写的，"行星之间并不是完全隔离的。碎片在彗星和小行星撞击时飞溅到太空中，四散在太阳系周遭。特别是火星和地球古往今来一直上演着岩石交换的戏码，微生物完全能搭上便车，并相对安全地从一个星球移动到另一个星球。"还有一些研究人员，甚至觉得地球本身处于一种"星系隔离"之中，我们被某些更高等的外星文明给限制了，正如法国生物学家让－皮耶尔·罗斯帕尔（Jean-Pierre Rospars）所说，科学家们担心"了解它们将对人类文明造成毁灭性的破坏"。

即使对于那些不认为生命是一种星际传染病的科学家，各种不可避免的隔离泄漏事故，也催生出某种厌世思想，就像人类医学的情况一样。例如，苏联对其行星保护协议的保密是出了名的，导致有些人怀疑他们做得比竞争对手美国更不严谨。如果地球生物已经在苏联出任务时就污染了火星和金星，那美国何苦还要努力防止呢？正如我们在新冠期间看到的，即使只有一人或一个团体不遵守隔离协议，控制疾病的所有努力都可能付诸东流。

更重要的是，克米内克提醒我们，国家机构已经不再是唯一能够进行太空旅行的组织。"时代变了，"他告诉我们，"至少现在有很多私人公司有意这样做，我们不晓得究竟有多少人真能成功，但我认为这势不可当，只是早晚的事。"事实上，在我们与克米内克谈话后不久，美国太空探索科技公司（SpaceX）就将一辆完全未消毒的红色特斯拉跑车送上了轨道。2019 年，以色列的创世纪（Beresheet）登陆器在月球坠毁，上面还载着一种未申报的缓步动物，可以说是地表最强物种之一——微小的"水熊虫"。

新航天组织的兴起，加上太空科学界日益颓丧的氛围，凸显出行星保护的危机。美国航天局以一贯方式做出回应，委托审查和提出报告，并在 2018 年上任的普拉特领导下，扩大和重组行星保护办公室。［其他应征者包括一名九岁男孩杰克·戴维斯（Jack Davis），他在手写的求职信中以可爱的方式毛遂自荐："我还年轻，我能学会像外星人一样思考。"］

保护行星的基本原则已被编入国际法。根据 1967 年美国参议院批准的《外太空条约》第九条，各国在探索其他星球时也应"避免有害污染，以及引入会对地球环境造成不利变化的外星物质"，"必须对国家负起责任，而不是对美国航天局或任何公司负责，因为国家已经签署了外层空间条约"。克米内克解释道。另外两个条款也针对损害责任及范围给出定义，不仅限于公家机关的任务，也涵盖了国家范围内的任何私人或商业太空活动。

"责任归属很明确，"克米内克说，"但我猜美国目前正在为如何真正履行责任而头痛。"正如月球物质回收计划过程中表明的，美国航天局并不是监管机构，那么，谁又该负责监督和执行国家的行星隔离规则？

"这确实很棘手"，当我们询问普拉特有关监管空窗的问题，她也证实了这一点。"考虑到某些志向远大者的计划，暂且不提他们是谁，"她笑着说，"美国需要弄清楚该如何处理月球和火星的发射许可。"普拉特提到，美国航天局于 2020 年加入了一个由其他十五个政府机构和办公室所组成的工作小组，以在新国家行星保护政策的职位和职责上取得共识。

随着这些火星任务迫在眉睫（更不用说建立国际样本回收基础设施需要花上十年光阴），普拉特有许多工作要完成。当她回忆毅力号成功发射所采用的程序时，她开始列举出一连串目前尚未解决的问题。她告诉我们：即使一切都按计划进行，谁能保证未来的接收设施足够合适？谁将监管火星材料的开箱、处理和测试？谁有权宣告它们是安全的？当说到其他更难解的情境时，普拉特就更无头绪了。"什么机构能决定是否批准登陆？"她问道，"哪些机构可以在着陆后首先进行检查，并判定是否有违反隔离措施？如果隔离区被敲出了个小洞，或明显裂开，应由哪些机构决定该怎么做、当下又要做什么，以确保该区域的安全和收拾残局？"

对于未来的太空旅行者来说，要面对的风险更高。当我们问克米内克，如果一名航天员在从火星返回的旅程中出现无法解释的疾病迹象，该如何是好，他沉默了几秒。"目前吗？"他说，"还没谈到这部分。"在阿波罗计划期间，美国航天局单方面决定，比之于采取隔离，保护航天员的健康和安全更重要。"火星的情况可能另当别论，"克米内克说，"一切都还需要讨论。"

美国航天局前任行星保护官员卡西·康利也强调拟定计划来处理此类事件的必要性，而且在航天员被送往潜在危险地点很久之前就应该这么做。她提到"许多国家拥有非常出色的地对空火箭能力"。尽管这明显违反了《外层空间条约》，但康利说："我觉得很难阻止某些国家不让航天员返回地球。"

* * *

"依照规定，我们每次上太空前都要先进隔离区，"退休的意大利航天员保罗·内斯波利（Paolo Nespoli）告诉我们，"我总共进行了五次正式隔离，一次在卡纳维拉尔角，四次跟俄罗斯人在贝康诺（Baikonur）。"

发射前先隔离的做法可以追溯到阿波罗 7 号，这是一项为期十一天的任务，旨在测试未来的登月指挥舱。三名航天员都因严重的感冒而倒下，而且在微重力环境下，充血的情况比在地球上更让人不舒服。暴躁的情绪最终导致了一次小型叛乱，航天员在返程和着陆时无视地面控制，拒绝戴头盔，因为这样他们的耳朵才能"蹦出来"缓解鼻窦充血的压力。

当时美国航天局的飞行外科医生查尔斯·贝里（Charles Berry）立即制定了严格的隔离规定，以保护航天员不受这些细菌影响，甚至不让尼克松与阿波罗 11 号的航天员在发射前共进晚餐。"我想那是我一生中最接近被炒鱿鱼的时刻了。"贝里在他的美国航天局口述史中回忆道，"如果他们带着东西回来，不管是咳嗽、流鼻涕还是其他，我们都必须证明它不是来自月球。"

内斯波利在太空飞行期间并没有太注意隔离："只是为了规定才做的。"话说回来，他对美国与俄罗斯隔离措施的差异很感兴趣。他说："不知道为什么，在美国的隔离期也非常忙碌。"美国航天局让航天员待在狭小的健身房里，忙着开技术会议、训练课程、严格管控用餐时间，还有跑步机课程。"你要做这做那，一堆事排山倒海而来。"内斯波利回忆道。航天员被关在一个有人工照明的建筑内，以便将他们的生理时钟调整到适合飞行时间表或任务实耗时间的状态。"外面是凌晨三点也无所谓。他们会告诉你现在是早上十点，你会看到明亮的光线，"他解释道，"就为了把你状态调好。"

"看看俄罗斯人，坦白说，他们不在乎，"内斯波利笑了，"他们的态度完全不同。"在贝康诺，机组人员住在一个巨大的院子里，这里最初是为俄罗斯航天单位的负责人建造的：航天员斯科特·凯利（Scott Kelly）写道，它"被美国人称为萨达姆王宫"，因为它的大理石地板、闪闪发光的枝形吊灯、房内按摩浴缸和亚麻桌巾。内斯波利告诉我们："我不会说这是度假，还是差蛮多的，但的确比美式隔离轻松许多。"他回忆起在广阔的场地散步，在按摩治疗师帮助之下放松身心，每天享用三道菜的午晚餐。"你还是会需要进行训练和技术方面的工作"，内斯波利说，但俄罗斯人似乎明白航天员需要休息和充电，在登上严峻的太空之前释放尘世间的压力。

回顾新冠大流行最初几个月的隔离，内斯波利回忆起过去的这些经历。他说："贝康诺的隔离真的能让你放下一切。"除了降低风险这种显而易见的价值外，在适当的情况下，隔离还能作为感性与理性上的缓冲，一种从一个世界穿越到另一个之前必要的心理缓冲。

相对地，太空旅行造成的长期隔离——受困于一个密闭空间中数个月，只能通过视频电话与朋友和家人联系——在某种情况下也变得没那么难熬了。"我很庆幸我在宇宙飞船，"内斯波利说道，"因为一旦出去，我就死定了。某种程度上能把这看作是封锁：你虽然被隔离，但却感到有点自由，因为你是安全的。"

第四部

远距协助

第九章

隔离的算法

"我们必须从星际的尺度来考虑这个问题。"卡姆兰·汗（Kamran Khan）博士说道。汗是蓝点公司（BlueDot）的创始人，这是一家成立于 2014 年的数据建模和全球疫情监测公司。他从事的是大数据收集，包括国内和国际航班的票务讯息，他的公司靠着这些数据来预测世界各地的疾病热点。汗解释，如果将全球人类的航空里程加总，相当于每年往返太阳两万两千次，确实称得上是星际距离。

在 2018 年 3 月某个寒冷的星期，我们飞往华盛顿特区，参加在美国国家科学院举行的大流行病会议，当时，汗，还有无所不在的美国疾病控制与预防中心的马丁·赛特隆正在发表演说。这场活动在距白宫不到 2 公里、科学院古怪的新古典主义建筑内举行。宽敞的内部以绿化的铜壁灯和马赛克花砖点缀，一旁是一扇刻有占星符号的大门。有鉴于瘟疫和流行病曾被认为是受到不祥星象的影响，一边凝视十二星座、一边讨论未来疫情暴发的数据模型还真是应景。

这场活动专门探讨国际航空旅行在全球流行病传播中所扮演

的角色，以及机场抑制流行病的潜在作用。就像轮船和铁路在
1800 年代加速了人与疾病的流动、火箭在 1950 年代激起了对外
来细菌的新恐惧、1920 年代洲际航班的兴起使得飞机成为感染
载体。诚如古典主义学者黛比·费尔顿（Debbie Felton）所说，
航空旅行开辟了一条崭新的通路，将以前不为人知的怪物带到我
们的跟前。如今，无论疾病从哪里发迹，公共卫生专业人士预
计，在经过两三种传播行为后，就会在世界上往来最繁忙的几个
交通枢纽中出现。

早在 1933 年 4 月，《国际航空卫生公约》中就规定了航空
旅行的公共卫生要求，包括"卫生飞机场"的设计和营运方针，
以及隔离患者的配备。1944 年 12 月，《国际民用航空公约》第
十四条明文规定飞航国家需"采取有效措施防止通过飞航传播霍
乱、（流行性）斑疹伤寒、天花、黄热病、鼠疫等其他传染病"。

甚至连飞机的物理设计和组装也要受到审查。1953 年，英
国海外航空公司（今英国航空公司前身）的医疗服务主管、空军
元帅哈罗德·惠廷厄姆（Harold Whittingham）爵士呼吁，工程
师应"从医学角度来发展飞机制造的知识"。就像在喷气推进实
验室组装的火星探测器一样，飞机的设计必须易于消毒，避免可
能滋生危险细菌的凹槽。[这目前仍然是个挑战：时任德国法兰
克福机场医疗主任的沃特·盖伯（Walter Gaber）向与会者表示，
那些经过医疗消毒认证的化学品跟飞机零件完全不匹配。]

1950 年代，杀虫剂浸渍材料（含 DDT 的树脂）发明，用于
铸造托盘和橱柜等物品；一家名为"昆虫实验室"的伦敦公司为
飞机内装设计了一种微晶"杀虫涂层"；新的杀虫或"灭虫"设

备都是为了让停飞航班的调度时间得以提升。航空业一直都处于疾病研究和防治的前线。2020 年，为了掌握冠状病毒颗粒如何通过长途航班的通风系统传播，航空业也进行了无数次模拟。

数十名公共卫生专家都在当周来到华盛顿，与许多航空巨头的机场管理人员和医生齐聚一堂。航空业面临着两种本质上不同的命运：机场可能会不知不觉地成为超级传播场，为流行病提供所需的空间、时间和新鲜的肉体；或者反之，机场能作为战略卫生要塞和一道妥善管理的闸门，许多疾病如埃博拉、SARS，都能在此被实时发现和控制。主办方希望借由这次会议，实现这两个选项中更好的一项。

大部分的发表都侧重于分享实战案例和应对办法。达拉斯–沃斯堡国际机场的紧急管理团队谈到了他们对埃博拉的因应，包含要如何悄悄控制有染疫疑虑乘客的如厕时间（"两分三十秒，短到连吐一场的时间都没有"）；法兰克福的盖伯批评体温扫描仪的"无用"，并解释早在 2009 年猪流感大流行期间，汉莎航空就已经在从墨西哥起飞的所有航班上安排医生，作为机内医疗监测的方法。汗将谈话引导至另一个方向：采用数据建模和全球网络分析，来预测病原体到达任何给定枢纽的时机。

汗的目标是让在场所有人都意识到，下一波大流行已经蠢蠢欲动，潜伏于大数据集之下（例如转机航班和货运路线），有待计算和分析去发现。汗的风险创投投资公司蓝点提供了一套"风险评估软件"来模拟疫情可能在何时何地暴发。比如，假设上海居民通报出现了危险的呼吸道症状，蓝点就会分析从该城市出发的热门国际航线。

除此之外，这套系统会着眼于目的地中最脆弱的人口群体，并与其他数据集对比分析，像是航班时刻表、将于未来四十八小时内离开上海的旅客实时票务信息等。接着，就能开始预测了。"比起'预测'，我更倾向用'预期'这个词，"汗提醒道，"毕竟我们还处于学习阶段。"

尽管如此，汗的资料探勘已经展示出独到的见解。2015 年，当时蓝点还隶属于一个团队之下，他们用南美洲感染热点来比对飞机航线，准确预测了佛罗里达州迈阿密寨卡病毒的暴发。在华盛顿的这场会议后近两年，汗和蓝点公司打败了世界卫生组织和美国疾病控制与预防中心，抢先发出警告：中国武汉出现了一种神秘、疑似新型肺炎的疾病（即如今所说的新冠肺炎）。随后在 2020 年，汗与经常合作的美国疾病控制与预防中心的赛特隆共同发表了论文，探讨为特定机场（即所谓的机场涵盖范围）的乘客群建模，将如何有助于预测冠状病毒的国际传播。

蓝点是私人新创企业和大学研究机构合作浪潮的一部分，他们希望结合医疗保健数据与复杂的分析技术，以颠覆——或用硅谷的话来说，"破坏"我们目前对隔离和检疫的看法。这些团体提倡的方法既有迹可循又精确，甚至牵涉外科层面：如果热门航线的飞航时间与疾病潜伏期呈正相关，而且该航班还为弱势族群服务，那么这个特定机场，包括登机门、航厦和饭店，就会成为目标。成为目标可能仅意味着在某些城市增加对乘客的出境检查，但也可能意味着更极端的事，像是实施旅行禁令：关键在于充分地监测和分析，以便在特定疾病暴发"以前"就能妥善因应。当然，对于散客而言，隐私就成了交换条件：你的数据会被收集、分析并用于防患未来的流行病，如果无法掌握你的旅游计划、全球定位，就无法实现这点。

在减少传播的概率或预期方法中，蓝点优先关注的是设施间的链接，而非静态的地理位置：以便估算这些干预措施在何时何地的效果最好。"这是可行的，"汗说，"只要我们细想，也许医护人员、某位检疫官或机场海关人员，会因为这样的提点而开窍。你知道吗？在欧几里得空间中，实际上你离香港不太近，但是通过交通网络，你们就有了很强的联系或连接。你会更关注这些信息。"

德克·布洛克曼（Dirk Brockmann）将这种把网络链接的优先级置于欧几里得空间之前的做法视为"有效距离"的研究。布洛克曼是柏林洪堡大学理论生物学研究所的物理兼数字流行病学家，二十年来致力于模拟疾病暴发的场景。与蓝点一样，布洛克曼使用国际航线图和一种特殊的制图法，展示出虽然位处地球两端，不论纽约到上海，或巴黎到东京的地理距离都很远，但是就连接逻辑上而言，比一个国家内的两个偏乡村落间要近多了。

本质上，这种做法是以流行病学的角度来观照等时地理学（isochronic geography）。要想"等时地"观察世界〔这个术语是由两个古希腊词"isos（相等）"和"chronos（时间）"组合而成〕，意味着要寻找时间间隔相等的位置，而非空间间隔。举例来说，数不清的旅客早已直觉地知道，从纽约肯尼迪机场到布朗克斯的地铁车程（约 26 公里），比从同一机场飞往蒙特利尔的航程（相距近 640 公里）的时间更长。（2015 年 3 月迎来了一个崭新的等时性里程碑，当时从哈萨克的拜科努尔太空发射场所发射的太空舱，花了不到六小时就与国际太空站完成对接。《纽约时报》报道"如今从地球到太空站的速度不输从纽约飞往伦敦"，无意间强化了航天员隔离的必要性。）

"等时思考"迫使医疗人员改变他们规划隔离的方式和地点。隔离措施的核心是时空的管理；正如布洛克曼和蓝点等人的研究所展示的，一旦我们思考地理的方式改变，隔离设施的更新速度也必须迎头赶上。

这些相同的传播模式甚至可能重塑我们的建筑和城市。"事实上有两位建筑师曾联系过我，"布洛克曼告诉我们，"其中一位关注机场航厦的设计，他试图用模型和互动模式中得出的信息来设计出更好的机场。另一位则为医院设计病房。"建筑师的目标是通过研究疾病传播的计算模型，来设计出能阻断这些模型的设施，也就是说，要故意制造距离，使疾病难以在人与人之间传播。我们想起了 J. G. 巴拉德（J. G. Ballard）的小说《超级坎城》（*Super-Cannes*）中的一个场景：书中主人公在参观法国南部一个名为"伊甸园－奥林匹亚"的虚构商业园区时，被告知当地的医生想要制定新的卫生措施。"她正在跑一个新的计算模型，用来追踪鼻病毒在伊甸园－奥林匹亚内的传播，"巴拉德写道，"她有种预感：只要人们再将座椅多移开 45 厘米，就能阻挡传染媒介。"

在 2009 年猪流感大流行期间，布洛克曼偶然发现了一个特殊的数据，并将其导入他的疾病模型中。当时，一个名为"乔治在哪里？"的美元全球走势在线追踪计划已迈入第十一个年头。"乔治"指的是一美元纸币上乔治·华盛顿的头像。布洛克曼告诉我们，该计划中海量的数据集恰巧给出了一张人际互动图，可供那群想了解人们如何传播疾病的流行病学家使用。毕竟人们仰赖面对面交易，现金无疑是一种非常适合追踪人与人接触模式的机制。

布洛克曼在和同事所开发的早期数据模型中发现了一些异状，他告诉我们，模型中使用了这些和其他数据集来进行疾病暴发的模拟。尽管针对不同的疾病、不同的感染模式、使用不同的运算方程式、从不同的起点建模，最终产生的传播形式却惊人地雷同。布洛克曼和他的同事、苏黎世联邦理工学院计算社会科学的教授德克·赫尔宾（Dirk Helbing）将其称作流行病的"隐藏几何学"。换句话说，这些暴发的模拟似乎具有相似，甚至完全相同的传播模式。问题是历史上的流行病显然不是这么回事。"这让人非常惊讶，"布洛克曼说，"我们可能漏看了一些更根本的东西。"

布洛克曼意识到，这些模型中并未包含"应对措施"：即那些被引进系统的缓冲，无论是航班取消、机场关闭还是旅客隔离。布洛克曼说："这些模型将流行病视为一种宿主自己没意识到的散播现象。""但我们人类能对流行病等状况做出应变。会关闭学校，有因应策略。这是我们模型的盲点。"疾病的隐藏几何学揭示了我们是如何通过隔离等工具，来形塑流行病。

布洛克曼因此发现了一个新的建模切入点，可以检视公共卫生因应措施所引发的反馈循环。他开始研究当特定的连接路线被重新导向或完全关闭时，暴发模型会发生什么变化，并会如何影响大流行病，甚至最终将其根除。布洛克曼直觉地认为，光是断开两个主要节点的连接，好比说停止从几内亚科科纳克里国际机场飞往巴黎戴高乐国际机场的航班，但仍保留其他航线，就能提供一种精确、低成本且破坏性更小的方式来减缓特定疾病的全球传播速度，如埃博拉。这类措施会产生一些副作用，像是贸易中断、外国援助人员暂时滞留等，但理论上，这些措施的严重程度远低于更广泛、无差别封锁所造成的后果。（谈到埃博拉，布洛克曼补充道，"历史背景"对于如今欧洲各机场分别面临的流行病学风险而言，扮演了黑暗但影响深远的因素。布洛克曼指出，最近的埃博拉疫情主要集中在西非和刚果，而德国"在这里没有殖民历史"，因此它们和德国的联系不那么紧密，从疫区飞往德国的乘客也少得多。）

随着 2020 年初新冠大流行急速发展，布洛克曼加入了一个由七名洪堡大学研究人员所组成的团队，以便更深入地着手制作新冠病毒预测图。他们制作了一系列以机场为中心的树状地图，展示新冠病毒是如何从一个国家传播到另一个国家并如何沿路引爆新的疫区。"给定一个暴发地点和一个附近的始发机场，"他们写道，"这套模型就能从全球航空交通网中找出最有可能传播到其他机场的途径。虽然乘客会通过不同路线到达最终目的地，但全球传播模式往往会以最可能的路径为主。"

一旦确定了这些路径，就可以展开检疫、隔离和控制。理想情况下，我们不是在疾病出现之后，而是在到来前就采取行动。通过大数据和先进的建模，这项研究理想的结果是，包括检疫在内的控制措施要能立竿见影，而非坐以待毙；要能精确命中，而非广泛实施。布洛克曼、蓝点和数十个类似的计划都勾勒出一幅几乎是乌托邦式的医学愿景：公共卫生专家不用通过旅行禁令和封锁等钝器，仅须通过对正常的时空结构进行切割手术，就能迅速地阻止新传染病，并把对全球经济的干扰降到最低。

黑死病期间，杜布罗夫尼克和威尼斯当局只能幻想拥有这样的能力：在隔离中追求最大限度的交流，同时最小化风险。这种幻想预示了一个即将到来的世界，在这个世界中，隔离绝非被淘汰或过时的概念，而是保护全球健康最有效、最普遍的工具之一。一点也不中世纪，从字面上来看反而充满未来感，瞄准着那些尚未引爆的瘟疫。

在亚当·库查斯基（Adam Kucharski）2020 年出版的著作《传染力法则》（*The Rules of Contagion*）中，他探讨了疾病，以及思想、谣言和影音是如何病毒式传播的潜规则。库查斯基是伦敦卫生与热带医学学院的生物统计学家，也是英国政府深具影响力的紧急科学技术顾问建模小组委员会的一员。分析师能大致预期未来仍然要隔离，但库查斯基担心的是，即使有分辨率最透彻的数据也无法给出实质承诺。

我们在库查斯基位于伦敦布鲁姆斯伯里（Bloomsbury）大学楼的地下食堂碰面，一起喝茶、吃点心，当时是所谓"流感追缉令"高峰后的一个月。在这项号称"英国有史以来最大的公民科学实验"中，库查斯基、剑桥大学的数学家团队和英国广播公司的顾问使用了志愿者提供的手机数据，他们会下载一个定位程序，用来模拟一场虚构的疾病。这种病首次在黑斯尔米尔（Haslemere）被发现，这是位于伦敦希思罗机场腹地一处绿树成荫的郊区，即将攻陷英国其他地区的人们，而志愿者的手机将扮演如"乔治在哪里？"中现金的角色，通过他们的日常生活标记出接触网络，进而找出传播模式。

对于库查斯基来说，暴发的强度会影响对特定疾病进行实时建模的位置。他解释道，如果是卫生当局所能掌控的病原体（传播已受到控制），那么建模会比较有趣，能重建特定传播行为最初是如何发生的。然而，如果疾病失控（成了场真正的大流行病），那么"将来"会比"过去"更受关注。"如果是只有一百个病例的流感，"库查斯基说，"你会想知道这一百个病例是如何发生的。在初期，我们关注的是：这个传播事件是如何发生的？但是当数字上升后，问题就变成：下一步该何去何从？这会持续多久？我们需要几张病床？"

换句话说，随着规模扩大，模型的重点会转为预测，亦即要建模找出未来需要设立隔离区或临时检疫站的地点。或者，就像库查斯基极力澄清的那样，"不是要精准'预测'，而是要帮助人们在做出艰难抉择时更有把握。"但即使如此，现有的方法仍然经常失败。

"有两种预测方法，"库查斯基解释，"其中一种方法较依赖数据，必须观察数据趋势并展开追踪。另一种方法则是开发一套机制：模拟一场实际的暴发，并假设有人口、有传播行为发生，然后看看是否与数据吻合。使用数据驱动的方法，你无从得知实际感染过程的任何信息，只会看到趋势。而通过机制呢，就能说：这就是我们认为流行病运作的方式。"他告诉我们，目前这两种方法的表现都差不多，这也凸显了科学家们对传染的法则了解得还不够，无法跑在传染病前头。事实上，英国广播公司策划的这场虚拟暴发的想法就源于这种认知：即使在西班牙流感暴发一百年之后，流行病学家仍然没有足够的、来自真实世界大流行病的信息来验证他们对疾病如何传播的假设。

在"流感追缉令"团队日后的回顾中，发现最基本的控制措施，例如勤洗手，被证实可以把这场模拟传染病抵达新城镇的时间推迟一个月。这类干预措施很快地拉平了曲线，将新增感染率有效控制以避免医院床位短缺，进而避免医护人员不堪负荷。

根据他们的分析，学校实施停课和隔离措施也能减少互动，进一步减缓疫情。目前库查斯基的虚拟流行病的数据集已全数上线，这是有史以来最大、可公开使用的数据集。然而，即使有了这种巨细靡遗、详细的定位信息，库查斯基和他的同事们却没有得出让人眼前一亮的结论。举凡孩童和老年人活动最少，或是像一旦碰上学校假期，孩童的活动模式会与通勤者不同，这些都不算新颖。那些建模之前没有设想到的细节，才是真正的惊喜。

就像天气预报员所发现的那样，一股脑地向模型添加更多数据反而会使效益递减。"假设地球可以用间隔 30 厘米的传感器覆盖"，詹姆斯·格莱克（James Gleick）在他 1987 年的著作《混沌》（Chaos）中写道："且在某个中午，一台法力无边的计算机取得了所有数据，并计算每个时间点会发生什么事。"可惜的是，格莱克接着说："这台计算机还是无法预测新泽西州普林斯顿一个月后的某一天是晴是雨。"

库查斯基所设想的大流行病预测也是如此。"对于流感大流行，你只能说：这是我们预期的增长率，而这些是我们认为风险最大的地点或群体，"告诉我们，"但我们无法量化伯明翰的某个人在这一天被感染的可能性。"毫无疑问，模型是有用的，但它终究只是"模型"。"在人们不知道发生什么事的情况下，即使你只是用一个模型说，'在所有的选项中，你该避开那个'，对于决策已经有所贡献了"，库查尔斯基说。

在我们与库查斯基会面的三年后，呈指数型传播的新冠疫情正是他和其他流行病学建模者期待的那种数据丰富的流行病。"必须说，美国疾病控制与预防中心在建模、密切监测实时数据和消除延迟等方面的能力提升，让我印象深刻"，赛特隆在2020年秋天时告诉我们，当时新一波全国确诊数的暴增正在成形，"但我仍然觉得这样的做法太过消极。"

赛特隆解释说，流行病学的讽刺之处在于：我们总是在与"上一场"流行病抗争。这是我们最了解的流行病，因此使得我们对即将发生的事情视而不见，被过时的假设分散了注意力。尽管如此，他指出如果我们想为"下一场"瘟疫做好准备，就有必要从这次大流行中挖掘数据，以便真正了解发生了什么事、什么措施是可行的、个中缘由是什么。"我认为要想对未来的大流行病超前部署，我们能提供的最珍贵的礼物就是文献"，赛特隆说道，"即使我们不能在现在弄明白这一切，也要让后来的人们能借此反思和学习。"

* * *

2019年10月，我们参加了一场仿真新型冠状病毒全球大流行的演习，这种病短短6个月内造成6500万人死亡。在模拟中，此时全国股市崩盘，暴跌了20%—40%，旅游和服务业受到的打击尤为严重。全球国内生产总值下降了 11 个百分点，引发了严重的全球经济衰退。大规模的抗议和暴动导致一些国家实行戒严，一些政府惨遭推翻。

"那些看似健康的猪正是始作俑者，"虚构的 GNN 新闻网主播说道，"一种新型冠状病毒正在悄无声息地传播。"一旦从动物传染给人类，这种被称为冠状病毒急性肺综合征（或 CAPS）的疾病，被证明与 SARS 一样致命，且更具传染性。更糟糕的是，即使感染者未出现症状，仍然能够传染。

在这场角色扮演的演习中，约有十几人扮演了流行病应急委员会的成员的角色，聚首于纽约上东区皮耶饭店（Pierre Hotel）大宴会厅的一张 U 形桌前。这些人被挑选出来分享商界、公卫界和民间社会对大流行下的经济以及所面临的治理挑战的观点。随着这场模拟疫情逐渐蔓延到巴西以外的地区，医疗照护体系回报个人防护装备出现短缺，其中一个国家还对唯一一种可能对 CAPS 有效的抗病毒药物实行出口限制。汉莎航空的一位高级主管否决了停飞航班的想法。他主张："的确，我们会散播疫情，但我们还是必须保持连接。"并指出减少贸易和旅行可能比疾病本身的危害更大。

在这个虚拟情境中的三周后，该小组再度召开会议。此时全球旅行预订量下跌了近一半，大流行引发了严重的全球经济衰退。随着各国央行努力地分配紧急救助物资来支撑近乎崩溃的经济，有关哪些企业不可或缺，或至少值得纾困救助的讨论变得越发激烈。世界银行前任高层蒂姆·埃文斯（Tim Evans）说："如果你手头有笔现金，越快存进户头越好。""我们目前分身乏术，束手无策之下，你也没把握能将钱花在刀口上。"

入冬后，全球感染率呈指数级暴增，该组织面临了新的挑战：网络假消息和猎奇的阴谋论甚嚣尘上。据 GNN 主播报道，一些名不见经传的国家已经开始审查网络言论。前世界银行官员埃文斯认为，有鉴于对这种疾病的科学认识尚在发展中，如果美国疾病控制与预防中心或世卫组织的报告中能"阐明不确定性"，或许能更使人信服。

六个月过去了，一切都看不到尽头，且从疫苗分发到讯息传递都无法协调出一致的应对措施，这场模拟也来到尾声。全球公卫领袖乐观地谈论超前部署、公私伙伴关系的潜力，对于帮助解决已知鸿沟和挑战的必要性。商界领袖指出：虽然双方携手拯救生命和全球经济是个好主意，但他们还有企业要经营。强生公司的艾德里安·托马斯（Adrian Thomas）说："公共利益很重要，但我们星期一还是必须进公司。"

"201 事件"的名称由来，是因为每年平均发生两百起流行病事件，专家一致认为一场疾病要成为全球大流行只是时间问题。而由约翰·霍普金斯大学健康安全中心举行的第四次重大疾病暴发演习，恰好发生于真正疫情暴发的几周前，虽然这纯属巧合，但也显示出专家们认为这种特定类型的病毒性呼吸道疾病暴发的概率有多大。

约翰·霍普金斯大学将第一场演习命名为"暗冬"，模拟了俄克拉荷马州受天花侵袭的状况。该演习在 2001 年 6 月举行，就在"911"事件前的几个月，演习的结果，政府和民间社会几乎完全崩溃，引起了广泛的反应。也多亏了暗冬演习，促使小布什通过了 51 号政令，这是一项为确保在"灾难性紧急情况下"统治连续性的高机密计划。伴随而来的是 2005 年的大西洋风暴以及 2018 年我们也曾参与的"进化支 X"演习。虽然参与者和情境每次都不同，但结果都一样吓人，更令人沮丧的是从中得到的教训都大同小异。

比如说，在"进化支 X"的国内治理模拟中，一个虚构的末日邪教蓄意释放了一种结合尼帕病毒的毒力与副流感病毒（如支气管炎和肺炎）的易传播性的生物武器，然后群龙无首的状况再度上演。每个人都同意总统有最终决定权，但似乎没有人专门负责应对美国的疫情。与会者鬼打墙似的回到谁该向国会进行简报的问题上；谁有能力授权把军用帐篷紧急改造成民众的隔离空间；谁该呼吁各州州长尽力确保做出协调一致的应对措施；或甚至，谁该出席所有的葬礼。正如当天扮演参议院多数党领袖的前参议员汤姆·达希尔（Tom Daschle）在演习进行到一半时所抱怨的那样，"我们已经陷入这场危机五个月了，我还是无法告诉你谁该负责什么"。

某些挑战同样可以通过更多的规划和投资来解决。美国疾病控制与预防中心前主任朱莉·格贝尔丁（Julie Gerberding）指出：全球疫苗生产能力无法满足全球大流行期间的预期需求。那天出现的一些窘境揭开了美国系统既有的漏洞。例如，私立医院为了保护股东的经济利益而拒收染病者。（到了模拟的尾声，美国的医疗保健已被强行国有化。）与此同时，州长们颁布了州级隔离和边境警戒线。

在每次演习结束后，举办方都会发布详细的报告和建议清单。尽管如此，同样的问题在日后的演习中仍然不断重演。更重要的是，在 21 世纪的第一次严重大流行期间亦是如此。这个例子深刻地凸显出，即使有数据再充足的模型和演习，我们离真正做好准备还是差得很远。汗和布洛克曼等数字流行病学家的研究中所提出的预期与精确隔离的承诺，对比全球领导层即使在模拟的简化条件下，也无法取得共识并果断采取行动之间的反差，着实令人震惊。

"从某方面来说，令人遗憾的是我们的商讨还没结束。"格贝尔丁在"进化支 X"行动暂停期间告诉我们。早在 2001 年，她就协助领导美国疾病控制与预防中心应对当年的炭疽邮政袭击。"我们有国防部，还给了他们足够的资金，"她说，"但这类防御一直毫无成效。"

对于历史学家兼哲学家福柯（Michel Foucault）而言，大流行病替测试新的、侵略性的政府控制形式提供了理想的实验场。福柯是著名的国家权力批评家，他在《规训与惩罚》（*Discipline and Punish*）中指出，瘟疫虽然是灾难性的，却能为政治图得方便。政府或许无法有效应对流行病，甚至要到将来才能学会如何因应，但他们很可能会利用这个机会加速"将规范渗透至日常生活的任何细节之中"。

"瘟疫，"福柯写道，"是讲求秩序的。"他警告，打着疾病预防和控制的旗帜，人们的隐私将随时随地受到追踪，宣称为了他们好，要求他们随时向管事当局报告他们的身份、位置和目的地。我们会想到第一批强制性的旅行证件（即如今护照的前身）就是在意大利黑死病期间出现的，这有效地提醒我们，政府在隔离和疫情时期所制定的计划，往往会变成永久规范。

尽管福柯的分析借镜了历史事件，但他的言论显然与当今也息息相关。他写道，对清洁和卫生的需求，合理化了公共场所受到巡逻和视察、受检查站限制或将讨厌的东西全数清除的情形。为了防控感染，甚至可以把居民关在家中，无论是在法律上通过居家令和隔离令，或者就像字面上的那样，由当局直接把门封上。在新冠疫情期间，我们看到从武汉市到华盛顿州，都实施了这类措施。

瘟疫让各州有机会推出或发表过去尚未亮相的追踪与限制计划，这些计划除非是为了公卫紧急情况，否则道德层面上显然难以让人苟同。对福柯来说，流行病难以避免地导致了"永久、彻底、无所不在的监视"，他将这种情况描述为"无面孔的目光"，"上千只眼睛分布在各处，流动的注意力总是保持警觉"。这种不间断的监控、对一切的跟踪，囊括了福柯的隐喻中"细如尘埃般的事件、活动、行为、言论"。

这种"尘埃"就是当今科技公司所描述的元数据（metadata）。事实上，福柯的批评几乎完全集中在政府过度干预的危险上。当中最引人注目的一点就是，他并未充分设想如果借着流行病实施介入的是公司，而非国家的情况；医疗保健监控和伴随而来的隔离，俨然已成了一项大生意。

一幅福柯的画像被挂在帕兰泰尔（Palantir）的办公室里，帕兰泰尔是一家与美国国防工业来往甚密的资料聚合和建模公司。福柯出现在此情此景中实在极为讽刺，迄今为止，帕兰泰尔最广为人知的成就，就是与美国一连串字母的情报机构（包括中央情报局 CIA、联邦调查局 FBI 和国家安全局 NSA）的合约。在不同的政治角度上，拥有价值数十亿美元的股票的帕兰泰尔，要不就是一种证明，展现了成熟的数据模型在联邦决策工作中能适得其所地发挥；要不就是一种恶兆，凸显出使用强大分析工具来进行追踪不仅有利可图，并有朝一日能预测人们生活的全部。［当然，该公司的服务不仅适用于监控：其最大的客户之一是空中巴士（Airbus），该公司在复杂的飞机组装过程中使用帕兰泰尔的软件来追踪数万个飞机零件。］

2020 年，帕兰泰尔看到了商机。开始和英国国民保健署签订合约，以协助应对新冠疫情所衍生的一系列后勤挑战，尽管他们在这笔交易中的确切角色还未公布。帕兰泰尔随后又与美国卫生及公共服务部签署了一份价值数百万美元的合约，协助管理医院供应链，包括国家呼吸机库存。就在几周后，美国联邦紧急事务管理局局长要求所有州卫生官员，必须每天更新帕兰泰尔的住院统计数据，以追踪大流行的传播。

后来，帕兰泰尔参与了新冠病毒疫苗的分发工作，进一步将工业追踪的逻辑应用于人类医疗保健上。公司执行长亚历克斯·卡尔普（Alex Karp）在《华盛顿邮报》主办的在线研讨会中说道："软件非常有趣的一点，就是能帮你把时间压缩。"卡尔普描绘了一个理想，只要通过加速疫苗的交付，就能完美避免隔离和封锁的政治成本。"很显然，"他继续说，"我们不想为了控制流行病而改变我们的生活方式。"反之，对于帕兰泰尔而言，增强数据采集和分析有望解决新出现的流行病问题。

帕兰泰尔绝不是唯一一家想将大数据、医疗保健和分析监控整合的公司。无论是蓝点对国际航班详细信息的筛选，还是库查斯基和英国广播公司将我们手机的行动汇入他们的暴发模型中，如果没有详细而准确的信息来源，新的流行病学以及新的隔离措施将窒碍难行。

　　然而，倘若这种方法要成功，前提是必须牺牲我们的隐私，以换取社会安定、经济利益和疫苗的实时性，我们承诺曝光生活，以盼这些自发性举动能换得医疗上的保护。这是基于信任。"与其在人们不知情的情况下分析他们的生活，"库查斯基在《传染力法则》中写道，"不如让他们权衡利弊。让他们参与辩论；从请求许可的角度思考，而非请求原谅。以公共利益为目标，使这个研究成为一种社会努力。"

　　在1500年代的杜布罗夫尼克，卫生当局开始要求所有旅人记录和报告他们所掌握的、有关邻邦鼠疫暴发的任何讯息。作为早期流行病情报工作的一部分，杜布罗夫尼克自己的大使和外国领事被征召入伍：平民、商人和官员都被要求提供数据以帮助共和国抵御疾病。收集和分析这些讯息耗费了时间与庞大人力，然而根据分析结果来采取行动并进行重新分配，向当地商人和船长喊话，警告他们潜在的传染性货品或国外疫区，亦构成了相当的挑战。

　　相较之下，当今最活跃、在世界各地搜索新出现的疾病迹象的眼线，甚至根本不一定是人类。他们回报的数量和细节非常庞大，并且通过在云端超级计算器上运行的机器学习算法实时分析。福柯对尘埃的隐喻十分贴切：我们现在做的所有事情，几乎都暴露了数据和元数据，或关于数据的数据。随着信用卡交易、网上浏览记录、社交媒体发文等信息如风吹草又生，我们泄露了我们的个人资料和偏好。不论是社群发文、智慧冰箱库存、可穿戴健身追踪设备、网络监视器、虚拟助理语音等等。

为了追求便利、效率和娱乐，我们自愿将日常生活摊在有"上千只眼睛分布在各处，流动的注意力总是保持警觉"的情形下，福柯在1970年代警告了他的读者。这些用以撷取、测量、计算和比较的设备，每天向我们回报走路的步数、我们的血氧水平，这些讯息本身不见得次次都发人深省，但总体来说，给出了一幅攸关我们健康福祉，甚至个人交往、政治信仰和社会活动的侵略性肖像。

以利润导向的私营企业雇用了能进行复杂运算的分析师团队一点也不稀奇，他们正寻觅新方法，以便运用这些海量数据来提供实时诊疗服务。预测性、运算性、演算性、预期性：针对"数字医疗保健"这一新兴领域的描述词语不胜枚举，这些词中的每一个都同样能应用于隔离和检疫上。隔离在未来该如何、在何处实施和执行，通过密切监视对象以及物联网服务，数据一个接着一个在我们周遭逐步成形。

当然，这种趋势并不是从新冠疫情才开始的。事实上，要将医疗诊断从医生办公室推广到我们的手机和家电，并不用仰赖大流行病。2008年，也就是H1N1猪流感暴发的前一年，谷歌开始分析在线搜寻记录，来找出用户可能出现季节性流感症状的证据。他们将该计划称为"谷歌流感趋势"。它的基本假设是：如果你在搜寻感冒药、附近药房的营业时间或相关症状清单，那就很可能是生病了。通过筛选这些行为模式，谷歌的研究人员认为实时追踪流感活动是可行的，而不用干等医院和当地卫生当局在一两周后才报告病例数。

这个想法极具煽动性，初期结果似乎令人看好。然而，当中采用的数据最终被证明是一团糟：加州有人帮位于缅因州生病的家人查询流感症状，结果被当作西岸的潜在病例。根据库查斯基的说法，谷歌流感趋势使用了几年前所收集的旧搜索数据，成功地反映了 2003 年至 2008 年的季节性流感高峰；然而，当新型 H1N1 猪流感于 2009 年春季出现时，谷歌模型则大大低估了疫情的规模。计算社会科学家戴维·拉泽（David Lazer）将该计划的算法视作"半个流感侦测器、半个冬天侦测器"。这种不准确性使整个计划遂于 2015 年告终。

尽管如此，我们的在线活动记录即便不见得准确，仍然蕴藏一些值得留意的讯息。2020 年秋季的一项研究发现，亚马逊和其他在线零售平台上的香氛蜡烛负评数的增加与新冠感染数激增有关。其中一个原因就是无嗅觉症状（anosmia）或嗅觉丧失。然而，要实时从一片嘈杂声中找出这种信号，仍然是一个挑战。

若说谷歌流感趋势或亚马逊香氛蜡烛评论的问题，在于它们都只凭间接相关的数据对疾病诊断做出判定，那么对人体本身直接检测似乎可靠得多。将温度读数反馈给设备制造商的智慧温度计，就是这种新型家庭诊断工具的一例。如果一种新型病毒开始在中西部传播，而当地有够多家庭都使用智能温度计来测量发烧情况的话，这些讯息就可以被收集、处理和建模，从而实时揭露疫区的真实样貌。人体，或者更准确地说是体温，就成了全国规模下疾病活动的闪光警示灯。

信息给企业带来了盈利的可能性。正如《纽约时报》报道的，智慧温度计公司能使用所谓的"疾病数据"来推送有针对性的广告，该公司的应用程序上会开始弹出"感冒药、消毒剂、牙刷甚至橙汁"的广告。一个广为讨论的例子便是，消毒剂品牌高乐氏尔后利用这些数据，在发烧数激增的地区增加店面告示牌。（在新冠大流行期间，记者和政界人士都批评美国疾病控制与预防中心在分享病例时不够透明，但是正如这些例子所显示的，公布这类信息会为企业打开变现的管道，而这与公共卫生的目的毫无关系。）

语音控制的智能家居设备越来越普遍，能上网搜寻数据、为派对安排音乐播放清单，或将网络电视转台的声控音箱，也已被列为诊断基础设备的一部分。2018 年 10 月，物流兼宅配巨头亚马逊获得了一项专利，他们的 Echo 智能音箱系统中内建的虚拟语音助理 Alexa "能借由声音判断用户的身体和情感状况"。在亚马逊提交的二十一页专利稿中，一张图中画着一位女士说道："Alexa，（咳嗽），我饿了。（擤鼻涕）。"Alexa 首先提供了一份鸡汤食谱作为响应，接着建议这位女士到亚马逊下单止咳润喉糖。

批评者正当地指出：这种服务存在严重的道德问题。该专利明显超出了检测健康状况的范畴，它还能听出悲伤和忧郁的迹象。向那些听上去情绪脆弱甚至想自杀的客户，或最近出现异常询问的客户投放广告，这会引发关于企业道德、医疗责任，显然还有用户隐私的问题。该专利没有提到这点。相反地，它引用了客户在亚马逊的购物历史和最近的"点击次数"来判断出最适合的商业干预手段。其中一个做法是让 Alexa 回复那些伤心的用户："你想看场电影吗？"

智慧家居已经是一种普世的梦想：一种不仅适用于老年人或病人，而且适用于任何负担得起的人的生活环境辅助，你只需要按下虚拟按钮。某种意义上，这些全年无休的传感器是很振奋人心，或许医疗保健专业人员能由此取得精确的信息，以便针对诸如停课、居家令和个人隔离等做出复杂的决定——如果企业选择分享的话。但是，正如库查斯基指出的，我们无法保证这些数据都能够提升公卫预测能力。也不难想象的是，有鉴于决策者面临采取行动控制疾病的巨大压力，未来的隔离令和居家封锁还是可能会基于有缺陷的运算推理或错误的演算决策。更糟的是，我们的设备本身甚至还可以执行隔离和封锁。威尼斯当局从外面封锁房屋或在前门钉上沉重的木板的日子已经过去了，很快地，我们的智慧房屋可能会直接自动上锁。

无所不在的居家传感器只是其中一种方式，记者埃米莉·安西斯（Emily Anthes）写道，我们正在"让我们的建筑物扮演医生"。安西斯在她的《室内大自然》（*The Great Indoors*）中描写了一个世界，在这个世界中，人们通过多普勒雷达追踪家中内部的活动；地板内的振动侦测传感器可以侦测跌倒和事故；墙壁内安装无线心率监测器；可辨识肤色的相机隐藏在浴室单向玻璃后方，以留意中风或流感迹象。你的房子会积极地诊断你——用福柯的话说就是筛选你的"尘埃"，并在你尚未察觉到任何异样之前，就诊断哪里出了错。

从某种意义上说，安西斯描写的养老院和疗养机构就是人类版本的雪佛龙巴洛岛计划。它试图通过自动化、机器人和机器学习技术执行严格的隔离，以维持原始环境条件。这些高效、高科技工具在检查货柜是否有杂草入侵上令人佩服，但当年迈的寡妇、单亲家长和残疾人士成为雷达扫描、声学分析和物体辨识算法的对象时，这种普及而自动的监视与控制，即便不从反乌托邦式的角度观之，从伦理上也令人不安。

在巴洛岛，雪佛龙在其他昂贵的检疫措施上的投资，可以合理解释为来自该公司从石油开采权中获得的巨额利润。当然，这些石油的工业用途将成为未来的排放量，长远下来所造成的气候变迁，将导致这片雪佛龙花费大量资金试图保护的风景瓦解。诸如此类短期和长期目标的错位，似乎很可能出现于如今的智慧家居环境中：精确分析与针对性隔离的成本是合理的，因为这能产生大量的患者数据，但对于消毒水公司和医疗仪器制造商而言，民众变得健康不见得会让他们有利可图。

这种技术似乎无可避免地有朝一日——或许很快——会被用来帮助判定谁该隔离，以及隔离多久。它会有适当的医疗理由以及来自网络传感器的无可挑剔的数据作为后盾，全自动化的室内隔离或居家令，甚至可能游走于现有公共卫生权力的法律灰色地带。无论哪种方式都不会太复杂，某家搜索引擎巨头早就能查看你的浏览记录了，包括你发烧或咳嗽的迹象。或者你是否在搜寻附近的药房位置或折扣感冒药。

这家搜索引擎巨头的家用智慧音箱会不停地接收你咳嗽的声音提示。（2020 年，麻省理工学院的研究人员宣布开发出了一种神经网络，能从无症状患者的咳嗽声中准确诊断出新冠病毒。）如果该公司旗下又拥有制造家庭网络空调、无线门锁或网络摄影机的子公司，他们很可能还有权查看你是否将空调温度设得异常高，或者是否因为发烧而数天足不出户。

　　基本的医学证据，都以企业的专用数据集的形式被存盘，显然你患有目前正在你的小区中流行的特定疾病。这家搜索引擎巨头获得国家授权，能采取行动以减少小区暴露，于是隔天你家前门就打不开了。只有在你得到公认医疗卫生提供者（可能也是他们自己派的人）认证安全后，家门才会解锁，接着你需要外出接受检测。如果拿不出这样的证据，你就仍然会被怀疑生病，行动也会因此受限。同一家公司甚至可以在隔离期间为你送鸡汤、放电影。菲利普·狄克（Philip K. Dick）的科幻小说《乌比克》（*Ubik*）中就出现了类似场景，主人公发现自己被智慧门锁锁在公寓里。"门不打开，"狄克写道，"它说：'请给五美分。'"没有零钱的主角跟门发生了口角，意识到有一条简单的出路：他抓起一把螺丝刀，开始拆解它。

　　这是一个极端且纯属推理的例子，但值得留意的是，亚马逊在 2018 年这项从用户的语音命令来检测疾病迹象的专利中特别提到：声控智慧家居技术不仅可以帮忙订润喉糖，还能"调整家庭环境"。

　　在不久的将来，隔离可能会成为一种编程到建筑环境中的新模式。你家或机场饭店房间将具有一线紧急医疗保健科技，为了公共与私人利益将你暂时监禁。这个陷阱是多层次的。企业关心的结果不一定对整个社会重要，甚至不一定有益公共卫生。替这些网络产品和服务注入动力的算法也强化了医学和执法领域既存的偏见。更重要的是，支撑着这些模型的数据恐遭扭曲，用来合理化任何故事情节或任何干预手段。

况且，数据也有可能完全错误：你在网上搜索流感药物，可能是为了你的爱人，或因为正在研究某一本小说；你最近的确在打喷嚏，但只是因为你没除尘；或者你只是对一种新出现的疾病症状感到好奇；因为你怕冷，空调才比邻居更暖。一旦你的个人资料看上去有点可疑，原因并不重要，你就是会被隔离。而你的智慧家居会帮你做到这点。

随着 2020 年全球因新冠疫情导致封锁，人们被要求待在家里，或至少彼此间隔两米的距离。人体追踪成为执行隔离的核心问题。一项存在已久的趋势持续着：企业希望从资料聚合和追踪技术中获利，多年来一直试图涉足医疗保健领域，而隔离这种特殊的紧急状况给了他们大好良机。福柯曾经说过，监狱像工厂，工厂又像学校，学校又像医院，而医院又像监狱，陷入了规训和惩戒无尽的建筑循环中。然而，在全球大流行和全面隔离的年代，我们的城市和家也类似运动场，甚至在被改造成备用加护病房或方舱医院之前就是如此。

2015 年秋季，无线射频识别（又作 RFID）芯片技术在国家美式足球联盟首次亮相，被嵌在球员的肩垫中。虽然基础的射频识别技术最早是在二战期间发明的，但直到 1990 年代，麻省理工学院的研究人员将每个芯片上的编号连接上网，创立了一套网络追踪系统后，才被广泛应用。如今，射频识别先驱斑马技术公司定位解决方案副总裁吉尔·斯特福克斯（Jill Stelfox）告诉我们："世上所有主要汽车制造商，除了两家之外，其他都用我们的技术造车。"斯特福克斯吹捧这种卷标能够精简制造流程，实现整个供应链中的实时库存控制，甚至能操纵机械臂末端的扭力扳手去旋紧螺栓。

2013 年，国家美式足球联盟就已经在寻找方法来追踪场上的球员。两年之内，当 2015 年足球赛季展开时，全国各地体育场的建筑都出现了细微的变化：上层看台环绕了一组小型接收器，用于记录每个球员肩膀发出的"哔哔"声。场上平均每秒会发出十二次哔声。射频识别标签中，包含了一个充电芯片和一个能向接收器发送独特标识符的天线，而接收器又连接到服务器。在那头，斑马的软件几乎能瞬间对芯片的哔声和各个接收器之间的距离进行三角测量，从而实时辨识球员的位置。

全国广播公司的足球分析师、辛辛那提孟加拉虎队的前外野手克里斯·柯林斯沃思（Cris Collinsworth）告诉我们，由此产出的数据看起来像是"很多 0 和 1"。然而，经过整理和图像可视化后，它能以一种崭新的方式来反映球赛。立即寻找球员位置的功能可以用来精准计算他跑了多远和多快，以及他在哪些球员附近。"我不认为这种芯片技术会在一夜之间翻转游戏，"柯林斯沃思坦言，"但我真的觉得，未来在国家美式足球联盟中最有影响力的教练，每天将会花上大部分时间坐在计算机前。"柯林斯沃思的看法可以轻易地套用到大流行医疗保健领域上：在不久的将来，资深检疫官将花更多时间在计算机屏幕前追踪潜在的传染媒介——一连串 1 和 0，而不是挨家挨户地去追踪。

令斯特福克斯欣慰的是，运动追踪技术如今正迅速成为医疗保健技术的一环。即使在国家美式足球联盟内部，无线近距离追踪工具在新冠大流行期间也具有医疗必要性，如果球员和工作人员在场边聚在一块儿的时间太长，队医就会接到通知。2020年伦敦马拉松赛的主办单位也曾想过要使用无线、蓝牙充电的近距离传感器，来降低冠状病毒在马拉松比赛中的传播威胁。起初想法是标记出那些与其他跑者近距离接触超过15分钟的跑者，以确保日后万一当中任何人出现新冠症状，便能个别通知和追踪他们。这些计划之所以被放弃，不是因为任何技术问题，而是因为英国新冠病例数激增，马拉松比赛不仅被延期，还成了不开放的、"精英限定"的活动。

自此之后，定位追踪技术已经从运动场和赛马场上悄悄渗透到我们的日常生活中。正如2020年11月《纽约时报》头条指出的："热门新型新冠科技不仅可穿戴，还会不断跟踪你。"为了避免校园陷入财政危机而关闭，一些美国大学开始使用从体育圈借来的近距离追踪技术来执行社交距离规则，密切关注学生和教职员工。（在某所学校中，数千名学生发起抗议并签署了一份请愿书，要求应该让人自愿配戴追踪用的生物贴片，而非强制执行。）

工厂给出了另一种视角，看看在大流行病时期如何采用这类技术来实施隔离。2020年6月，亚马逊推出了数百个"远程助理"，人工智能工作站的屏幕上，会即时显示仓库员工的安全摄影机画面。如果看到两名工人走得太近或站得太近，违反社交距离规定，屏幕上的人像周围就会出现红色圆圈警示他们后退。"员工的健康和福祉是最重要的，"亚马逊在一篇博客中写道，"我们将继续创新，尽力确保他们的安全。"

这种普遍转而诉诸被动追踪技术的变化，很大程度上是因为在人口稠密、高度移动的环境中，要严格执行接触者追踪是非常困难的事。这种对接触者追踪自动化的愿景——不用派团队走访进行详尽的问卷调查——燃起了世界各地的斗志，努力开发出能标示危险区域，并在人们靠近前通知他们的方法。在韩国，铁路通勤者的智能型手机能收到警告，通知前面镇上有人的新冠检测呈阳性。在中国深圳，广受欢迎的通信软件微信中，一项健康追踪程序开始根据现有病例数据绘制"感染小区"地图；一位深圳居民向路透社说明："看地图是一种心理慰藉。你不能保证不会再有新病例，但至少能避开已经受影响的地区。"在世界各地，为了降低拥挤程度，进而降低感染机会，物联网 QR 码成了一种解决方案，允许特定的人搭乘公共交通或是进入酒吧和餐馆，甚至还能完全拦下可疑分子。

借由这类技术，检疫与隔离便能从局限的地点或专门的建筑结构脱离出来，推展至更宽广的风景中。光是限制人们的造访次数，就能从现有的城市中复刻出一个平行城市，不是在空间上，而是在时间上。换句话说，潜在感染者仍然能外出购物，但只能在特定时间进行。这类控管已经以车牌辨识器和交通拥挤税的形式存在，限制哪些人星期几可以驶进城市；在一个日益受到全球大流行病影响、没有疫苗或解药的世界里，这类措施似乎势不可当，马上就要得到医疗正当性。

实时感染地图和限制访问承诺（或者应该说是威胁）将世界变成一个检疫所，一个受法律管辖的虚拟隔离设施，禁止我们与他人交流。在这长达六百年未审先判的拘留（即隔离）实验中，国家辨识和追踪"时间"的能力已变得至少跟把人留在太空的能力一样重要。在未来的隔离中，你可以去任何地方，但会全程遭到监视、测量和诊断。

在这个普遍而无形的 21 世纪检疫所中，每个人都受到一种营造出的不安全感氛围支配。你随时都可能被感染，并具有传染性。你随时都处于风险中，也对其他人有风险。无论何时，只要一键按下，你的世界就会切换到隔离模式。

直到证明安全

　　这本书从一个假设展开：人类作为混乱、有缺陷、具潜在传染性、自私自利的存在，隔离是我们共享的历史以及我们共同未来的中心。在即将成书之际，新冠疫情的暴发成了我们书写案例的一部分。那些有能力执行与管理大规模人口隔离的地方，就是能将这种新疾病控制得最好、在对经济和社会造成最小破坏的情况，还能降低死亡率的所在。

　　这本书的报道完成于新冠疫情前几年，我们始终坚信隔离具有现代意义，即便有时难以使人信服。即使对于公共卫生官员，强制隔离的伦理、经济和社会成本，使之成了不太讨喜的选项。在我们受约翰·霍华德启发而展开的地中海检疫所之旅结束以后，我们在日内瓦多停留了一些时间，与塞尔维·布兰德（Sylvie Briand）博士会面，她是世卫的全球传染病防治计划的领导者。布兰德很惊讶我们想写的不只是一部纯隔离史。虽然布兰德承认隔离在有限状况下行得通，但她也警告，隔离充满了道德风险，包括歧视与不平等，其他较不具侵略性的措施往往好处更多，或至少能降低附加伤害。"我们通常不建议隔离"，她说道，显然为我们专程飞来日内瓦听这番话感到很抱歉。

尽管存在缺陷，许多人仍愿意相信隔离对我们的未来很重要。新出现且具大流行病潜力的疾病在未来可能不减反增，还会越来越普遍，正是这些顾虑使改革变得更加迫切。在我们飞往欧洲前，我们与国防高等研究计划署（DARPA）的马特·赫本（Matt Hepburn）上校进行了对谈。赫本是一项名为普罗米修斯计划的总监，致力于病毒性呼吸道感染的预后快筛。这是发展流行病预防能力的一系列措施中的一环，目标是预测一个人在接触病原体后，是否会在出现症状前就具有传染性。

尽管这样的工具看似能消除不确定性，赫本仍强调，就算普罗米修斯计划成功，隔离仍然会是军队的重要工具。他告诉我们，在第一线的情境里，一旦考虑到暴露和诊断之间的延迟，加上未知的大暴发、医疗基础设施不足、高速地理流动等因素，"通常除了隔离外，我们别无选择"。

纵观历史，一派人主张应该消除能使新传染病出现和传播的条件，另一派人则坚信发展技术是阻止下一次暴发的关键。在某种程度上，这两种论点都是正确的，但无论哪一方都无法解决未来的流行病问题。隔离依旧无可取代，这种断开循环能降低感染率，让医疗保健系统不至于崩溃，也能降低病毒突变、产生抗药性的可能。

尽管先进的传染建模、位置追踪和数据探勘的出现，让隔离得以更精准实施，且微小、准确到几乎无法察觉的地步，但新冠期间采用了这些方法后，我们发现在现在的隔离与黑死病时代的措施几乎无甚差别。企图使用复杂的计算模型，以改善封锁导致的影响和成本，这样的政治努力却导致人们对各类颜色分层、分阶段、微观限制的抱怨，这套逻辑对于大多数民众而言不透明到让人心累，且执行者似乎也无法完全理解这套规则，许多民众只好凭着自己的直觉，结果往往是灾难一场。精准隔离不只不公平，也无从执行。

正如我们所见，隔离的未来肯定是攸关检测、追踪、监视、抑制和控制的技术问题。它攸关通风系统、管线网络、废弃物的处理掩埋，同时也是文明议题，是政治与文化间的合作问题，让人在面对未知疾病时意识到共同责任。因应这种不确定性，以及优先考虑集体利益而暂时放弃自由的能力，仰赖政治领导人和人民的合作、自我牺牲、信任和谦卑。

在美国，新冠大流行给人最深刻的教训之一，就是在当今的政治氛围中，连口罩这样单纯的东西都能被抹黑成对个人自由的严重侵犯，以至于在美国的大多数地区，人们根本无法接受戴口罩。真诚的、以小区为中心的自我牺牲之举，例如不与朋友或家人见面，避免举办生日派对或酒吧派对等大型聚会，都被扭曲成出格行为，莫名就与美国建国精神背道而驰。在当今美国的文化政治中，以疾病控制之名将国家或小区放在首位，并未被视为爱国，反而是没骨气地臣服于威权控制。

事情没必要闹到这个地步。通过隔离、基本的卫生和社交距离措施，我们可以互相关照，并在过程中学会敦亲睦邻。隔离的未来不仅仰赖技术，也仰赖我们自身，如果我们不将自己视为公众的一分子，我们就永远不可能有公共卫生。我们个人的身体没有多少办法阻止疾病传播。而作为社会性动物，隔离是我们集体免疫系统的一部分，是面对病毒威胁的行为反应。就像我们内在的生理防御一样，隔离是由部分有效的各种因应措施拼凑而成的，因此也有可能反应过度而反扑自身，也可能以失败告终，让传染病溜走而导致大流行。尽管如此，它还是提供了我们迫切需要的保护，因为新的疾病不断从世界各地遭破坏的生态系统、都市扩张和工厂化农场中涌出，通过游轮或飞机直逼我们而来。

在未来几十年里，我们几乎肯定会更加依赖隔离，而不是逐步解封。在未来的世界中，越来越多疾病已经开始以 SARS、MERS、埃博拉和新冠肺炎的形式出现，我们更迫切需要找出新方法来实施检疫隔离，我们发明新型的隔离和检疫方式，这些公共卫生干预措施的成本和益处将更透明、更平等，并体现出更庞大的社会价值观。

以疾病控制之名，使得我们必须生活在一个雾里看花的世界，这样的前景一片黯淡，但这实际上不见得是反乌托邦式的。不确定性可能意味着机遇，也可能意味着威胁。正如我们在旅途中一次又一次看到的那样，隔离是一种奇怪但强大的"创造力与连接"的源泉，也能借此让人们看见过去被忽视的社区。薄伽丘《十日谈》（Decameron）（书中人物在隔离之中躲过瘟疫，诉说着彼此的故事）与封锁期间在奥马哈经营广播电台的一对夫妇之间，有着一条漫长而令人愉快的特殊连接。阿波罗号航天员坐在改装的清风车中，与尼克松总统那场不真实的会面中的笑语也连接成一道线索，与丹尼斯·范德维尔德（Denis Vandervelde）等收藏迷从检疫中搜集来的数以万计明信片和信件联系在一块儿。正如本书所彰显的，我们已经知道怎么让隔离措施变得更好。眼下，在下一次大流行之前，趁着我们对新冠疫情记忆犹新时，该是时候行动了。

隔离可以也必须重新设计。正如从杜布罗夫尼克到武汉、从约翰逊航天中心到国际可可检疫中心、从陆军工兵部队将曼哈顿会议中心改造为物联网智慧家居、从核废料隔离试验厂到崔氏隔离箱的种种例子，我们具备改造隔离空间的技术与材料知识。我们应从一开始就对隔离严阵以待，激发设计的创造力。如果我们在打造各种建筑时没有早早考虑隔离，最后往往会花上昂贵又繁重的代价。正如美国航天局月球岩石馆馆长茱蒂斯·奥尔顿在一份概述阿波罗计划期间犯下的疏失报告中指出的，在任务规划早期，就必须整合隔离需求，尽力减轻工程师对各项要求的反弹，让最终解决方案能更便宜，也更有效。

隔离可以也必须改革。卡西·希考克斯为被隔离者的权利法案指引了道路。如果公卫当局要求人们暂时放弃行动自由，他们必须保障承担照顾责任，并保证依循正当法律程序。我们需要相信这些承诺会确实兑现。没有信任，就不可能控制疫情，赛特隆不厌其烦地提醒我们："一旦信用破产，当你不得不做出艰难决定时，就会陷入困境。"赛特隆说，"信任只能通过时间、通过行动中的真理建立，而不是在紧急情况下空口说白话就能办到。"

隔离可以也必须重新想象。它不只是一项公卫工具，也是活生生的现实，但人们面对后勤挑战时显得欠缺规划，更不用说其情感代价了。隔离过程中的每一步，无论是自愿或是强制的，都需要从生命经验的角度重新思考。正如艾琳·韦斯特盖特（Erin Westgate）向我们建议的，隔离措施不必然是单一的，为什么不

317

同时建造方舱和开发家庭隔离工具包，供人们选择呢？"我们不是一直这么问孩子：'你想穿红色睡衣还是绿色睡衣？'"她说，"如果你能说服人们，让他们在隔离的某些层面能自行选择，让他们能掌控情况，或许就会使隔离在政治层面上更易被接受，并对个人更有意义。"

隔离可以也必须重新建构。朝令夕改的法规和限制永远不可能是疾病的最佳解方，只会成为对感染传播零副作用的"治疗"。讽刺的是，即使隔离确实有效、即使它按下的暂停键能遏制疾病传播，它仍然往往被看作是过度反应。我们应该将隔离理解成一个过程、一项具人口规模的计划，它是利用科学消除不确定性、测试和测量的方法，以便理解未知的事物。我们永远无法完全"正确地"理解隔离，顶多是少犯点错。

隔离可以也必须在文化上被重塑成一种个人责任，这是为了避免一些迫在眉睫、对技术执法的反乌托邦式反抗行为。即使许多隔离措施失败了，我们也必须理解，实际上这些失败很少是技术上的，而往往是因为蓄意反抗以及对隔离真实风险的误解。

隔离措施不仅是为了保护我们自己，也是为了保护他人，包括亲人和陌生人。归根究底，它所诉诸的，不过是合理地占用一些空间和时间：我们只是在下一次的探险前，暂时停下脚步，直到世界恢复安全以前。

致　谢

　　我们的隔离之旅于 2009 年秋季展开，比这本书的具体想法成形之前来得更早。在纽约待了四个月的那个秋天，我们每周都和一小群建筑师、艺术家、设计师和作家对谈，探讨隔离的概念，包括隔离与风险、暴露与不确定性，在他们各自的领域中可能意味着什么。那项研究的成果，从短篇小说到戏剧布景设计，随后于 2010 年春天在艺术与建筑商店展出，主题为"隔离景观"。感谢 Joe Alterio、Front 工作室的哈妍和柳下ミチ（Michi Yanagishita）、Scott Geiger、Katie Holten、Jeffrey Inaba、Ed Keller、Mimi Lien、Richard Mosse、Daniel Perlin、Thomas Pollman、Kevin Slavin、Brian Slocum、Smudge 工作室的 Elizabeth Ellsworth 和 Jamie Kruse，以及 Amanda 和 Jordan Spielman 参与早期、刚成形的对话。我们还要感谢 Glen Cummings 出色的展览设计，以及当时艺术与建筑商店的总监 Joseph Grima 让我们带头策划这样的展览。

　　在这场始于 2016 年、为期数年的旅途中，我们获益匪浅。在每一个港口和图书馆，都得到许多友善的知识分子和善心人士帮助。我们特别向这些人致上谢意：Judith Allton、Joanne Andreadis、David Barnes、Dr. Mark Barnes、Alison Bashford、Dr.

Georges Benjamin、James Benardini、Dr. Luigi Bertinato、Penelope Boston、Dr. Sylvie Briand、Dirk Brockmann、Dr. Clive Brown、Birsen Bulmuş、Dr. John Cachia、Dr. Martin Cetron、Guillaume Chabot-Couture、Dr. Ted Cieslak、Eugene Cole、James Colgrove、Cris Collinsworth、Catherine Conley、Stephanie Dahl、Ugo DelCorso、Richard DeLighter、Tatyana Eatwell、Jennifer Elsea、Mike Famulare、Nicolina Farrugia、Gerolamo Fazzini、Debbie Felton、Matthew Fulks、Dr. Julie L. Gerberding、Wayt Gibbs、Lawrence Gostin、Owen Guo、Paul Hadley、Dr. Margaret Hamburg、John Henneman、Col. Dr. Matthew Hepburn、Kaci Hickox、Stephen Higgs、Nancy Hollander、Dr. Tom Inglesby、Dr. Sir Mike Jacobs、Michele Jacobsen、Yue Jin、Dr. Papy Katabuka、Shahryar Kianian、Allison Klajbor、Gerhard Kminek、James Kol-mer、Dr. Phyllis Kozarsky、Adam Kucharski、Heather Lake、Elizabeth Landau、Dr. Patrick LaRochelle、Dr. Herbert Lenicker、Rachel Lookadoo、Krista Ma-glen、Simon McKirdy、Jill Morgan、Angela Munari、(Ret.) General Richard B. Myers、Nathan Myhrvold、Roger Nelson、Paolo Nespoli、Snježana Per-ojević、Noa Pinter-Wollman、Lisa Pratt、Fausto Pugnaloni、Sara Redstone、Jonathan Y. Richmond、Matthew Rouse、Edward Said、Bobby St. John、(Ret.) Chief Engineer Todd T. Semonite、James Stack、Jay Stanley、Jill Stelfox、Les Szabo、Ron Trewyn、Bahar Tuncgenc、Dr. Patrick Ucama、Abraham Van Luik、Denis Vandervelde、Marty Vanier、Dr. Anthony Vas-sallo、Mitch Vega、Kasthuri Venkateswaran、Erin Westgate 和 Paige Williams，我

们为了此书所进行的研究和阅读，多方仰赖了伦敦惠康图书馆
（Wellcome Library）、威尼斯奎利尼·斯坦帕里亚图书馆（Querini
Stampalia Library）和 Sci-Hub 的在线资源。

我们由衷感谢我们的编辑们。在美国，Sean Mc-Donald 派
我们去研究六百年的隔离，展现出其耐心和远见。我们在 MCD/
法勒、施特劳斯和吉鲁出版社（MCD /Farrar、Straus and Giroux）
的整个团队夜以继日地工作，使这本书得以问世。在英国，
Georgina Morley 老早就向我们表达了兴趣和鼓励，有助于打造这
本书的雏形。我们的经纪人 Nathaniel Jacks 向来是我们的支柱。
过去刊登于《纽约客》和《纽约时报》的那部分都要归功于编辑
Anthony Lydgate 和 Alan Burdick 的用心。Wayne Chambliss 一直以
来作为我们的智囊团，并协助我们进行有用的精读。

本书中若有任何错误，责任皆属于我们。杰夫·马诺夫也
感谢 Mónica Belevan 邀请他加入第一章中所谈到的新冠疫情准
备者名单。感谢斯特雷卡研究所（Strelka Institute）的 Benjamin
Bratton、Nicolay Boyadjiev 和 Olga Tenisheva 多次邀请他替莫斯科
的学生进行隔离讲座；感谢加拿大建筑中心早在 2009 年，就邀
请他对建筑、医疗基础设施和隔离的未来，发表名为"疾控中
心下的城市（Cities of the CDC）"的演讲；当然，还要感谢妮古
拉·特莉迄今为止以及接下来几十年所做的一切。

妮古拉·特莉要感谢她"满腹饱足"（Gastropod）Podcast
的主持搭档 Cynthia Graber 对她的无限包容；感谢 Victoria Wade
为截稿期限操透了心；感谢 Ellie Robins 和 Lizzie Prestel 的负
责；感谢 Siri Carpenter 和 Christie Aschwanden 的建议和鼓励；

感谢 Anne Roughley 那场在 Q Station 的欢乐野餐；当然还要感谢杰夫·马诺夫的所有好主意，从携手结婚到一起写成这本书的一切。